U0263868

【黄氏治伤丛书】

黄氏理伤手法荟萃

主编 黄崇侠　副主编 黄崇博 付涛

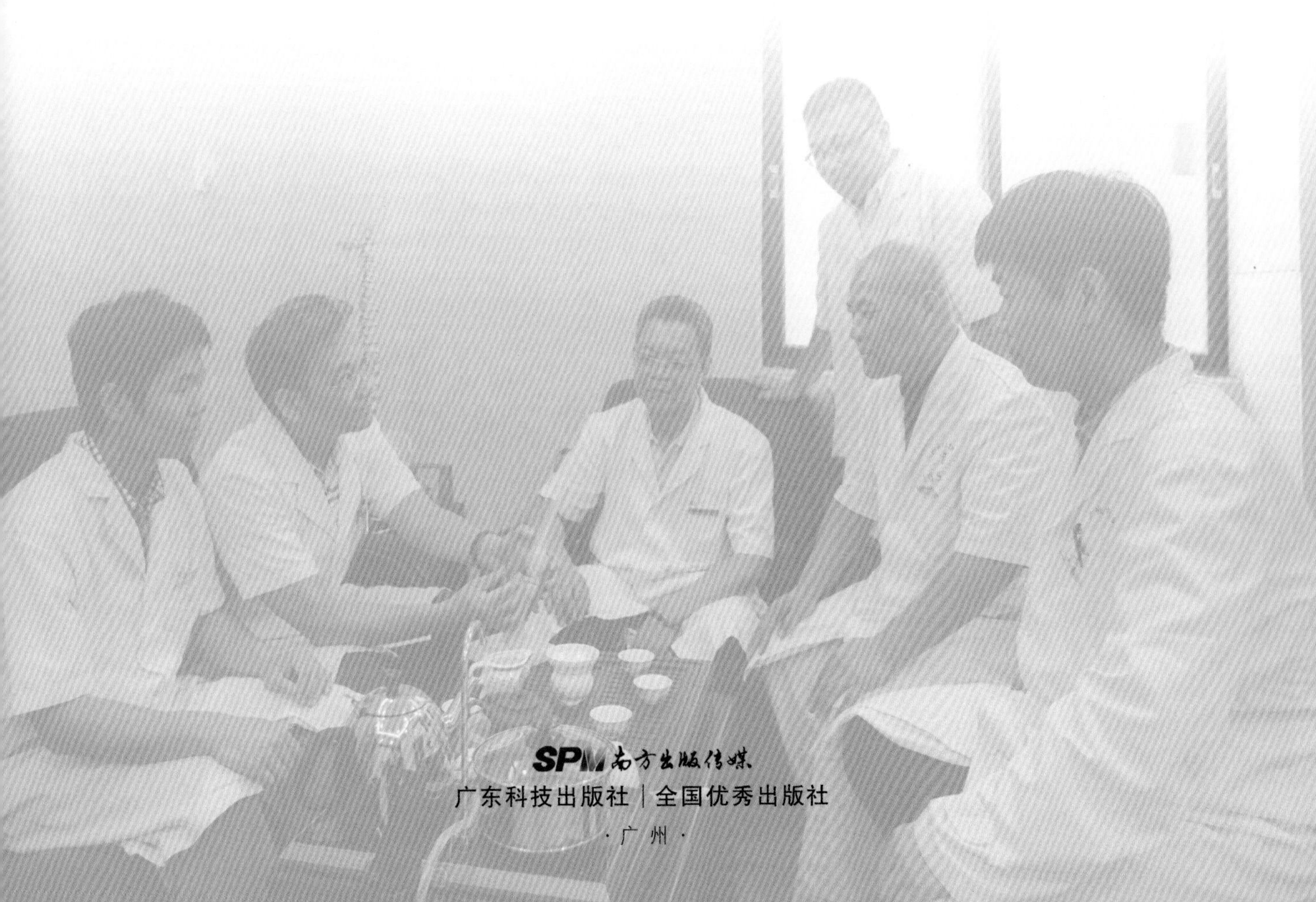

SPM 南方出版传媒
广东科技出版社｜全国优秀出版社
·广州·

图书在版编目（CIP）数据

黄氏理伤手法荟萃 / 黄崇侠主编. —广州：广东科技出版社，2015.8（2016.6重印）
（黄氏治伤丛书）
ISBN 978-7-5359-6185-3

Ⅰ. ①黄… Ⅱ. ①黄… Ⅲ. ①软组织损伤—中医治疗法 Ⅳ. ①R274.3

中国版本图书馆CIP数据核字（2015）第151562号

黄氏理伤手法荟萃

Huangshi Lishang Shoufa Huicui

策　　划：丁春玲
责任编辑：邓　彦　马霄行
封面设计：林少娟
责任校对：蒋鸣亚
责任印制：罗华之
出版发行：广东科技出版社
（广州市环市东路水荫路11号　邮政编码：510075）
http: // www. gdstp. com. cn
E－mail：gdkjyxb@gdstp. com. cn（营销中心）
E－mail：gdkjzbb@gdstp. com. cn（总编办）
经　　销：广东新华发行集团股份有限公司
排　　版：广州市友间文化传播有限公司
印　　刷：广州市岭美彩印有限公司
（广州市荔湾区花地大道南海南工商贸易区A幢　邮政编码：510385）
规　　格：889mm×1 194mm　1/16　印张16　字数400千
版　　次：2015年8月第1版
2016年6月第2次印刷
定　　价：168.00元

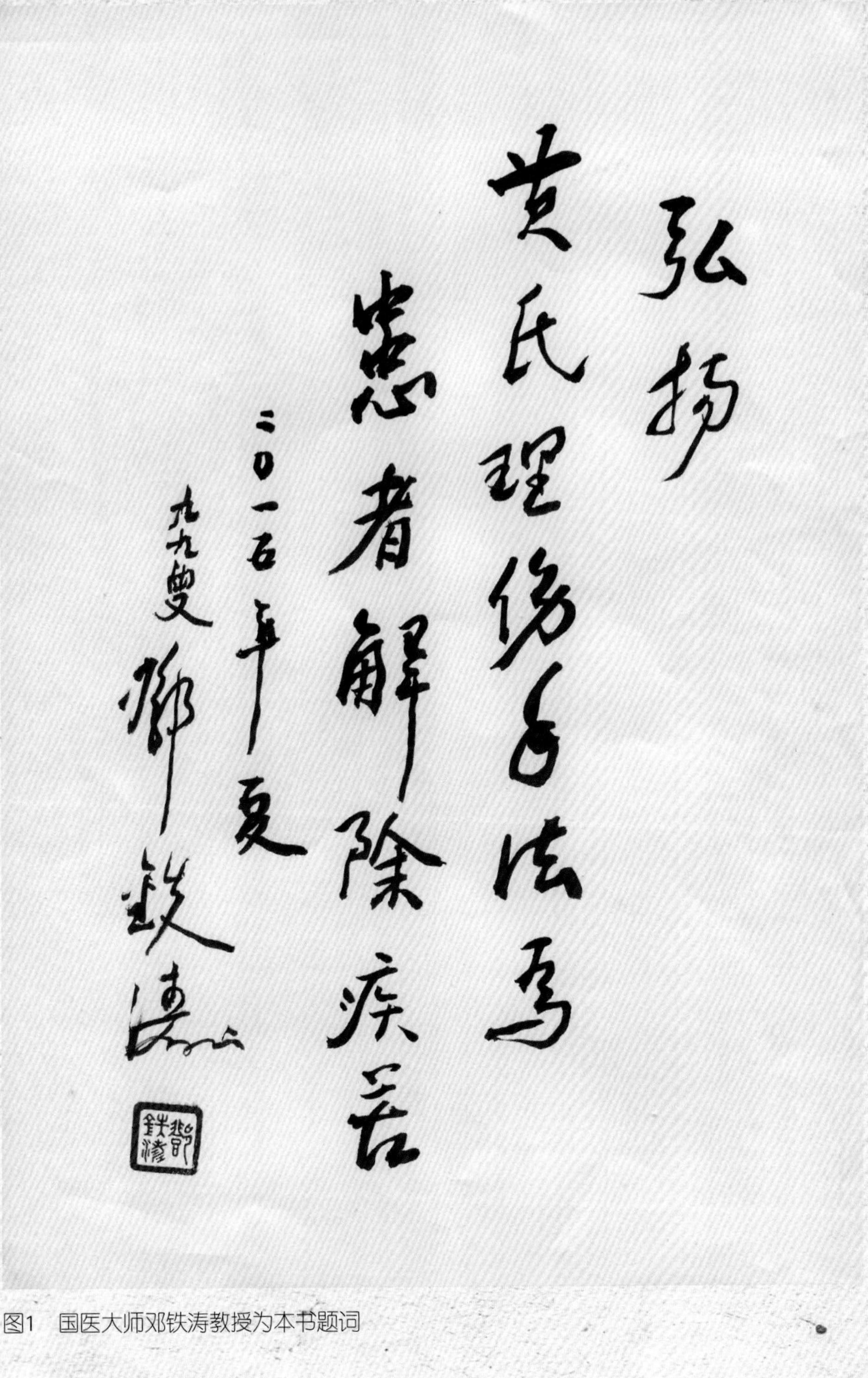

弘扬

黄氏理伤手法为

患者解除疾苦

二〇一五年夏

九九叟邓铁涛

图1　国医大师邓铁涛教授为本书题词

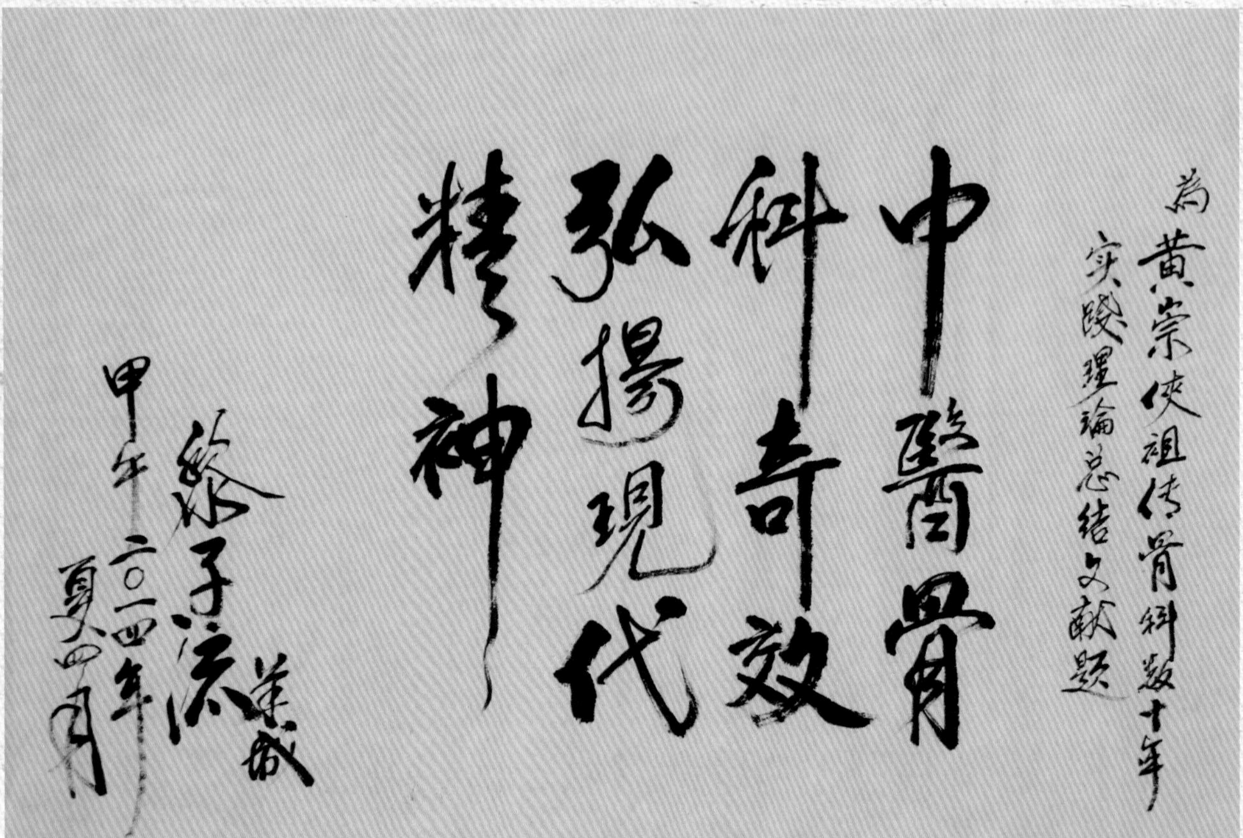

为黄崇侠祖传骨科数十年实践理论总结文献题

中医骨科奇效

弘扬现代精神

黎子流

甲午 二〇一四年夏四月

图2 广州市原市长黎子流为本书题词

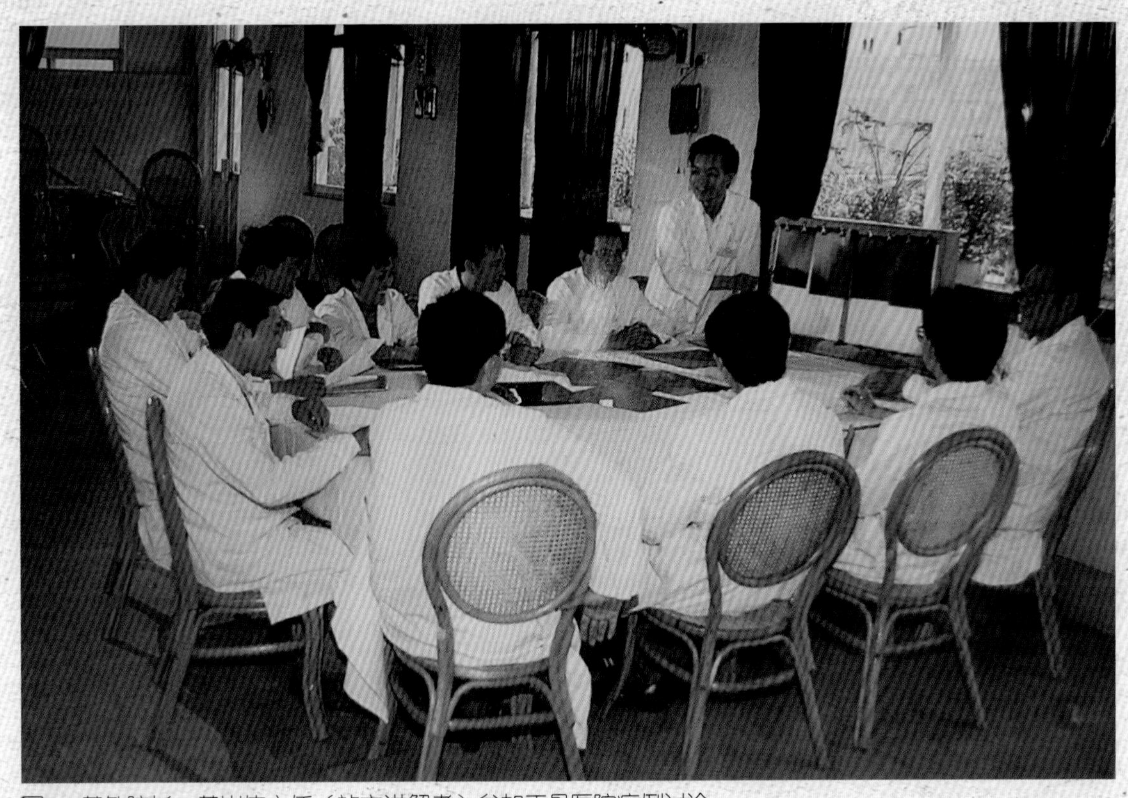

图3　黄敏院长、黄崇侠主任（站立讲解者）参加正骨医院病例讨论

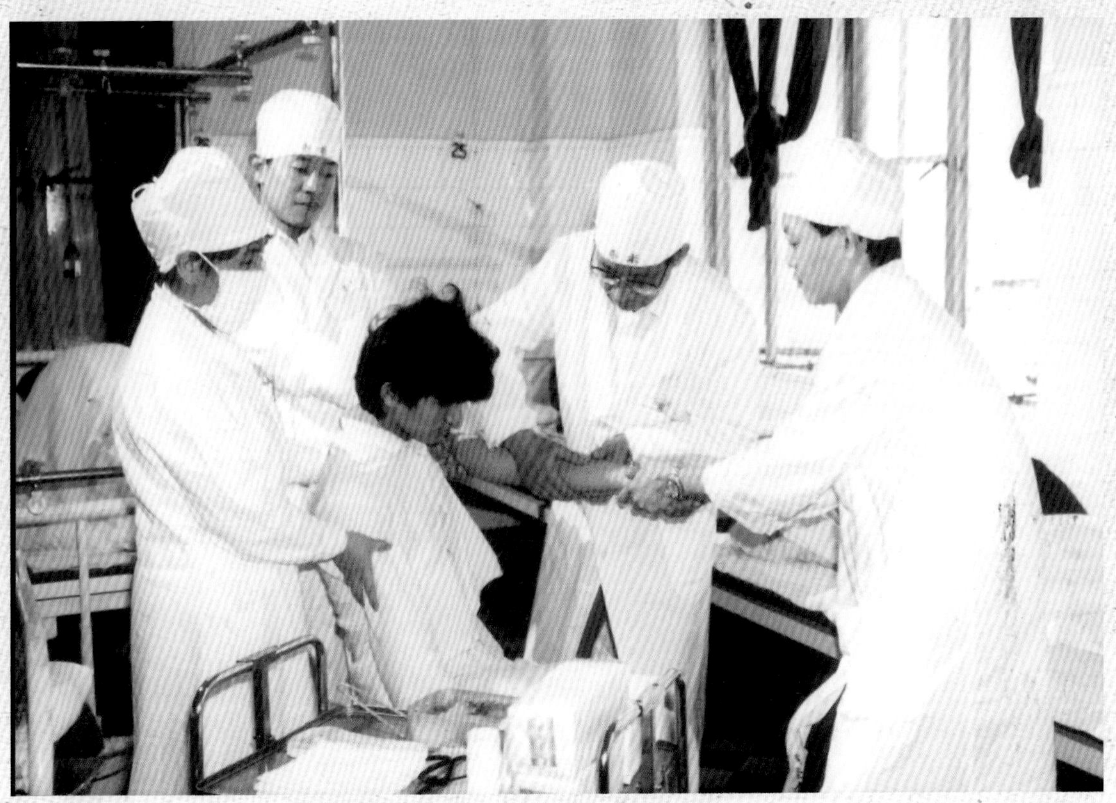

图4　黄敏院长（右二）、黄崇侠主任（右一）等为患者进行手法治疗

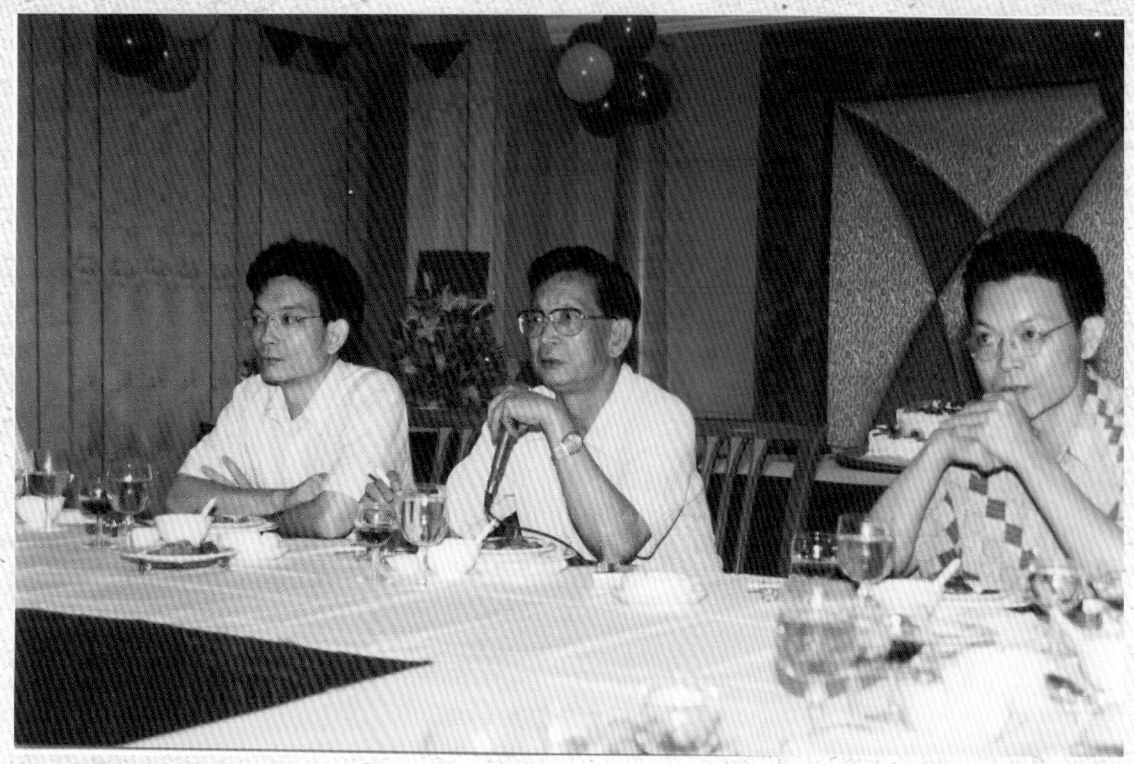

图5　黄敏院长（中）、黄崇侠主任（右）、黄崇博院长（左）参加学术沙龙

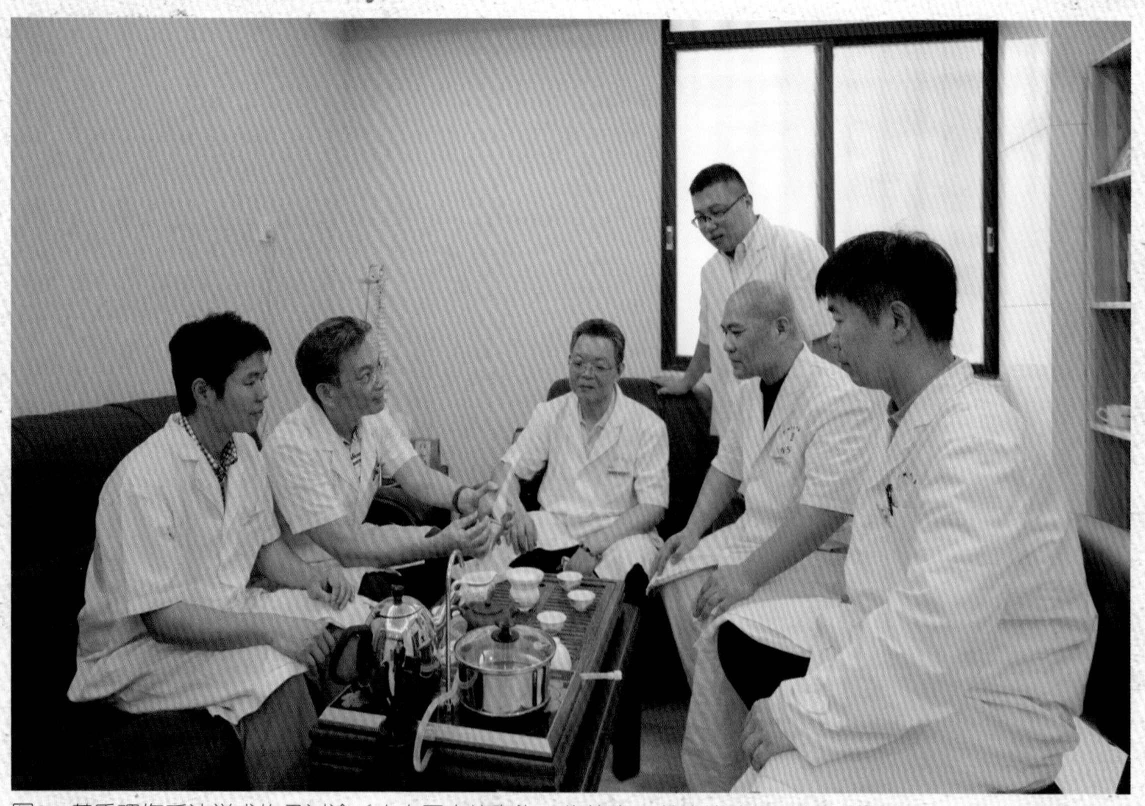

图6　黄氏理伤手法学术传承讨论（由左至右依次为：朱伟亮、黄崇博院长、黄崇侠主任、付涛、胡凤军、郑旭哲）

编委会名单

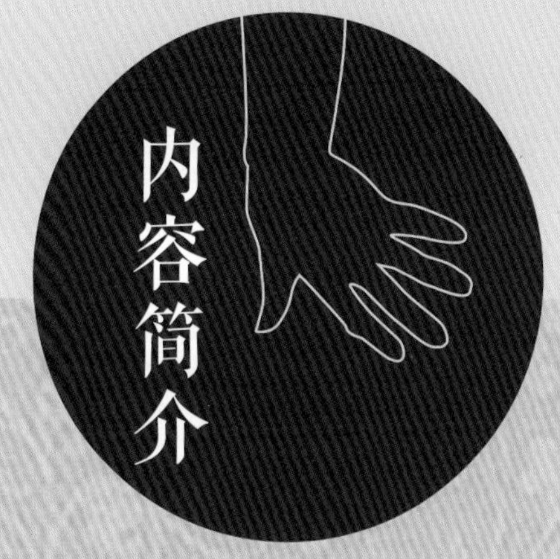

内容简介

《黄氏理伤手法荟萃》以广东省名中医黄敏老先生的学术思想为立书之根本，以广州市正骨医院康复科主任、黄老先生长子黄崇侠先生以及广州市正骨医院院长、黄老先生次子黄崇博先生30余年手法治疗软组织损伤常见疾病的临床经验为立书之基础。众所周知，骨伤病变一定会伴随着软组织病变的存在，但软组织损伤病变不一定会伴随着骨伤病变存在，所以有部分医者及很多患者认为骨与关节没有病变就不会影响功能的修复。经临床实践证明，不管是否并发骨与关节病变的软组织损伤，无论是损伤早期还是中后期，黄氏理伤手法的及时介入治疗都会大大减轻患者的病痛及缩短患者康复的时间，为广大患者带来实实在在的帮助。

本书包括概论、应用编及诊疗编三部分。概论包括黄氏理伤手法的理论基础、手法特点、诊断体系及适应证和禁忌证；应用编阐述了常见的52组肌肉损伤的解剖、损伤机制及急慢性期治疗的异同；诊疗编阐述了23个高发的筋伤病变的病因病机、疾病解剖要点、症状体征及系统完善治疗。

黄氏理伤手法的特点是以简代繁、以静代动、柔中带刚，要求操作时凝神驭气、讲究阴力（即渗透力），对施术时的环境要求不高，所以既适合于在各大医院康复科、理伤科推广应用，也适合于在广大社区医院及条件简陋的地区应用。通过简单有效的理伤治疗，可以方便有效地为广大患者解除病痛。

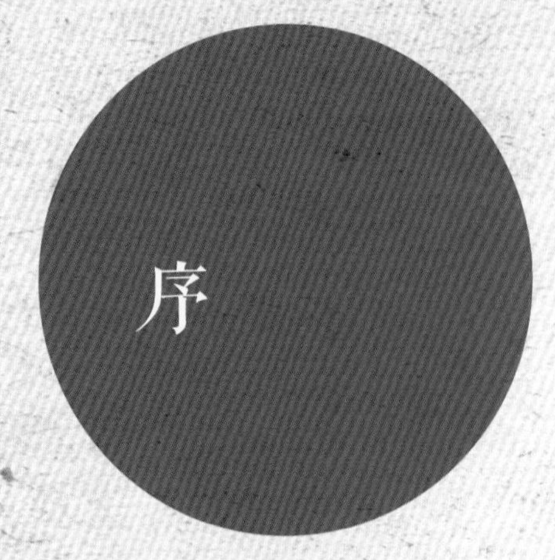

序

新中国成立后百废俱兴，广州市越秀区正骨医院于1959年3月成立于一陋室之中，开院元老不过13人，当时所需医疗设备均为个人所带，这其中就有黄敏。从20世纪50年代起至80年代中期，黄敏老先生逐步继承先贤的经验，在自己的行医过程中摸索总结出了一套科学有效的传统中医理伤手法，此手法虽然根植于社会草根阶层，但因其“简便廉验”甚至“卓有神效”，所以深受街坊群众的喜爱，黄敏医生也因此而声名鹊起。

进入21世纪，黄崇侠、黄崇博两兄弟逐渐接过父亲黄敏的“衣钵”，其中黄崇侠担任了广州市正骨医院康复科主任的职务，黄崇博则任广州市正骨医院的院长，在工作和学术研究中继续弘扬黄氏理伤手法的精髓。这时的中国历经了改革开放30年，进入到知识经济的新时代，风起云涌，人才辈出。黄氏兄弟目标远大，与医院全体同仁励精图治，使得现在的医院规模三倍于其父亲的年代，从一间区级集体所有制医院升格为广州市正骨医院。成立正骨手法研究室、改良和研发医院新型自制药剂、官方授权“师带徒”是三件弘扬黄氏理伤手法的标志性事件。

自党的十八大以来，中国进入了产业转型升级、万众创新的新时代，广州市正骨医院也因黄氏理伤手法而享誉“粤港澳”，召开了两次国际学术盛会，学术交流延伸至美国、德国等。

笔者从事医疗卫生行业管理工作已有数十个春秋，与广州市正骨医院的黄敏、黄崇侠、黄崇博系世交。一所专科医院能在数十年间从小到大、从大到强，关键在于其拥有了核心技术，正骨医院以“黄氏三杰”为代表创立、总结、弘扬了黄氏理伤手法，这就是拥有了核心技术，用“本固枝荣”形容之一点也不为过。黄氏理伤手法是一门深受人民群众信赖的技术，它追求的是中医“天人合一”和“道法自然”的最高境界，因此必定具有强大的生命力，与大时代共振，本人乐为之序。

原广东省卫生厅厅长
原广东省医学会会长　黄永道

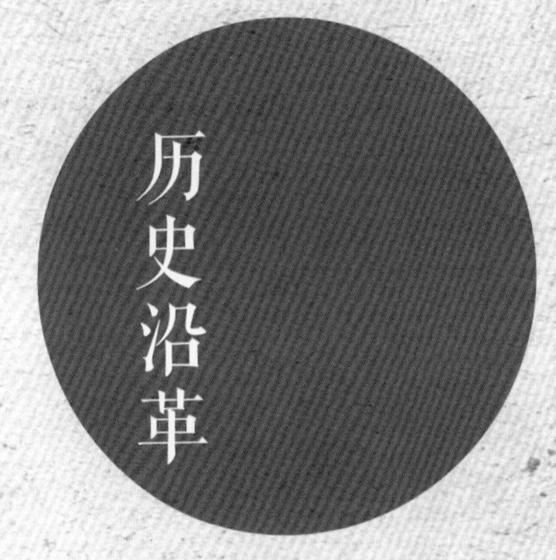

黄氏理伤手法起源于20世纪初，其时华林寺有一位著名僧人启恩禅师武术超群，医术精湛，名噪一方，是远近闻名的跌打医生。后经结缘，启恩禅师将正骨手法传授于廖垣，廖垣又将正骨手法传授于廖凌云等人。20世纪50年代，广州成立了一个医疗联合机构（广州市正骨医院前身），以廖凌云为首的民间中医骨科医生自愿集中到该联合机构行医，1959年该医疗联合机构正式改制为广州市越秀区正骨医院，是当时中南地区最早成立的中医骨伤科专科医院。

20世纪60年代以来，作为越秀区正骨医院首批学徒的黄敏医师勤于思考，不但集合了廖垣、廖凌云等前辈的正骨理伤经验，而且善于总结和发扬，结合自己的心得体会，用中医理法方药治愈了无数病人，逐渐形成独具特色的黄氏正骨理伤手法，成为广州市正骨医院的招牌。黄敏于1978年被聘为广州市越秀区中医正骨医士班班主任，1993年担任中国人才研究会骨伤人才分会理事，并于1993年被广东省人民政府授予“广东省名中医”称号。

中医正骨理伤手法历史悠久，源远流长，从简单到复杂，从单一到多种复合。如同临证处方用药一样，正骨理伤手法亦可分为君臣佐使，即医者根据患者骨折或脱位情况，选择有主次的动作协调配合进行治疗。广州市正骨医院从成立至今一直重视中医正骨理伤手法，前辈们在正骨理伤手法的发展方面付出了无数心血。黄敏自学成才，勤奋不懈，潜心钻研中医骨伤疾患，对正骨理伤手法的运用有相当的造诣，形成独特的治疗风格，并逐渐形成了具有岭南中医正骨理伤特色的黄氏正骨理伤手法。黄敏次子黄崇博自担任广州市正骨医院院长以来，不但继承黄氏正骨理伤手法的精髓，还结合现代科学技术手段积极开展临床研究，不断创新治疗方法，并将其发扬光大，不断培养新的继承人。

广州市正骨医院成立康复科以来，在继承传统的同时增加了现代医学的物理治疗，将传统与现代康复治疗技术相结合，开展了骨关节病、各种骨折及骨关节损伤后功能障碍的康复治疗，特设理伤手法治疗室以及脊柱病、膝关节病、肩关节病等骨病治疗室，在国内率先开展冲击波治疗，取得了良好的临床治疗效果，获得了广泛的社会赞誉。2011年，康复科日平均治疗2800余人次，帮扶广东省内多家基层医院，并与部分基层医院结盟为长期合作单位，开展技术合作与交流。

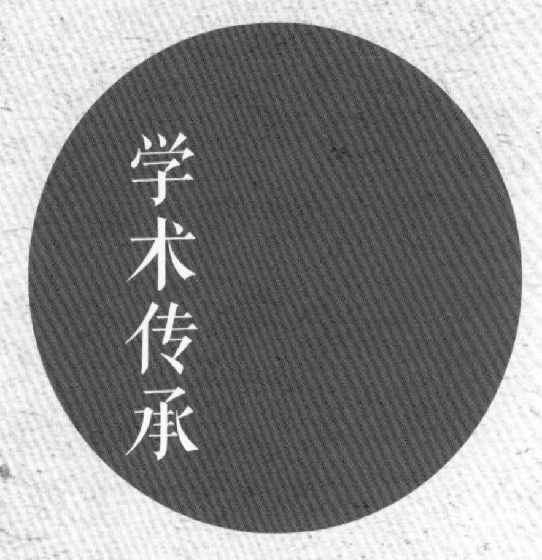

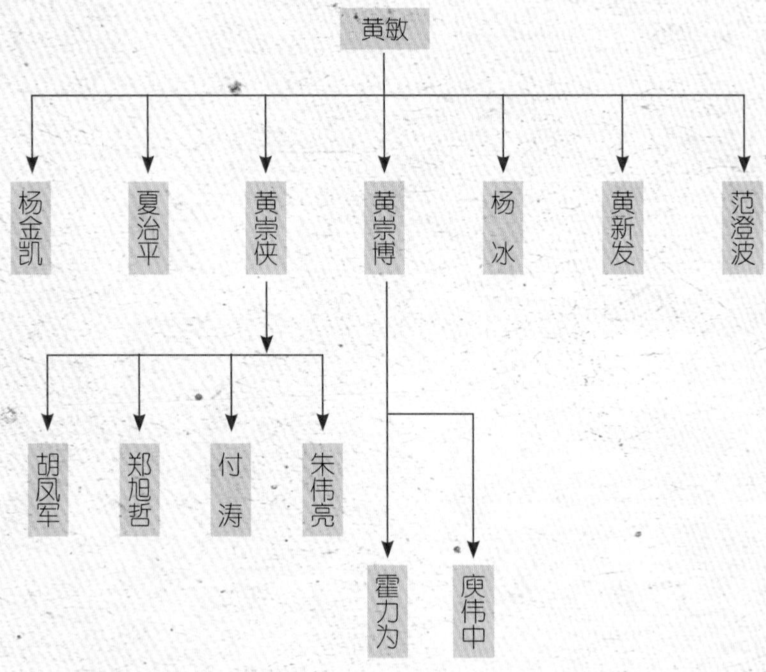

黄敏：1936年5月出生于广州，中共党员，副主任中医师。20世纪50年代中期开始从事中医骨伤科临床工作，1993年被广东省人民政府授予“广东省名中医”称号，历任广州市越秀区正骨医院院长、中国人才研究会骨伤人才分会理事、中医骨伤科学报编委会委员、广东省中医外科学会委员、广州中医学会常务理事、广州市骨伤科学会主任委员、广州市越秀区中医学会理事长、广州中医学院（广州中医药大学前身）大专及中专兼职教师等职。

发表论文：《跌打伤科饮食疗法》《祖国医学运用外治法治疗附骨疽的有关文献综述》《肘部骨折脱位康复的辨治》《正骨医院协定处方汤头歌诀方解》《肱骨髁间粉碎性骨折的治疗》《正骨医院开设家庭病床的体会》《中西医治疗骨折体会》《治疗肩关

节脱位之我见》《“701”跌打镇痛药胶布配制和临床观察的总结》《“713”跌打接骨药胶布配制和临床资料》《黑膏药的配制经验介绍》等。

黄崇侠：副主任中医师，副教授，广州市正骨医院康复科主任，广东省名中医、原越秀区正骨医院院长黄敏之长子。师从父亲行医30余年，对骨关节损伤、颈肩痛、腰腿痛、膝关节痛、各部位的劳损等的治疗和康复有着丰富的临床经验。自任康复科主任以来，积极发展骨科康复事业，多次受邀对外讲学和举办康复学习班，并被推选为中国研究型医院学会冲击波医学专业委员会副主任委员，广东省医学会物理医学与康复分会常务委员，广东省康复医学科质控中心专家组副组长，广东省医院协会康复医学管理专业委员会副主任委员，广东省中西医结合学会治未病专业委员会副主任委员，广东省康复医学会脊椎伤病康复专业委员会副主任委员，广州市康复医学会常务副会长， 广州市医学会物理医学与康复分会副主任委员。

发表论文：《骨圆针固定治疗胫腓骨折30例》《85例老年桡骨远端伸直型骨折的治疗临床分析与体会》《11948例创伤性骨折临床资料》等。

黄崇博：主任中医师，中山大学EMBA管理专业硕士，现任广州市正骨医院院长，广东省社区康复委员会主任委员，广东省生物工程学会骨伤临床与康复技术专业委员会主任委员，广东省中医药学会脊柱病专业委员会副主任委员，广东省中西医结合学会骨伤科专业委员会常务委员，广东省医学会创伤骨科专业委员会常务委员，广东省康复医学会第二届理事会副秘书长，广州市医师协会副会长，广州市医师协会中医师、骨科医师分会副主任委员，全国院内制剂名方/验方开发应用专家委员会评审专家。从医30余年，他本着精湛的技术和大医精诚的情怀救治了不计其数的患者，深得群众的好评，并获得“全国基层优秀名中医”“广东省名中医”“广州医师奖”称号，荣获广东省五一劳动奖章，多次被评为越秀区专业技术拔尖人才、优秀科技人才和杰出人才。

黄崇博师从广东省名中医黄敏后不遗余力地继承和发扬中医骨伤科的精粹。擅长运用中西医结合的方法治疗骨科常见病、多发病以及各种骨科疑难杂病，尤其擅长以中医手法治疗骨伤、按摩手法治疗各种骨科疾病，手法以轻巧细腻见长。他亲自带徒，毫无保留传授家传手法，并成立中医手法整复研究室，带领徒弟们攻克整复难度大的骨折手法复位，取得满意的效果，在中医药的辨证论治和理伤手法运用方面得到广大患者和同行的好评和肯定。

作为医院管理者，黄崇博利用现代科学管理理念，抓住国家弘扬中医传统文化带来的机遇，积极响应广东省、广州市建设“中医强省”“中医强市”的号召，结合广州市正骨医院的专科特色，加大力度投入广州市正骨医院的专科专病诊疗建设，提高了医院的医疗质量水平，提升了医院的美誉度，2011年广州市正骨医院被评为“广州市中医名院”。

发表论文：《广东省名中医黄敏骨科临床经验简介——随师学习总结》《关节镜辅助下空心钉治疗前叉韧带上止点撕脱骨折的效果观察》《舒筋活络方对创伤性膝关节粘连家兔模型局部组织的影响》《Achillon装置微创修复急性跟腱断裂初步报道》《按摩与康复医学》《撬拔复位克氏针固定注射硫酸钙治疗跟骨SanderⅣ型骨折》《附加钢板治疗下肢髓内钉固定后肥大性骨不连的疗效观察》《中西医结合治疗Pilon骨折的体会》《股骨双髁骨折合并干骺端粉碎性骨折的治疗》《股骨髁间骨折的治疗体会》《中药外洗外敷治疗膝骨性关节炎60例临床观察》等。

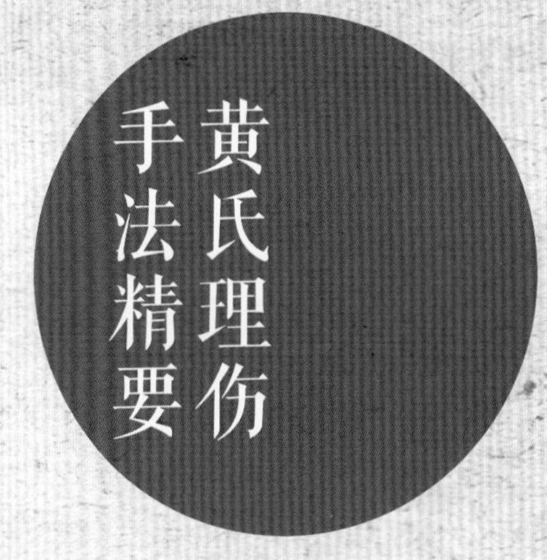

黄氏理伤手法的特点

黄氏理伤手法的特点是以简代繁、以静代动、柔中带刚、凝神驭气、讲究阴力（即渗透力）。

一曰慢

慢手法是黄氏理伤手法的最大特点之一，要求术者不急不躁、心平气和、心静气沉，手指或手掌尽量放松不用拙力，手法越慢越好，甚至于不动。俗话说，紧差慢大夫。当医生就要慢，不能急急忙忙，我们称之为以静代动。

二曰简

黄氏理伤手法简练，不追求烦琐复杂的手法。手法治疗基本都是直线推移，以平推、压振手法为主，不做横向移动。

三曰直透

手法要有阴力（即渗透力），柔中带刚。

这就是《推拿学》教材上对手法要领所要求的目标（标准）：手法要求持久、有力、均匀、柔和，从而达到深透。黄氏正骨理伤流派则要求术者操作时要形神合一、聚精会神、凝神驭气，运用阴力深透至受损部位。术者在操作过程中的发力（俗称阴力，内劲），其过程类似武术中的扎马步，力的传导是由术者脚面到小腿到腰部，一直往上走，直到手掌或手指。我们将此戏称之为功力，这与平时术者练习桩功、养气聚神、持久修养是密不可分的。要做到如《医宗金鉴》所说：“一旦临证，机触于外，巧生于内，手随心转，法从手出。”

手法要求：找到扳机点后手指（手掌）原位按压不动，凝神驭气用阴力透入患部深层（接触点处手指尽量放松）以及用震颤手法产生类似冲击波的效果透入体内。

四曰牵

即让施术部位软组织处于最长的状态，从而使施术部位激痛点更加容易暴露，这样能使病患迅速消除且减少重复损伤。

黄氏理伤基本手法

黄氏理伤手法主张简单、安全、有效实用。推按法是治疗筋伤基本的总法。

推法

术者用掌、指作用于患者患处体表，根据辨证需求使用适当的压力，向前做单方向的推移运动。根据其运动轨迹的不同，可分为直推法和弧线推法。直推法是指手法的轨迹是直线向前推移，适用于全身各处肌肉损伤的治疗。弧线推法是指推移的轨迹呈弧线形或不规则形，主要用于关节周围或关节间隙病变的治疗。

按法

术者先触诊检查患者病变部位的痛点或病变组织并标记定位，一手使该病灶处于牵伸紧张的状态，另一手拇指的指腹或指尖由病灶的一端缓缓加力，并缓缓移动至病灶中央，保持按压3～5秒，再移动至病灶的另一端，缓缓减力，直至完全释放。常用于各部位损伤的激痛点或筋结病灶。

黄氏理伤手法虽然操作比较简单，但是却要根据疾病所处的阶段、病变的部位、组织的病变层次等因素来确定手法力度的大小、方向及种类。首先要确定病患的新陈，新伤一般要求力度宜轻，方向由远心端向近心端推顺为主；陈旧伤则要求力度由轻及重，方向由近心端向远心端推按为主。其次是根据病变的部位选择手法的运用，要根据临床体查分辨出疾病的关节及相应组织，然后根据该病变部位的特点及疾病发病根源来选择治疗手法。如膝关节疼痛，要先辨明疼痛是出现在膝关节前方、后方、内外侧还是髌骨周围，从而确定其病变组织是周围肌肉、韧带、滑囊或是骨关节自身病变，肌肉损伤者选择推顺手法为主，韧带损伤者以推按为主，滑囊病变及关节间隙病变以旋推为主。第三是根据疾病病变部位及组织的层次选择力度的大小。如颈椎病前屈功能受限，要根据肌肉病变的部位，分为浅层（斜方肌）、中层（头夹肌、颈夹肌、肩胛提肌等）、深层（多裂肌回旋肌、棘间韧带、黄韧带等）。根据病变的层次选择施术的力度，病变层次越深，施术力度应越渗透。总之，辨证施术是黄氏正骨理伤手法的要求和根本所在。

黄氏理伤手法的适应证及禁忌证

适应证

（1）一切闭合性的急、慢性软组织损伤且无软组织完全断裂者。

（2）急性软组织损伤日久失治或治疗不当而引起的后遗症。

（3）骨折、脱位后期关节功能受限或肌肉废用性萎缩者。

（4）骨关节及软组织解剖位置紊乱者。

（5）骨关节病变而导致的肢体疼痛、关节功能受限的患者。

禁忌证

（1）开放性损伤者或皮肤病患者。

（2）急性炎症期红肿热痛的部位。

（3）诊断尚未明确的脊柱外伤且伴有脊髓症状者。

（4）高危高血压病患者。

（5）有出血现象的血液病患者。

（6）妊娠3个月以上者。

（7）精神病发作期，不与医生配合者。

（8）极度疲劳和酒醉或过饥过饱的患者。

（9）传染病患者。

（10）深层静脉血栓患者。

慎用手法的病症

（1）有恶性肿瘤病史或疑有骨或软组织肿瘤病变者。

（2）有严重心、脑、肺疾患以及代谢疾病如糖尿病、老年骨质疏松者。

（3）女性经期时腰部及盆腔部位。

目录

第一编 概论

第二编 应用编

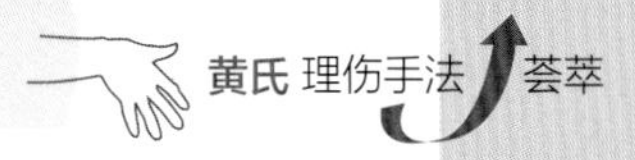

目录

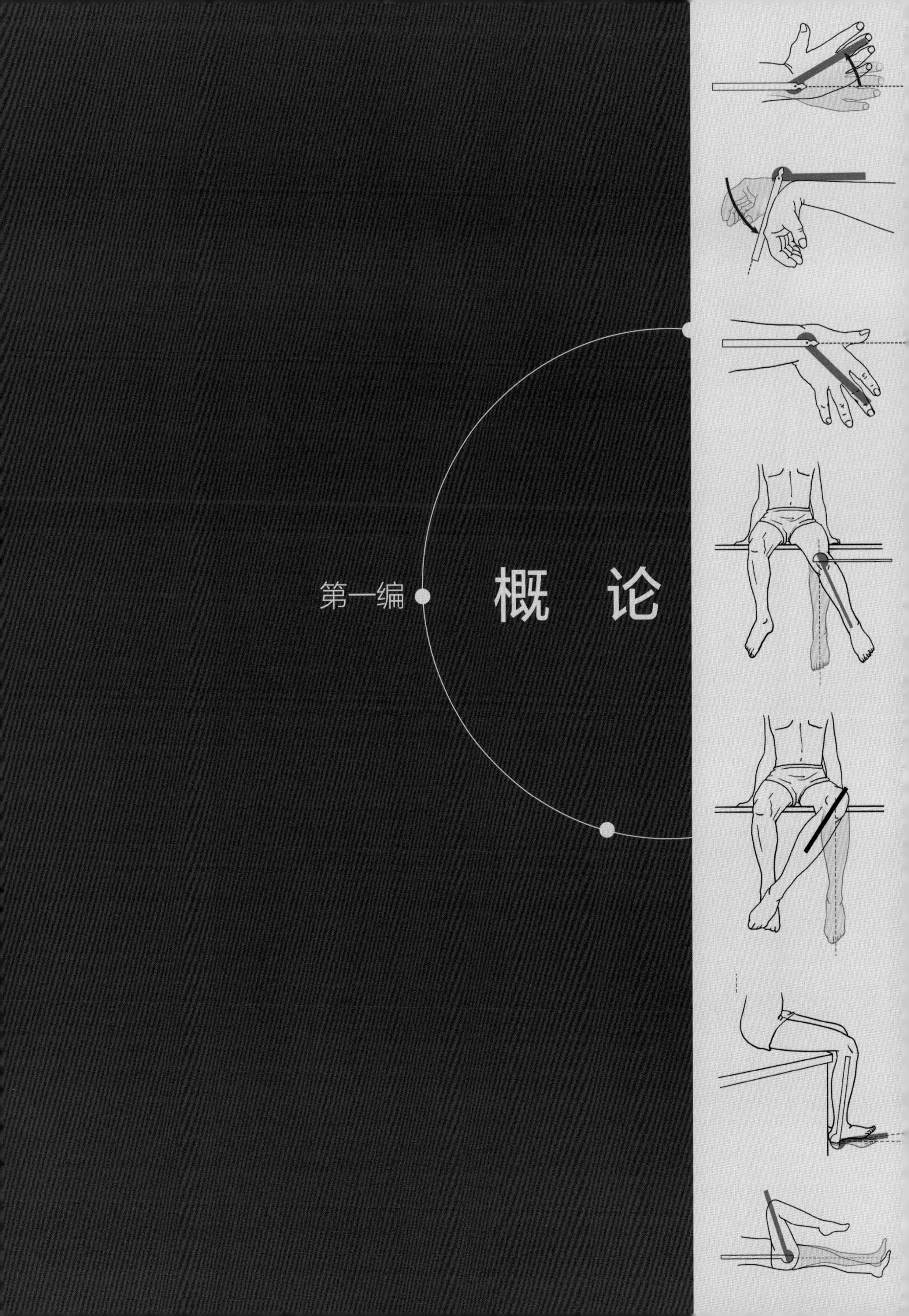

第一编

概　论

第一章 黄氏理伤手法概述

筋伤病变是中医伤学的重要分支，其发病率高、分布广泛，是临床的常见病、多发病。随着社会的发展，物质的富足，疾病亦在发生变化。除了四肢关节扭挫伤的急性期、缓解期，更多的是多部位的静力性损伤、劳损等，如颈肩腰腿痛慢性劳损性的疾病。随着社会的高速运转，人们对效率的要求越来越高，患者对疾患的快速康复有着更高的要求。筋伤病变有一个最大的特点就是可自愈性。如踝关节扭挫伤，当患者就诊时，医师通常建议患者进行放射科相关检查，以排查骨折及关节骨病，无论是患者还是临床医师，当发现无骨折骨病现象便不再重视，导致自然恢复关节功能的时间偏长。临床实践证实，早期介入正确的合理的理伤手法治疗，会明显提高疗效及缩短患者康复时间。黄氏理伤手法为筋伤疾病提供了新的治疗思路和治疗方法。

一、立足中医，西为中用

黄氏理伤手法主张："中医要发展，必须要立足于中医理论。"基于此，黄氏理伤手法以中医经筋理论为基础，结合现代医学解剖知识，系统治疗筋伤疾病。

经筋循行起止在《灵枢·经筋》中有详尽的描述，各经筋的循行分布路线以经脉为纲纪，即与其同名经脉的体表循行分布基本一致。《黄帝内经太素》曰："十二经筋内行胸腹廓中，不入五脏六腑。"十二经筋与十二经脉不同，并不属脏腑，特点概括有五：向心性、不入脏腑、结聚关节、中无孔、伏行经脉。现代研究结合人体解剖生理学表明，经筋的向心性循行方向正好与人体的神经反射方向和经脉淋巴回流方向相同。黄氏理伤手法符合人体神经反射原理，有利于静脉、淋巴的回流，对于四肢远端的肌肉松解、促进血液循环、增加肌肉经筋组织供血供氧非常有利，能有效地解除经筋的痉挛、疼痛、紧张，以及陈旧性损伤出现的粘连、关节僵硬，加速局部血液循环，促进局部组织血供和提高局部的温度，达到活血化瘀、缓解疼痛、松筋舒节的作用。

又《黄帝内经》记载："一经上实下虚而不通者，此必有横络盛加于大经之上，令之不通，视而泻之，此所谓解节也……"意思是说如果某一经脉出现了上实下虚而经气不通的现象，则必定有横络的壅盛之气加之于正经才使得经气不得通畅。治疗时应找出横络（即现代医学中所讲的激痛点以及部分由其他原因导致的疼痛区域），施以泄法，这就是解节的方法。这些经典记载为黄氏理伤手法诊病施治的思路提供了依据。

二、辨证施治，治病求本

辨证论治是中医的治法纲要。黄氏理伤手法要求诊病要准确，强调核心诊断。

首先要辨病之急缓，根据病变的时间及轻重"急则治其标，缓则治其本"。对于急性受伤的患者，如判断其受伤程度危及生命，就必须先行解决，等待生命体征平稳后或损伤后期再治疗其损伤病症。对于四肢关节损伤者，应先辨明其是否同时存在骨折脱位，如有，先行骨折、脱位整复后再进行筋伤治疗，如无，早期应及时理筋手法治疗。对于慢性发病的病症，应先辨明其发病的根源或主要原因，然后对症治疗，才能彻底消除病患症状。如患者颈肩痛可能是因肩关节本身受风寒或受伤后期引发肩部疼痛，亦有可能是由于斜角肌、斜方肌、肩胛提肌病变牵涉致疼痛。所以辨明疾病的本源所在有重要的意义。

其次要辨病之部位，清代胡延光《伤科汇纂·经筋》中指出："伤筋者，寒则拘紧，热则纵弛。四肢转筋而痛，在背则反折，在胸则息喷，在目宽则不开，紧则不合，在口急则牙闭，舌非强则卷，在阴非挺则缩，在肩则不能举，在膝则不能屈伸。"筋伤部位不同，其症状亦有区别，其治疗的手法也要根据病变部位的特性选择适当的手法以及理伤手法推移的速度、力度及深度。

再次要辨病之形态，《医宗金鉴·正骨心法要旨》中指出："筋之弛、纵、卷、挛、翻、转、离、合，虽在肉里，以手扪之，自悉其情。"又《灵枢·卫气》指出："必先按而在久应于手。"黄氏理伤手法要求常练触诊，要多练多做才能有手感。通过临床实践，黄氏理伤手法施术者沿着经筋的疼痛、痉挛、结聚等线索，摸索出以"疼痛"为主要症状及以"筋结病灶"为主要体征的诊断体系。在《黄帝内经》"以痛为输"的启示下，将"筋结病灶"确立为辨证施治的主要部位，这样能更好地提高诊断及治疗的准确性。

最后辨病变之层次，《易筋经·膜论》指出："筋则联络肢骸，膜则包贴骸骨。筋与膜较，膜软于筋；肉与膜较，膜劲于肉。膜居肉之内，骨之外。"而现代医学将软组织损伤分为浅、中、深三层论治。近年来，有学者提出了筋膜学理论，其中指出，遍布全身的结缔组织筋膜支架以干细胞为核心，在神经系统和免疫系统的参与下构成了一个新的独立的功能系统。根据这一理论，中医经筋在人体不同部位呈现出结构的多样性，从浅层到深层依次为真皮结缔组织、皮下疏松结缔组织（浅筋膜）、肌肉疏松结缔组织（深筋膜）、肌间隔及肌间隙结缔组织。所以分清病变的层次辨证施治有重要的意义。

三、注重关节，强调功能

《素问·痿论》指出："宗筋主束骨而利机关者也。"《素问·五脏生成篇》"诸筋者皆属于节"。临床应用黄氏理伤手法时发现，经筋病灶大多出现在关节周围或骨突起的部位，从而影响关节的主动功能。现代研究表明，通过手法治疗，虽然很难改变关节退变的形态结构，但是我们可以通过手法做功及热效应，进而促使血流量增加、局部代谢加快，对人体局部的消炎、镇痛具有积极的作用，从而使关节、经筋的功能得到恢复，达到治疗目的。

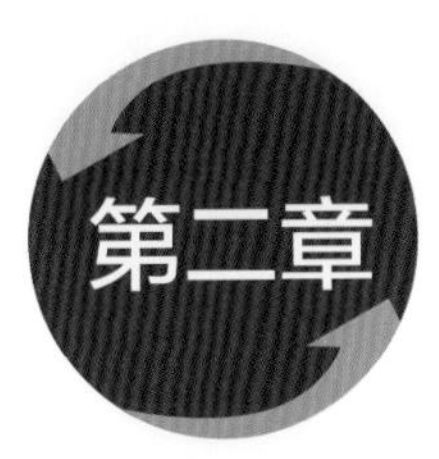

筋伤的临床表现及诊断

经筋病变的病因相对繁多，经筋的损伤形式千变万化。《医宗金鉴·正骨心法要旨》中指出："筋之弛、纵、卷、挛、翻、转、离、合，虽在肉里，以手扪之，自悉其情。"经筋受伤后有多种表现形式，但可以归纳为四个方面：疼痛、功能障碍、肿胀及畸形。

一、经筋受伤后的表现形式

（一）疼痛

经筋的损伤包括急性损伤和慢性劳损两种。急性损伤一般包括急性外伤和慢性劳损的急性发作，其疼痛的形式多为剧烈疼痛、锐痛。慢性损伤包括劳损和急性病变失治，久而成疾，其疼痛多为钝痛、胀痛、酸痛等。

（二）功能障碍

由于疼痛，患者会产生痛性保护，从而使肢体或关节处于痛性固定的状态。因此，检查患侧关节的活动度及动力肌的肌力对确切诊断有重要意义。如果主动运动和被动运动都受到限制，可能是关节周围的关节囊、肌肉、韧带及神经粘连所致。

（三）肿胀

急性损伤一般会出现不同程度的肿胀，其肿胀的程度一般与受伤的部位、受伤外力的大小及损伤的程度有关系。受伤部位血管较少、外力不大的情况下，肿胀不明显，反之肿胀会相对严重。临床还常见一种慢性弥散性的肿胀，多表现为肢体末端肿胀、紫绀、末端皮温下降，主要是由于经络受损、气血运行不畅、包扎太紧、影响血液回流等所致。老年人静脉回流功能衰退也可导致肿胀。关节红肿多数见于关节炎。

（四）畸形

暴力损伤后可以出现肌肉断离或撕裂等情况从而导致畸形，与骨折之畸形有明显的区别。肌肉断离一般会出现肌肉近端隆凸，该肌肉功能丧失，可在撕裂处出现凹陷。慢性劳损者可在肌腹出现结节。

二、临床诊断检查

六淫之邪，尤其风、寒、湿邪易致肌筋收缩，发生筋性疼痛；外力如挫、擦、撞、击等作用于机体筋肉，导致肌筋不同程度受伤，发生淤积之症，严重者，损筋削肉，以致骨折或损及脏腑。机体自身动态活动中的动静力学因素离不开肌、筋、膜、带的参与，任何肢节、肌筋的活动，都具有活动度量及方向性等生理因素制约，凡超过生理负荷的活动，皆可导致肌筋损伤。

临床诊断检查时为了发现客观的体征来判断就诊者有无疾病及疾病的部位和性质，必须认真仔细，要有整体观念，不可只注重局部或一侧肢体。由此黄氏理伤手法提出了六诊合参：望、闻、问、触、动及辅助检查。

（一）望诊

1. 望神态

首先要观察患者是否神清，思维反应是否敏捷。再观察其情绪，以及面部表情，从而判断患者状态。急性重大损伤患者面部表情痛苦、大汗淋漓。若神志昏迷、神昏谵语、目暗睛迷、瞳孔缩小或散大、面色苍白、形羸色败、呼吸微弱或喘急异常，多属危候。

2. 望步态

（1）痛性跛行，在疼痛性疾病中，可出现保护性的疼痛性跛行，患侧足着地后迅速更换健侧足，患侧迈步小，健侧迈步大，行走急促不稳。

（2）短缩跛行，下肢短缩3厘米以上，骨盆及躯干倾斜，致使行走时身体左右摇摆。

（3）剪刀步态，大脑中枢性瘫痪。

（4）关节强直，一侧髋关节强直，需要转动骨盆来代偿患侧下肢向前迈步；膝关节强直，需要患侧骨盆升高或患肢向外绕弧形前进。

（5）间歇性跛行，多见于椎管狭窄综合征。

（6）跨阈式步态，多见于跟腱损伤或不完全断裂。

3. 望形态

（1）望畸形：畸形往往表示有骨折或脱位存在，因此可通过观察肢体标志线或标志点的异常改变进行判断。关节脱位后，原关节处出现凹陷，而在其附近出现隆起，同时患肢可有长短粗细等变化，如肩关节前脱位有方肩畸形。四肢完全性骨折因重叠移位而出现不同程度的增粗和缩短，在骨折处出现高凸或凹陷等，如股骨颈和股骨转子间骨折，多有典型的患肢缩短与外旋畸形，桡骨远端骨折可有餐叉样畸形等。

（2）望肿胀、瘀斑：损伤后因气滞血凝，多伴有肿胀、瘀斑，故需要观察其肿胀、瘀斑的程度以及色泽的变化。肿胀较重而肤色青紫者，为新伤；肿胀较轻而肤色青紫带黄者多为陈旧伤；如痛风，骨髓炎或骨性关节炎等则会出现红肿。

（3）望肢体功能：观察上肢是否能上举，下肢能否行走，根据不同的关节，观察其内收、前屈与后伸、内旋与外旋等活动是否正常。结合其他检查，对比关节主动活动和被动活动的活动度。

（二）闻诊

闻诊在筋伤诊断方面主要是以听觉来辨病变的声音，如关节弹响声、肌肉及腱鞘之间的摩擦音、关节的摩擦音等。

1. 关节弹响声

关节腔内有游离体时，随着关节的活动，可出现弹响声。如膝关节半月板损伤者，当膝关节做屈伸动作时，可发出清脆的“哒哒”声。

2. 肌腱及腱鞘的摩擦音

肌腱周围炎患者在活动及检查时，可听到弹响声。一般见于有渗出的病变中，如前臂屈肌腱的狭窄性腱鞘炎。皮下组织有大片不相称的弥漫性肿胀时，轻轻按揉患部，可有捻发音，说明皮下组织内有气体存在，多见于肋骨骨折断端穿破肺脏、开放性损伤并发气性坏疽等疾病。

3. 关节的摩擦音

一手放在关节上，另一手移动关节远端的肢体，可检查出关节的摩擦音。退行性关节炎特别是骨质增生比较严重的患者，在活动关节时，可听到关节面相互摩擦而发出的声音。

4. 骨擦音

常见于新鲜骨折病症，无嵌插的完全性骨折当摆动或触摸骨折肢体时，两端相互摩擦所发出的响声。

（三）问诊

1. 主诉

问主要症状及受伤的时间。什么症状迫使来就诊，是辨证论治的要点。

2. 病史

是否有外伤史及致伤体位，从而推断受伤机制。无外伤史者要询问其日常生活、工作姿势习惯。

3. 疼痛

询问疼痛的部位、时间、性质、程度及是否有放射痛。疼痛时剧痛、酸痛或麻木，是持续性疼痛还是间歇性疼痛，麻木的范围是缩小还是扩大，痛点是固定还是游走性的疼痛，负重、咳嗽或体位改变疼痛是否会改变等。如腰椎间盘突出症有下腰痛、单侧或双侧下肢放射痛，第4～5腰椎间盘突出可放射至小腿外侧及足部。第5腰椎至第1骶椎间盘突出放射痛可至小腿后侧及足底，向后方突出者可见鞍区麻木及大小便障碍。

4. 肿胀

询问肿胀或者疼痛出现的时间、部位、范围、程度。是先有肿胀还是先有疼痛，肿胀物的增长速度等，是否因体位改变而肿胀，肿胀是否与病变部位一致，如下肢深静脉栓塞可引发下肢弥漫性肿胀及膝关节或踝关节刺痛，但非关节病变，检查其末梢循环可鉴别。

5. 畸形

出现的时间及演变过程，是伤后立即出现还是多年后才出现，是与生俱来的还是后天成长中出现的。

6. 功能障碍

询问功能障碍是受伤后即刻发生的还是伤后一段时间后发生的。一般骨折、脱位的患者患侧肢体功能会即刻丧失，筋伤随着肿胀加重而逐步加重。有些患者的功能障碍长期存在且间歇性出现，主要是由于软组织多处受伤后失治所致。

（四）触诊

触诊是利用手的感觉触摸病变局部进行诊断的一种方法。肿胀、脓肿、包块、血肿等外科疾病大多在体表有形态异常可触及，因此通过触诊检查可以确定疾病的性质，黄氏理伤手法对软组织病变的触诊首先是将患处分为浅、中、深三层。根据其关节的功能障碍判断所累及的软组织，是动力肌动力不足还是拮抗肌肌张度高从而限制功能活动。然后根据所受累的软组织分层，触诊的力度应由小到大，由浅及深，逐一检查。以枕后区疼痛为例，枕后区疼痛，前屈功能受限，切前屈肌群肌力正常，可判断其主要病变区域在枕后肌群。浅层包括皮肤、浅深筋膜、斜方肌、胸锁乳突肌，中层包括头夹肌、头半棘肌，深层包括头上斜肌、头下斜肌、头后大直肌、头后小直肌及上段的多裂肌回旋肌。其次对触诊中可能存在问题的肌肉进行特殊体位的抗阻试验，如胸锁乳突肌受伤一般可在其肌腹中触及条索状结节，操作时也可令患者头后仰及下巴偏向健侧，同时对该动作进行抗阻，抗阻中胸锁乳突肌疼痛加剧，且抗阻试验后前屈功能改善为阳性。

（五）动诊

1. 关节活动度检查

关节的运动分为自主运动和被动运动，被动运动的幅度要大于主动运动。关节活动度的检查是用于测量关节或躯体某些部位的活动范围，根据关节的特点选择所需要的运动平面。按常规可选择额状面、矢状面及水平面。临床上常选用中立位作为标准。

（1）颈部活动度（图1-2-1）。

（A）中立位：面向前，眼平视，下颌内收。

（B）颈部活动度为：前屈35°～45°，后伸35°～45°，左右侧屈45°，左右旋转60°～80°。

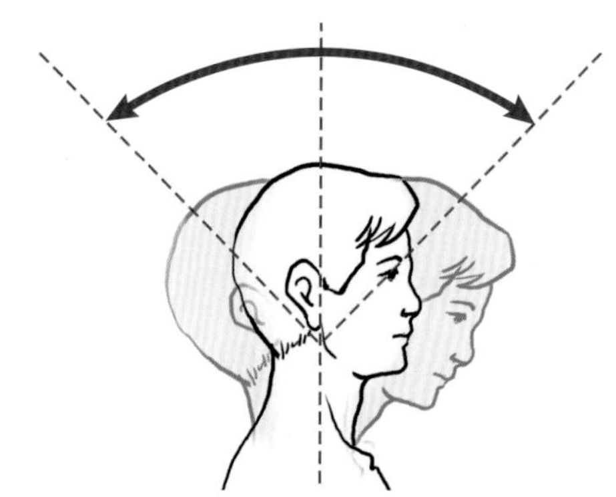

（a）前屈35°～45°，后伸35°～45°

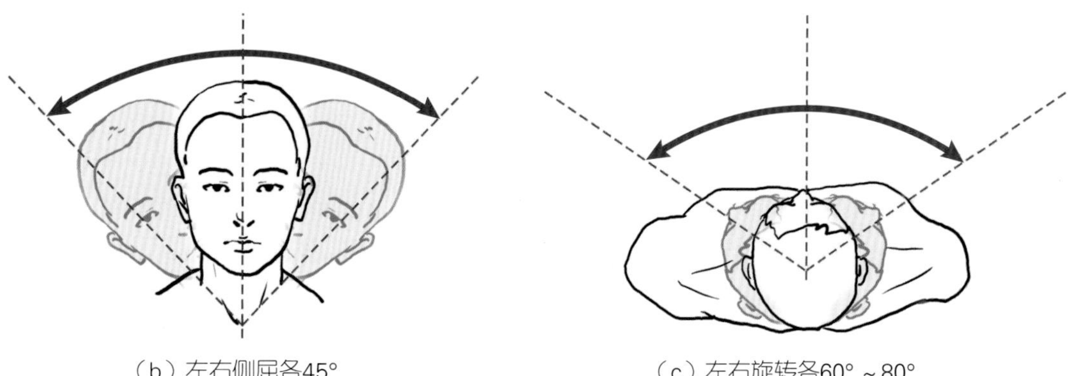

（b）左右侧屈各45°　（c）左右旋转各60°～80°

图1-2-1　颈部活动度示意图

（2）腰椎活动度（图1-2-2）。

（A）腰椎中立位不易确定。

（B）前屈：测量数值不易准确，患者直立，向前弯腰，正常时中指尖可达足面，腰椎呈弧形，一般称为90°，后伸30°。

（C）侧屈：左右各30°。

（D）侧旋：固定骨盆后脊柱左右旋转的程度，应依据旋转后两肩连线与骨盆横径所成角度计算，正常为30°。

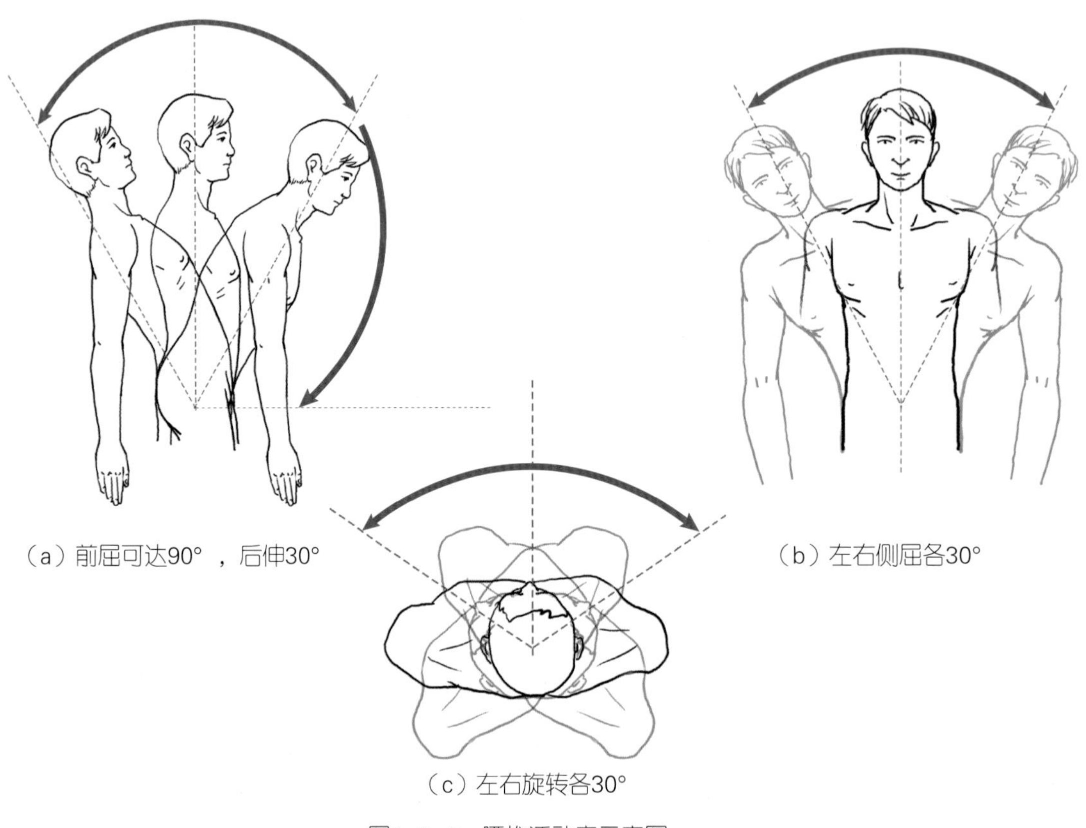
（a）前屈可达90°，后伸30°

（b）左右侧屈各30°

（c）左右旋转各30°

图1-2-2 腰椎活动度示意图

（3）肩关节活动度（图1-2-3）。

（A）中立位：上肢自然下垂于身体两侧，肘部伸直，肌肉放松，肩胛骨轴线与身体冠状面约呈30°，肩胛盂面向前外方，肱骨处于与重力线平行。

（B）肩关节前屈90°，后伸45°。

（C）肩关节内收30°~45°，外展90°。

（D）肩关节内旋80°，外旋30°。

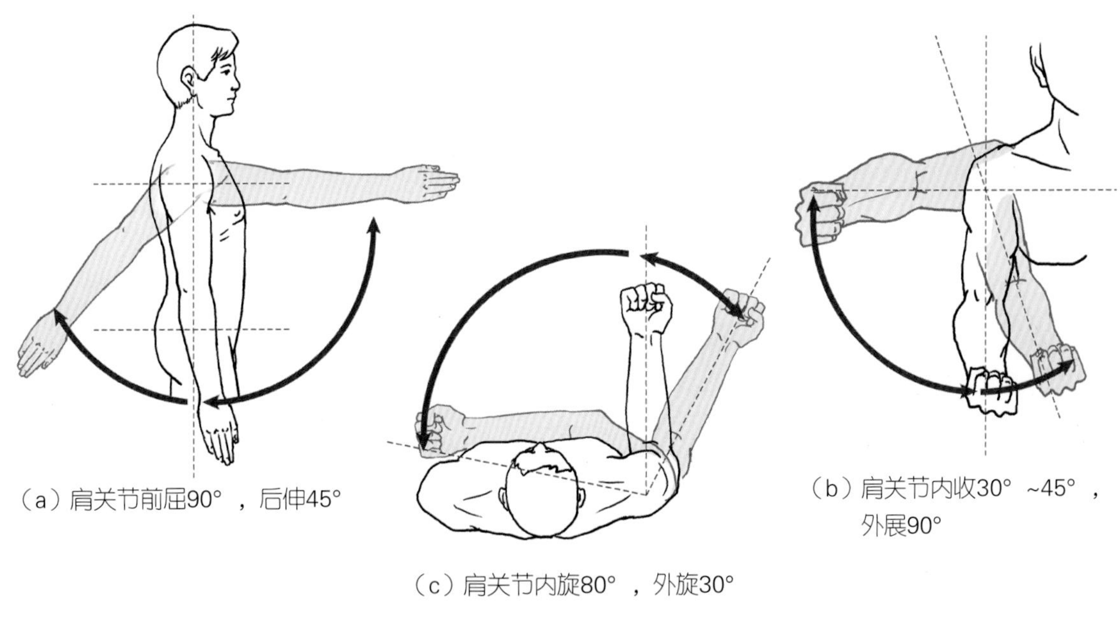

（a）肩关节前屈90°，后伸45°

（b）肩关节内收30°~45°，外展90°

（c）肩关节内旋80°，外旋30°

图1-2-3 肩关节活动度示意图

（4）肘关节活动度（图1-2-4）。

（A）中立位：肘关节自然伸直，屈曲135°~150°，伸展10°。

（B）旋前旋后中立位：肘关节伸直，拇指向上为中立位。旋前80°~90°，旋后80°~90°。

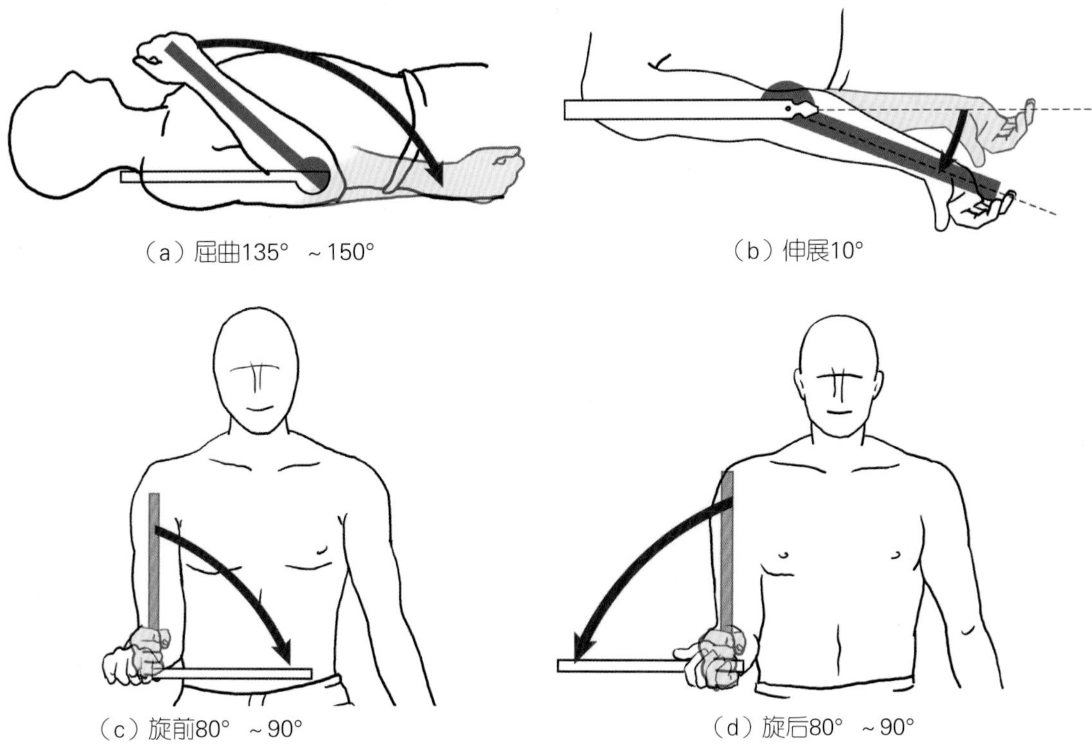

（a）屈曲135°~150°

（b）伸展10°

（c）旋前80°~90°

（d）旋后80°~90°

图1-2-4 肘关节活动度示意图

（5）腕关节活动度（图1−2−5）。

（A）中立位：手与前臂呈直线，手掌向下。

（B）腕关节掌屈50° ～60° 。

（C）腕关节背伸30° ～60° 。

（D）腕关节桡屈25° ～30° 。

（E）腕关节尺屈30° ～40° 。

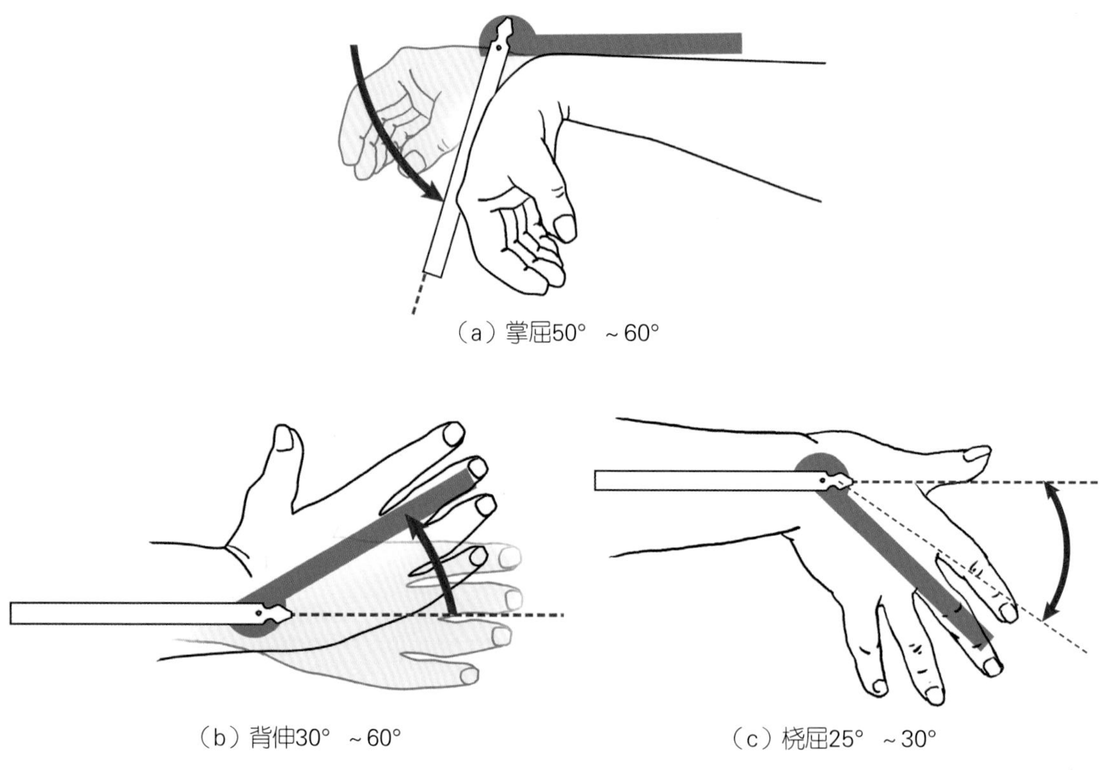
（a）掌屈50° ～60°

（b）背伸30° ～60°

（c）桡屈25° ～30°

图1−2−5 腕关节活动度示意图

（6）髋关节活动度（图1−2−6）。

（A）中立位：髋关节自然伸直，髌骨向上为中立位。

（B）髋关节伸展130° ～140° 。

（C）髋关节前屈5° ～10° 。

（D）髋关节外展30° ～45° 。

（E）髋关节内收20° ～30° 。

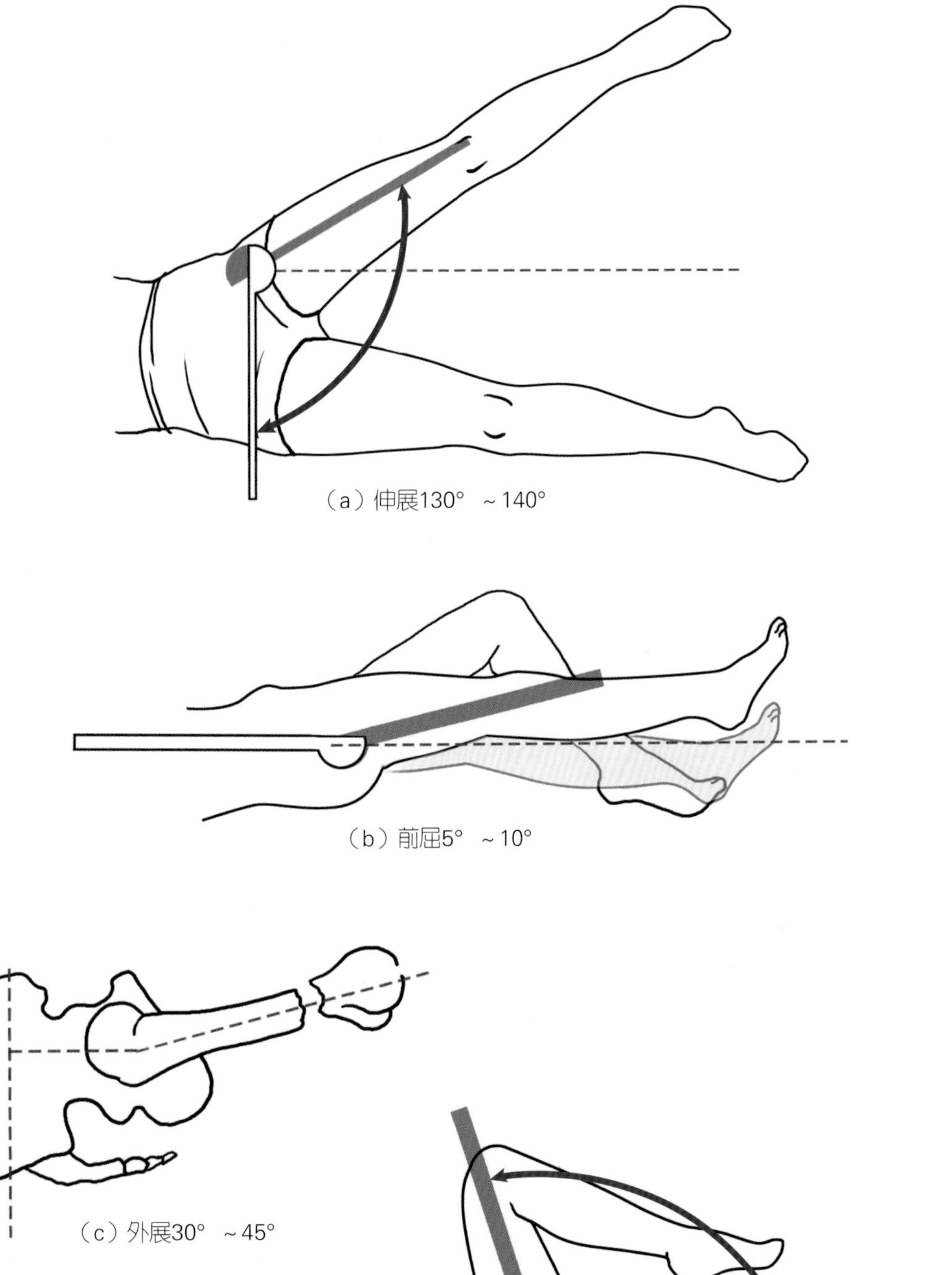
(a) 伸展130° ~140°

(b) 前屈5° ~10°

(c) 外展30° ~45°

(d) 内收20° ~30°

图1-2-6 髋关节活动度示意图

（7）膝关节活动度（图1–2–7）。

（A）中立位：膝关节自然伸直为中立位。

（B）膝关节内旋10°。

（C）膝关节外旋20°。

（D）膝关节屈曲120°～150°。

（E）膝关节过伸10°。

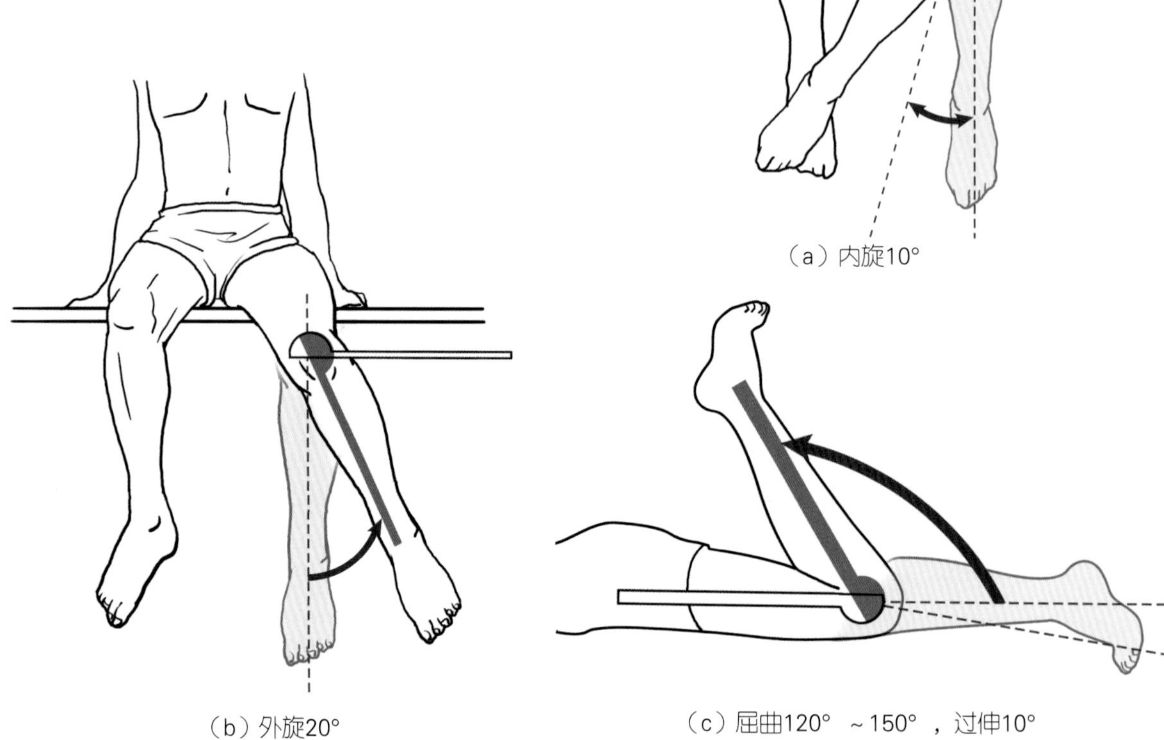

图1–2–7　膝关节活动度示意图

（8）踝关节活动度（图1–2–8）。

（A）中立位：小腿和足部呈90°，且踝关节无足内翻和足外翻。踝关节中立位相对不容易确定。

（B）背屈：屈膝与伸直膝关节的情况下分别测量（可减少小腿后侧肌群紧张引起的误差）为20°～30°。

（C）踝关节跖屈40°～50°。

（D）踝关节内翻30°。

（E）踝关节外翻30°。

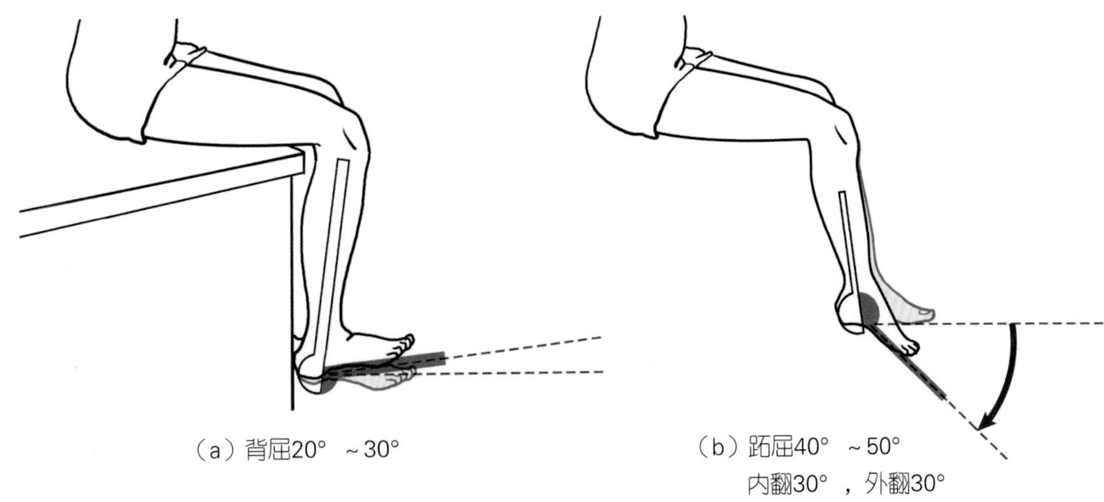

图1-2-8 踝关节活动度示意图

2. 肌力及肌张力的评定

黄氏理伤手法要求对软组织的检查注重结合关节功能活动度进行动力肌和拮抗肌两方面检查。当关节某个方向的活动功能受限可能会有两方面的原因：一是提供该关节功能活动的动力不足，二是对该关节功能活动的拮抗肌肉的肌张力过高。如肩关节外展功能受限，可能是冈上肌及三角肌中纤维受伤导致所提供的动力不足，也有可能是肱三头肌长头及胸大肌、胸小肌肌肉挛缩，肌张力过高而导致。

（1）动力肌检查即指肌力检查。

肌力是指肌肉兴奋后收缩所产生的动力和张力，耐力则指维持一定时间收缩或多次反复收缩的能力。对肌力的评定要求一定在病患关节的现有功能范围之内来测定的。根据MMT（Manual Muscle Testing）分级方法可分为六级。

0级：完全瘫痪，肌力完全丧失。

Ⅰ级：可见到或触摸到肌肉轻微的收缩，但无肢体运动。

Ⅱ级：肢体可在床上移动，但不能抬起。

Ⅲ级：肢体能抬离床面，但不能对抗阻力。

Ⅳ级：能作对抗阻力的运动，但肌力减弱。

Ⅴ级：肌力正常。

当肌力≥Ⅳ级时，临床上先判断是否符合黄氏正骨理伤手法的治疗范围，再进行下一步治疗。各部位主要肌肉肌力判定的功能抗阻活动可参考如下：

A. 躯干部：

（a）胸锁乳突肌肌力测定：嘱患者头向同侧倾斜，下颌转向对侧，然后头摆向中立位，医者给予阻力，并触摸胸锁乳突肌肌腹。

（b）斜方肌肌力测定：嘱患者做耸肩动作，然后医者给予阻力。

（c）胸大肌、胸小肌肌力测定：嘱患者肘关节稍屈曲，上肢外展，在此基础上做上臂内收动作，医者给予阻力，并触摸胸大肌、胸小肌肌腹。

（d）肩胛提肌肌力测定：嘱患者做提肩动作，医者双手下压肩部并给予阻力，触摸肩胛提肌肌腹。

（e）菱形肌肌力测定：嘱患者双手叉腰，双侧肘关节向后用力，医者给予阻力，并触摸菱形肌肌腹。

（f）冈上肌肌力测定：嘱患者做肩外展60°～120°的动作，医者在此角度内给予阻力，同时触摸冈上肌肌腹。

（g）冈下肌肌力测定：嘱患者肘关节屈曲，做上臂外旋的动作，医者给予阻力，并触摸冈下肌肌腹。

（h）肩胛下肌、小圆肌肌力测定：嘱患者肘关节屈曲，做上臂内旋动作，医者给予阻力，并分别触摸肩胛下肌、小圆肌肌腹。

（i）背阔肌肌力测定：嘱患者上臂外展至90°，上臂做内旋动作，医者给予阻力，并轻触背阔肌肌腹。

（j）三角肌肌力测定：嘱患者将上肢外展15°～90°，医者给予阻力，并触摸三角肌各纤维束。

（k）骶棘肌肌力测定：嘱患者俯卧，做躯干后伸动作，医者给予阻力。

B. 上肢部分：

（a）肱二头肌、肱肌、喙肱肌肌力测定：嘱患者前臂置旋后位，然后屈肘，医者对此动作给以阻力，并分别触摸肱二头肌及肱肌之收缩。

（b）肱三头肌、肘后肌肌力测定：嘱患者肩外展，肘屈曲，做抗阻力伸肘动作，医者触摸患者肱三头肌、肘后肌之收缩。

（c）旋前圆肌、旋前方肌肌力测定：嘱患者肘伸直，前臂旋后位，前臂旋前时，医者给以阻力。

（d）桡侧腕屈肌肌力测定：嘱患者腕关节背伸，然后做屈腕动作，医者对此给以阻力，并触摸桡腕关节处紧张的肌腱。

（e）掌长肌肌力测定：嘱患者握拳，并尽量屈腕，可见掌长肌突于皮下，医者对屈腕动作给以阻力。

（f）指浅屈肌肌力测定：嘱患者屈曲食指至小指中任一手指的近端指间关节，其余手指由医者固定于伸直位，并对屈指动作给以阻力。

（g）拇长屈肌肌力测定：医者固定患者拇指近端指节，嘱其屈拇指末节，并给以阻力。

（h）指深屈肌肌力测定：患者手指伸直，医者固定患者手指中节，嘱其屈手指末节，并给以阻力。

（i）拇短展肌肌力测定：嘱患者拇指做外展动作，医者对此动作给以阻力，并触摸拇短展肌的收缩。

（j）拇指对掌肌肌力测定：嘱患者拇指向小指做对指动作，医者对此动作给以阻力。

（k）拇短屈肌肌力测定：嘱患者屈曲近节拇指，医者在拇指近节掌面给以阻力。

（l）尺侧腕屈肌肌力测定：嘱患者腕关节呈内收位，在此位置上做屈腕动作，医者对此动作给以阻力。

（m）拇收肌肌力测定：嘱患者做拇指内收动作，医者给以阻力。

（n）小指展肌肌力测定：嘱患者手指伸直，小指做外展动作，医者对此动作给以阻力。

（o）小指短屈肌肌力测定：嘱患者拇指、食指、中指、无名指伸直，然后小指的掌指关节屈曲，医者给以阻力。

（p）小指对掌肌肌力测定：嘱患者小指伸直，然后小指向拇指方向对合，医者对此动作给以阻力。

（q）蚓状肌、骨间肌肌力测定：嘱患者食指、中指、无名指、小指在近端和远端指间关节伸直时，屈曲掌指关节，医者对此动作给以阻力。

（r）骨间背侧肌肌力测定：以患者中指为中心，嘱其将食指、无名指、小指分开，医者对此动作给以阻力。

（s）骨间掌侧肌肌力测定：以患者中指为中心，先将其食指、无名指和小指伸直并分开，再嘱其将食指、无名指、小指向中指靠拢，医者给以阻力。

（t）肱桡肌肌力测定：患者前臂置于中立位与旋后位之间，嘱其前臂旋前并屈肘，医者对此动作给以阻力。

（u）桡侧腕长伸肌、桡侧腕短伸肌肌力测定：嘱患者腕关节于外展位，并做伸腕动作，医者对此动作给以阻力。

（v）旋后肌肌力测定：患者前臂置于旋前位，嘱其做旋后动作，医者对此动作给以阻力。

（w）指总伸肌肌力测定：嘱患者掌指关节伸直，中节、末节手指屈曲，然后做伸直手指的动作，医者给以阻力。

（x）尺侧腕伸肌肌力测定：嘱患者腕关节内收，并做腕背伸动作，医者对此给以阻力。

（y）拇长展肌肌力测定：嘱患者外展并稍伸直拇指，医者对此动作给以阻力。

（z）拇长伸肌肌力测定：嘱患者拇指末节伸直，医者对此动作给以阻力。拇短伸肌肌力测定：嘱患者伸直拇指近端指节，医者对此动作给以阻力。

C. 下肢部分：

（a）长收肌、短收肌、大收肌肌力测定：患者仰卧，先将双下肢伸直外展，然后做夹腿动作，医者对此动作给以阻力。

（b）股薄肌肌力测定：嘱患者股内收，膝关节屈曲，小腿内旋，医者触摸该肌肉的收缩。

（c）髂腰肌肌力测定：患者坐位或仰卧位，先屈曲膝关节，再做屈髋动作，医者给以阻力。

（d）缝匠肌肌力测定：患者坐位，膝关节半屈曲，嘱其外旋大腿，医者对此动作给以阻力，并触摸该肌肉的收缩。

（e）股四头肌肌力测定：患者坐位或仰卧位，膝关节屈曲，嘱其伸直膝关节，医者给以阻力。

（f）梨状肌、闭孔内肌、孖肌、股方肌肌力测定：患者仰卧位，髋关节、膝关节伸直，下肢外旋，医者给以阻力。

（g）臀中肌肌力测定：患者侧卧位，下肢伸直内旋，大腿做外展动作，医者给以阻力，并触摸肌肉收缩。

（h）阔筋膜张肌肌力测定：患者俯卧位，膝关节屈曲，小腿向外移动，医者对此动作给以阻力，并触摸该肌肉的收缩。

（i）臀大肌肌力测定：患者俯卧位，小腿屈曲，大腿后伸，医者给以阻力。

（j）半腱肌、半膜肌、股二头肌肌力测定：患者仰卧位，髋关节、膝关节屈曲至90°，在此位置上嘱患者屈曲膝关节，医者给以阻力，并分别触摸股二头肌和半腱肌、半膜肌的收缩。

（k）腓肠肌肌力测定：患者俯卧位，膝关节伸直，嘱其踝关节跖屈，医者给以阻力，并触摸该肌肉的收缩。

（l）比目鱼肌肌力测定：患者俯卧位，膝关节屈曲至90°，使踝关节跖屈，医者给以阻力，并触摸肌肉的收缩。

（m）胫骨前肌肌力测定：嘱患者足背伸、内翻，医者给以阻力，并触摸该肌肉的收缩。

（n）胫骨后肌肌力测定：嘱患者足部跖屈并同时做足的内收、内旋动作，医者对此动作给以阻力，并在足舟状骨结节的后下方触及该肌腱。

（o）趾长屈肌肌力测定：患者近端趾节伸直，嘱其屈曲2～5趾之末节，医者在其趾端跖面给以阻力。

（p）拇长屈肌肌力测定：将患者拇趾的跖趾关节固定在伸直位，嘱其屈曲拇趾末节，医者在其拇趾端跖面给以阻力。

（q）趾短屈肌肌力测定：医者将患者的2～5趾跖趾关节固定于伸直位，嘱其屈曲2～5趾近端趾间关节，并对此动作给以阻力。

（r）拇短屈肌肌力测定：患者拇趾趾间关节保持伸直，嘱其屈曲拇趾跖趾关节，并给以阻力。

（s）拇趾展肌肌力测定：嘱患者用力将拇趾与第2趾分开，医者对此动作给以阻力。

（t）跖方肌、小趾展肌、小趾短屈肌肌力测定：嘱患者外展小趾，医者对此动作给以阻力。

（u）足蚓状肌肌力测定：嘱患者足趾的跖趾关节屈曲，近端和远端趾间关节伸直，医者对此动作给以阻力。

（v）足骨间肌肌力测定：嘱患者做足趾的分开与合拢动作，医者对此动作给以阻力。

（w）腓骨长肌肌力测定：嘱患者足尽量跖屈，并使足外翻，医者给以阻力。

（x）腓骨短肌肌力测定：嘱患者足背伸并外展，医者给以阻力。

（y）趾长伸肌肌力测定：嘱患者伸2～5趾末节，医者对趾端背侧给以阻力。

（z）拇长伸肌肌力测定：患者拇趾伸直，嘱患者做拇趾背伸动作，医者给以阻力。

（2）拮抗肌检查及肌张力的检查。

肌肉静止松弛状态下的紧张度称为肌张力。肌张力是维持身体各种姿势以及正常运动的基础，并表现为多种形式。如人在静卧休息时，身体各部分肌肉所具有的张力称静止性肌张力。躯体站立时，虽不见肌肉显著收缩，但躯体前后肌肉亦保持一定张力，以维持站立姿势和身体稳定，称为姿势性肌张力。肌肉在运动过程中的张力称为运动性肌张力，是保证肌肉运动连续、平滑（无颤抖、抽搐、痉挛）的重要因素。肌张力增高表现为骨肉较坚实，被动运动时阻力较正常增大，活动幅度受限。在筋伤疾病当中常见于废用性萎缩挛缩症。

（六）辅助检查

1\. *放射科协助诊断*

X线平片检查主要查看骨骼及关节的完整性。关节是否存在半脱位现象，排除骨折、关节脱位及骨病等病变。CT、MRI检查主要确诊病变部位（如椎间盘突出物、黄韧带肥厚、关节囊增生激化、关节积液等）的性质、大小，以及病变是否压迫神经及是否是导致现有症状的主要原因。

（1）软组织肿胀。软组织肿胀主要因炎症、出血、水肿或脓肿而引起。

X线：病变部位密度略高于邻近正常软组织，皮下脂肪层内可出现网状结构影，皮下组织与肌肉间分界不清，肌肉间隙模糊，软组织层次不清。脓肿的边界可较清楚，邻近肌束受压移位，结核性脓肿壁可发生钙化，血肿的边界可锐利清晰或模糊不清。

CT：与X线表现基本相似，但CT显示软组织肿胀优于X线平片。脓肿的边界较清楚，内可见液体密度区，血肿呈边界清晰或模糊的高密度区。

MRI：MRI分辨血肿、水肿及脓肿优于CT，水肿、脓肿呈T_1W_1低信号、T_2W_1高信号；血肿根据形成时期不同呈现不同信号，如亚急性血肿呈T_1W_1高信号、T_2W_1高信号。

（2）软组织肿块。软组织肿块多因软组织良、恶性肿瘤和肿瘤样病变引起。骨恶性肿瘤突破骨皮质侵入软组织内也可引起软组织肿块，亦可见于某些炎症引起的包块。

X线：良性肿块多边界清楚，邻近软组织可受压移位，邻近骨表面可出现压迫性骨吸收及反应性骨硬化。恶性肿块多边缘模糊，邻近骨表面骨皮质受侵袭。

CT：CT显示软组织肿块的边界、密度优于X线平片，增强扫描可区别肿块与邻近组织。区分肿瘤与瘤周水肿，了解肿瘤血供情况及其内有无液化、坏死，了解肿瘤与周围血管关系。

MRI：MRI对软组织肿块观察优于CT（对钙化的显示不如CT）。肿块多呈均匀或不均匀的长T_1、长T_2信号；液化坏死呈更长T_1、更长T_2信号，有时可见一液平面，上层为液体信号，下层为坏死组织或血液信号；脂肪成分呈短T_1、中等T_2信号，脂肪抑制序列可确认。增强扫描可提供与增强CT相似的更详细的信息。

（3）软组织内钙化和骨化。软组织内钙化和骨化可发生在肌肉、肌腱、关节囊、血管、淋巴结等处，因出血、退变、坏死、结核、肿瘤、寄生虫感染、血管病变等引起。

X线：多表现为各种不同形状的高密度影。不同病变的钙化和骨化各有特点：软骨组织钙化多为环形、半环形或点状高密度影；骨化性肌炎骨化常呈片状，可见骨小梁甚至骨皮质；成骨性肉瘤骨化多呈云絮状或针状。

CT：显示软组织内钙化和骨化最佳。

MRI：显示软组织内钙化和骨化不如CT，在各脉冲序列均为低信号。

（4）软组织内气体。软组织内气体可因外伤、手术或产气杆菌感染引起。软组织内气体在X线与CT上呈不同形状的很低密度影，在MRI的各脉冲序列均呈低信号。CT能准确显示软组织内少量的气体。

（5）软组织损伤。

肌腱和韧带损伤：X线平片一般不能显示肌腱和韧带损伤的直接征象。CT尤其是MRI显示肌腱和韧带非常清晰，可见其边缘模糊、肿胀、失去正常形态，甚至呈碎片状。伴有出血时可见韧带内和周围有不均匀较高密度影。正常肌腱和韧带T_1W_1和T_2W_1均表现为低信号，断裂时T_1W_1和T_2W_1均呈高信号。部分断裂时低信号的纤维或肌腱内出现高信号区，但仍可见部分低信号的纤维保持连续性；完全断裂时带状低信号影完全中断，为水样信号取代，断裂的肌腱和韧带短缩增粗。

膝关节半月板撕裂：常规X线不能直接显示半月板撕裂，CT只能对半月板做横断扫描，仅可显示半月板的纵行撕裂且敏感性低，表现为半月板内出现线状低密度影。

MRI是目前诊断半月板撕裂敏感性和特异性最高的影像学检查方法。半月板由纤维软骨组成，T_1W_1和T_2W_1上均呈均匀低信号影，而半月板异常表现为高信号影。扫描主要采用矢状面和冠状面，前者有利于显示前后角撕裂，后者适用于观察体部撕裂。

2. 超声检查

正常肌肉的超声图像非常清晰，可以很容易的和周围的脂肪、神经、血管区别开来。正常肌肉的颜色相对较黑，为低回声区。在垂直于肌束的横断面上，可见中回声的斑点，为肌束膜和周围的结缔组织。在纵向切面（平行于肌纤维轴）可见肌肉成束状结构。超声图像上见到的羽状或三角状的结构是肌束膜的结缔组织。肌肉的边界清楚是因为肌肉外膜是高回声的结构。正常的骨为清晰的强回声，且在其下方有一个无回声的影区。当超声束遇到声阻抗不同的组织，如肌肉和它周围的筋膜，会有一部分声音被反射。由于超声的衰减作用，使浅部的肌肉看起来比深部的肌肉颜色白一些。皮下脂肪为低回声区，但在其间可看到小片状分布的高回声的结缔组织。神经和肌腱与正常肌肉比较，为相对高回声区，血管为低回声或无回声的圈或线。当不能确定低回声或无回声区的圈或线的性质时，可以用多普勒指示的血流来确定是否为动脉或静脉。

超声检查在诊断神经肌肉功能障碍方面是有价值的，能明确地评价肌肉的厚度和是否有萎缩（或肥大）。除了能发现是否有萎缩外，超声还能直观地看到肌肉形态的变化。神经肌肉功能障碍会使肌肉的回声增强，即图像变白，其原因是脂肪和纤维组织代替了肌肉，肌肉回声明显增强可以很容易地检查出来。但是，在神经肌肉肌病的早期其回声可能只是轻微增强，这时超声不易发现异常。检查者的经验也会影响检查结果，其他影响回声强度的因素包括系统设置以及个体自身情况如年龄和性别等。另外肌纤维本身和其方向都会影响到回声强度，例如正常胫骨前肌比股直肌回声要强一些。

软组织损伤后其表现随时间改变而变化，早期会有出血和急性炎症反应，所以会有皮下软组织和肌肉层增厚肿胀，包膜会有受压，受损处回声增强不均匀，如果严重的话可以看到血肿，损伤处的血管中断，周边血管受压，周边血流信号增多。中后期肿胀逐渐消退，但皮下软组织层回声不均匀，以增强为主，与周边结构分界不清。肌肉层如果损伤则肌肉走行会不自然，出现中断，纹理模糊，回声增强，病变范围会随时间延长而缩小，但如果有肌纤维断裂的话由结缔组织代替可以永久性看到，血流随炎症消失会逐渐减少。除了对肌肉进行静态检查外，超声可方便地对肌肉在主动或被动运动状态下进行双侧对比，这对发现异常十分重要，所以超声检查应用于软组织损伤的研究，采用非定量的图像分析即可辨别正常组与造模组之间的差异。软组织损伤特别是肌肉损伤在临床较为常见，超声技术的不断进步提高了对软组织的显像质量，且与其他影像技术相比，具有无创、无放射、价格相对低的特点，病人易接受，并可重复应用。

（1）肌肉损伤：①肌肉血肿和肌肉断裂。声像图表现为平行于肌纤维轴的异常回声光带，3 天内一般表现为较强的回声光带和光团，4～6 天后表现为液性暗区；发现肌肉血肿机化时会见到伴有声影的不规则强回声光团。②肌肉断裂表现为肌纤维连续性中断。③横纹肌溶解症表现为肌囊中呈均匀低回声或无回声区，周围回声强而清楚。④假性动脉瘤形成时，应用彩色多普勒和彩色能量图显示动脉破裂的分流口呈喷射状血流。

（2）肌腱损伤：① 肌腱血肿表现为肌腱内的圆或类圆形液性暗区，边缘不完整，无肌腱强回声光带中断表现。②肌腱部分性断裂表现为肌腱强回声光带连续性部分中断，可同时伴液性暗区。③完全性肌腱断裂表现为肌腱向近端回缩，附着区无正常肌腱结构，部分伴关节缘骨皮质撕裂，如肱骨大结节、髋臼前后缘、髌骨上下极、胫骨结节、第五跖骨基底部等。④ 急性肌腱炎表现为肌腱增厚，回声降低，慢性不规则增厚，回声增强，增厚显著时造成周围软组织受压，形成损伤后综合征，如腕横韧带增厚压迫正中神经造成腕管综合征。⑤腱鞘囊肿表现为腱鞘内边缘光整的液性暗区，肢体运动或压迫可变形。⑥ 髌腱末端病表现为髌腱近端髌骨缘局限性回声增强，髌腱增厚，髌腱末端回声降低或增强，周围结构不清， 部分病例髌下滑囊积液。

（3）滑囊病变：关节损伤后急性滑囊炎表现为滑囊囊腔扩张， 液区充盈范围扩大， 伴出血时见液区内漂浮光点， 慢性滑膜炎可见滑膜增厚。

（4）关节和关节软骨病变：运动损伤可致关节软骨下发生囊变，亦可出现小的圆形无回声区，关节软骨面不光整或缺损等。膝关节半月板损伤则半月板形态失常，出现裂隙、缺损或强回声区，伴发囊肿或边缘松弛等表现。

（5）损伤后并发症：①假性动脉瘤。②静脉栓塞表现为静脉管腔内出现附着于管壁的不规则回声带，新形成血栓回声低弱，陈旧性者回声强。③静脉瓣功能不全表现为下肢静脉立位时，做克氏活动时试验静脉瓣口反流时间大于0.5 秒。④关节软骨血供不良，如中晚期股骨头骨软骨炎时， 股骨头动脉血流速度降至（5±2） 厘米 / 秒 ； 膝关节半月板损伤时，膝中动脉血流速度变化不显著。

3. 神经肌电检查

肌电图（EMG）是通过描述神经肌肉单位活动的生物电流，来判断神经肌肉所处的功能状态，以结合临床对疾病作出诊断。利用肌电图检查可帮助区别病变系肌源性或是神经源性。对于神经根压迫的诊断，肌电图有独特的价值。

神经肌肉单位又称为运动单位，由一个前角运动神经元及其支配的肌纤维组成。正常的运动单位在静止时肌纤维呈极化状态。神经冲动传到肌纤维时，肌纤维呈去极化状态，即产生动作电位并发生收缩，收缩之后又恢复极化状态。由于神经、肌肉病变性质及部位的差异，动作电位也不同。通过多级放大后将其显示在阴极示波器上，可用肉眼观察波形。

对于腰椎间盘突出症患者，肌电图检查正确率很高，经手术验证，其诊断与手术符合程度还略高于脊髓造影。特别是对于第5腰椎至第1骶椎椎间盘突出者，脊髓造影位置过低，检查结果可能不满意。此时做肌电图检查，若有阳性改变则对诊断有一定价值。在临床上，若能将临床检查、影像学检查和肌电图检查联合应用，就能提高诊断之准确性。

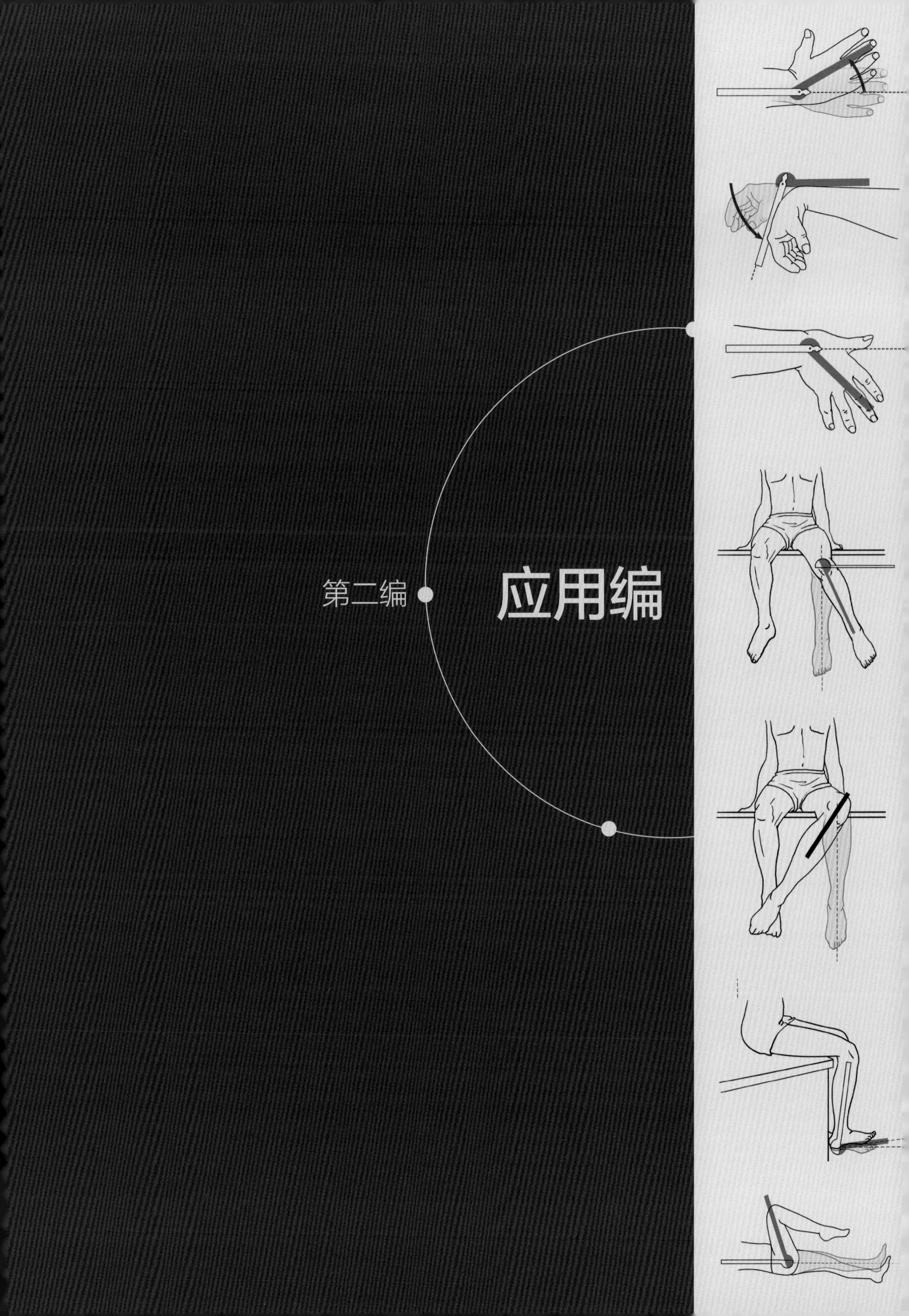

第二编

应用编

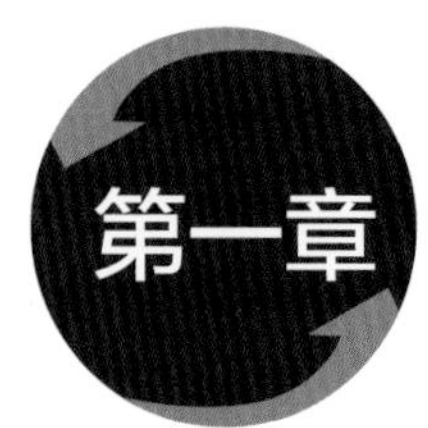

第一章 上肢肌肉损伤

第一节 冈上肌损伤

一、解剖（图2-1-1、图2-1-2）

（1）起自肩胛骨冈上窝内侧的2/3，穿过肩峰下方，止于肱骨大结节。

（2）神经支配：由肩胛上神经支配，属于第5～6颈神经节段。

（3）功能：外展上肢，维持肩胛肱骨关节的稳定以及协同其他旋转带肌肉群之间的平衡。

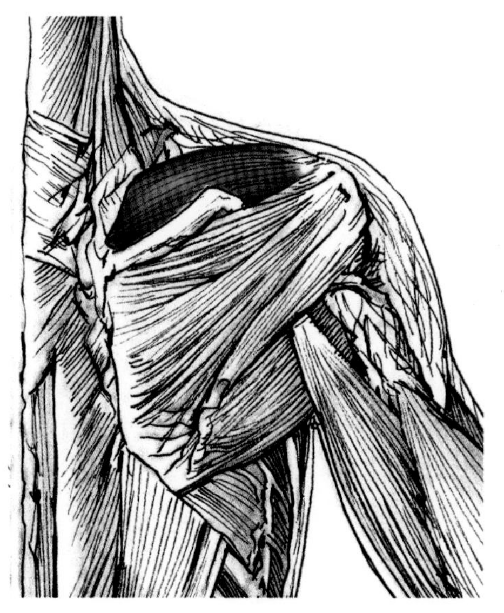

图2-1-1 冈上肌解剖示意图

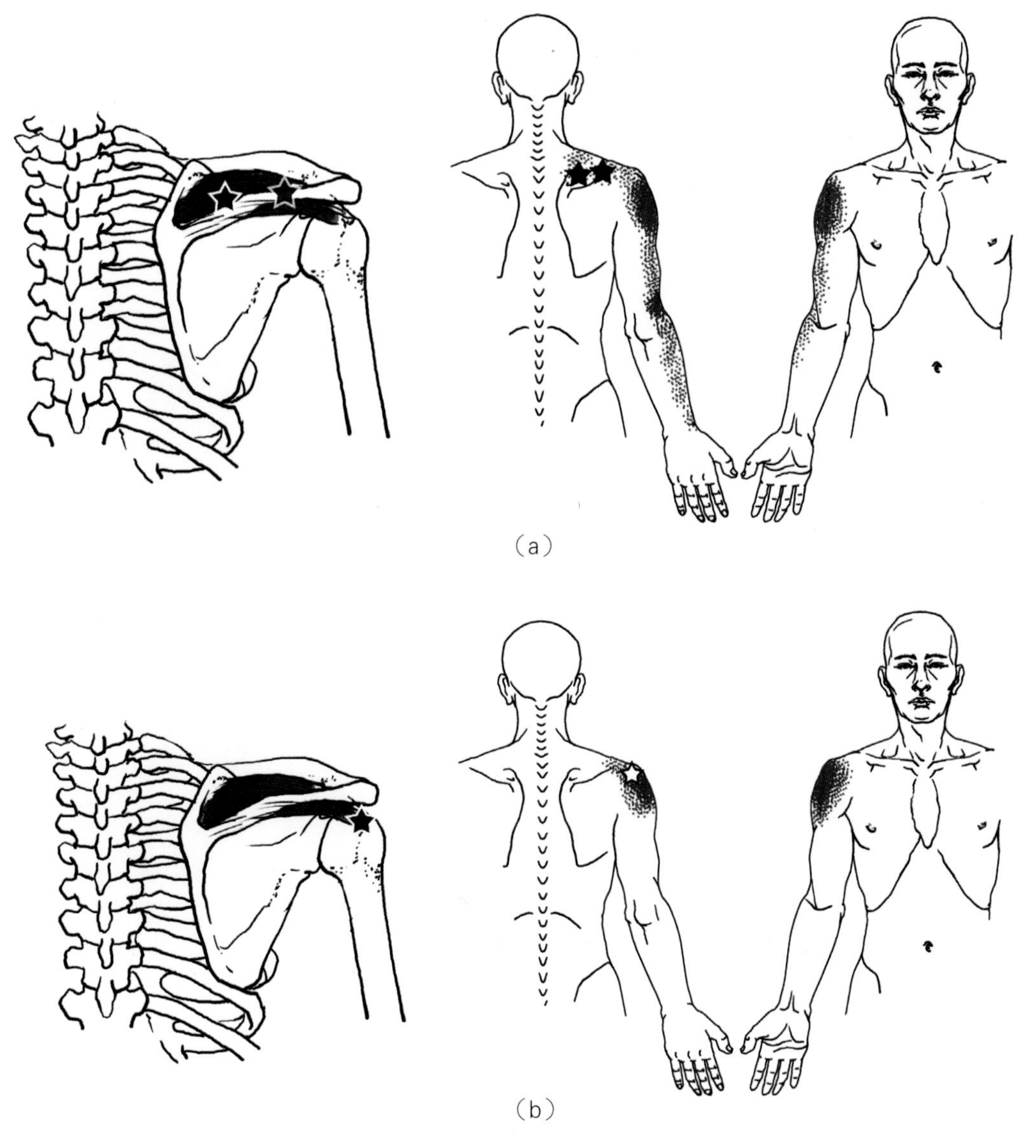

图2-1-2　冈上肌解剖位置及体表反应点示意图

二、损伤机制

（1）急性损伤：突然暴力伤，如提重物等。

（2）慢性劳损：长期做高举过头的动作。

三、急性损伤期治疗

（1）患者取坐位或侧卧位，肩关节外展。

（2）术者一手固定患者肩关节及肩胛骨，另一手拇指由患者肱骨大结节沿肌纤维方向由外向内推按，两手动作配合同时进行。

（3）术者在患者结节*处停留3～5秒，反复3～5次，力度由小到大，速度宜慢。

四、激痛点治疗（图2-1-3）

（1）患者取坐位或侧卧位，术者立于其身后，患者患肢稍外展。

（2）术者一手固定上述体位，另一手拇指于患者肩胛冈的中点上一横指处及肩峰内侧、肩胛冈与锁骨之间触及激痛点并标记后，拇指指腹由患者结节的一侧开始缓缓加力并向结节中央推移，当结节全部处于指腹下时停止加力，维持3～5秒。然后徐徐减力，并推移至结节的另一侧。

（3）上述动作反复3～5次。

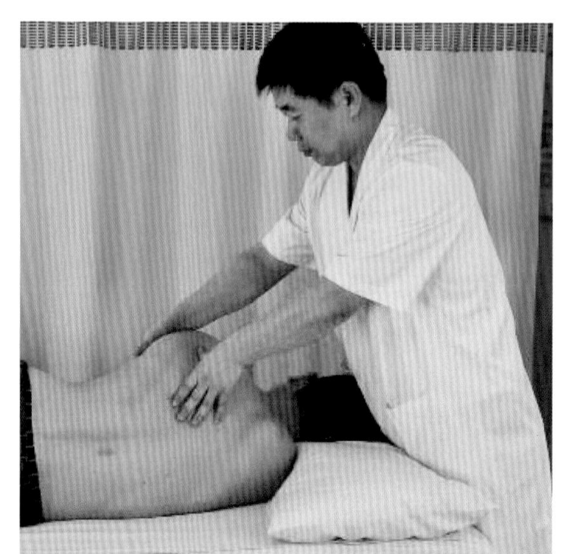

图2-1-3　冈上肌损伤激痛点治疗图

五、缓解期治疗

（1）患者取坐位，术者立于其身后，当患者肩关节内旋内收背伸即示意患者做摸背的动作，以患者感觉其肩峰上区域疼痛为宜。

（2）术者一手固定并缓缓牵拉加大患者摸背的高度，另一手由患者肩胛内侧缘顺势向肩峰方向沿肌纤维向外推按。

（3）术者两手协调用力，在患者结节处停留3～5秒，反复3～5次，力度由小到大，速度宜慢。

---

*所谓结节，指在患者体表、浅筋膜、深筋膜、肌腹、肌腱中出现的串状或散在不规则形状的硬块，边界清楚，有压痛及实质感。常见病机为“筋出槽”导致，亦可见于肝气郁结病症。一般情况下，筋伤的患者在相应的损伤部位都会出现结节，这就需要医者“手摸心会”。本书中出现的“结节”皆属此类。

六、功能锻炼

（1）患者逐渐外展肩关节，同时持重2～3千克，肩关节外展活动范围在60°～120°，反复3～5次。

（2）患者将肩关节由中立位开始缓缓极度内收，使冈上肌有紧张牵拉感，停留5秒，反复3次，逐次加大幅度，然后将患肢肩关节外展，于外展60°～120°范围内抗阻冈上肌外展肩关节，停留3秒。

第二节　冈下肌损伤

一、解剖（图2-1-4、图2-1-5）

（1）起自冈下窝的骨面，肌束向外跨过肩关节后方，止于肱骨大结节中部。

（2）神经支配：由肩胛上神经支配，属第5~6颈神经节段。

（3）功能：使肩关节旋外。

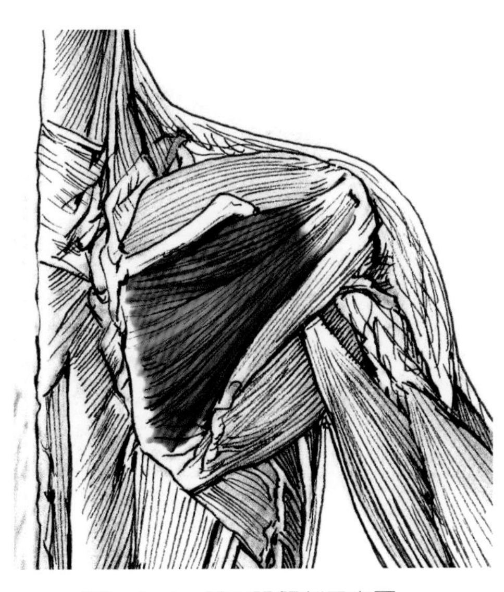

图2-1-4　冈下肌解剖示意图

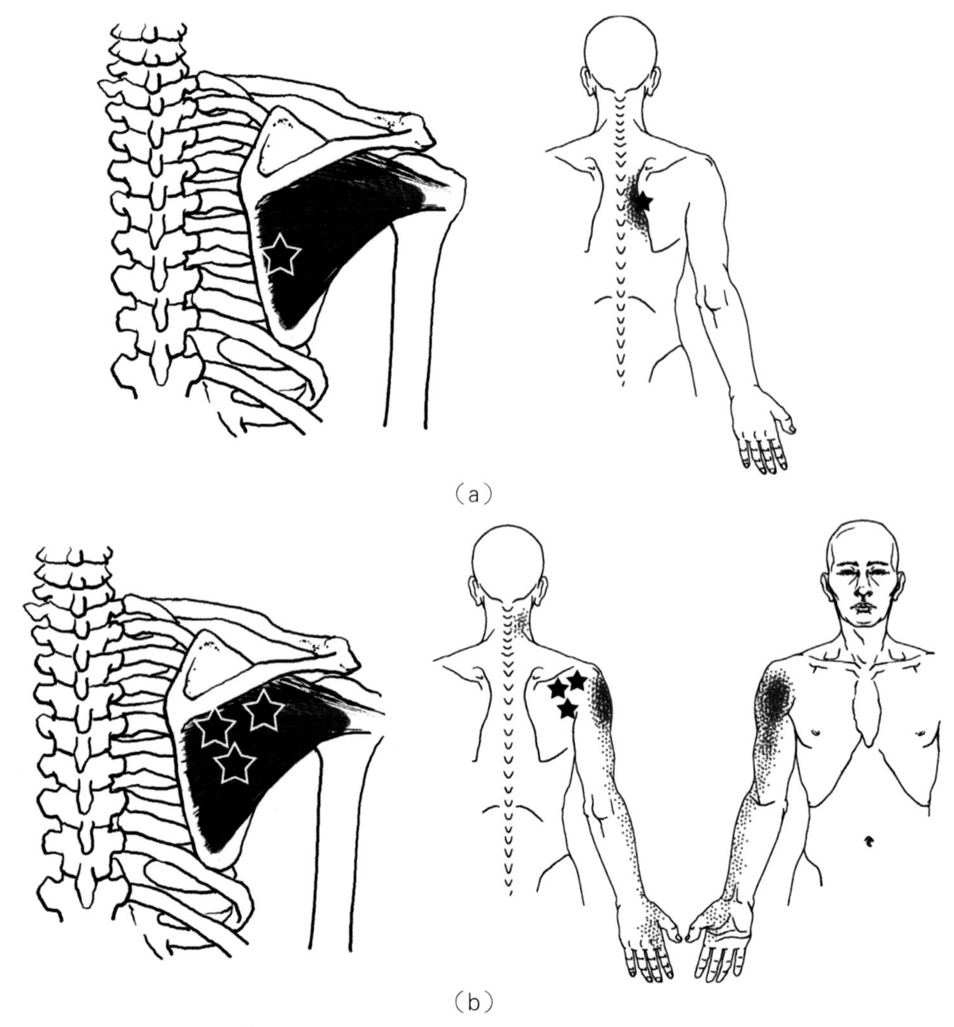
（a）

（b）

图2-1-5 冈下肌解剖位置及体表反应点示意图

二、损伤机制

（1）急性损伤：反复快速做肩关节内旋动作。

（2）慢性劳损：姿势不良，如办公桌过高。

三、急性损伤期治疗

（1）患者俯卧，患肢外旋并稍外展。

（2）术者一手固定患者患侧上肢，另一手拇指指腹沿肌纤维方向由患者肱骨大结节后缘内侧进行推按。

（3）术者两手动作配合同时进行，在患者结节处停留3～5秒，反复3～5次，力度由小到大，速度宜慢。

四、激痛点治疗（图2-1-6）

（1）患者取坐位或者侧卧位，术者立于其身后。

（2）术者一手固定患者肩胛骨，另一手于患者肩胛冈的中央下约两横指处及肩胛下角的上方约三横指处触及激痛点并标记后，拇指指腹由患者结节的一侧开始缓缓加力并向结节中央推移，当结节全部处于指腹下时停止加力，并维持3～5秒。然后徐徐减力，并推移至结节的另一侧。

（3）上述动作反复3～5次。

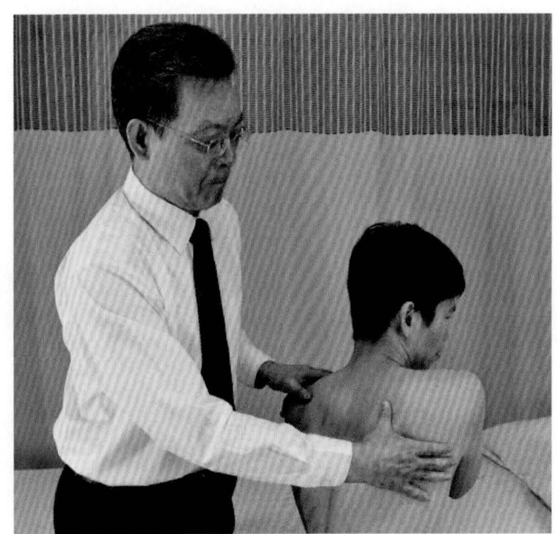

图2-1-6　冈下肌损伤激痛点治疗图

五、缓解期治疗

（1）患者肩关节外展，合并内旋及水平内收，以肩峰前区疼痛为宜。

（2）术者一手固定患者上臂并使患者肩关节持续缓缓内收，另一手沿肌纤维方向由患者肩胛内侧缘向肱骨大结节进行推按。

（3）术者施力在患者结节处停留3～5秒，反复3～5次，力度由小到大，速度宜慢。

六、功能锻炼

患者将肩关节由中立位开始缓缓极度内旋内收，使冈下肌有紧张牵拉感，停留5秒，反复3次，逐次加大幅度，然后将患肢肩关节外展外旋，于肩关节外展外旋过程中进行对抗，停留3秒。

第三节　大圆肌损伤

一、解剖（图2-1-7、图2-1-8）

（1）起自肩胛骨外侧缘和下角，肌束向上外，绕至肱骨之前，止于肱骨小结节嵴。

（2）神经支配：由肩胛下神经支配，属第5～7颈神经节段。

（3）功能：使肩关节后伸、内收和旋内。

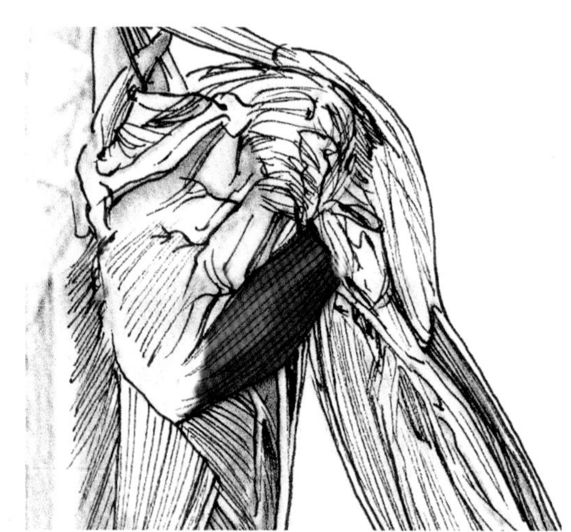

图2-1-7　大圆肌解剖示意图

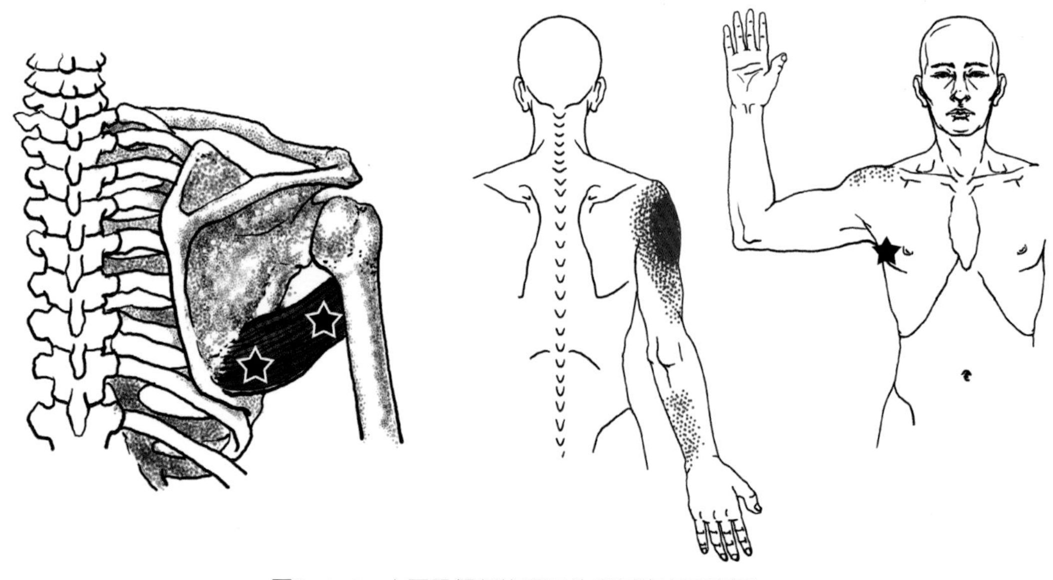

图2-1-8　大圆肌解剖位置及体表反应点示意图

二、损伤机制

（1）急性损伤：反复的肩关节伸展、外展、内旋，如游泳、举重物高过头。

（2）慢性劳损：长期伏案工作，或办公桌过高等因素导致的静力性损伤。

三、急性损伤期治疗

（1）患者俯卧，患肢内收内旋，患侧上肢背伸。

（2）术者一手固定患者肩胛骨下角，另一手拇指指腹由患者肩胛内下角沿肌纤维方向由内向外推按，两手动作配合同时进行。

（3）术者施力在患者结节处停留3～5秒，反复3～5次，力度由小到大，速度宜慢。

四、激痛点治疗（图2-1-9）

（1）患者侧卧，肩关节稍外展，术者立于其身后。

（2）术者一手固定患者肩关节，另一手拇指于患者肩胛骨下角沿外侧缘上方约三横指处触及激痛点并标记后，拇指指腹由患者肱骨结节的一侧开始缓缓加力并向肱骨结节中央推移，当结节全部处于指腹下时停止加力，维持3～5秒。然后徐徐减力，并推移至肱骨结节的另一侧。

（3）上述动作反复3～5次。

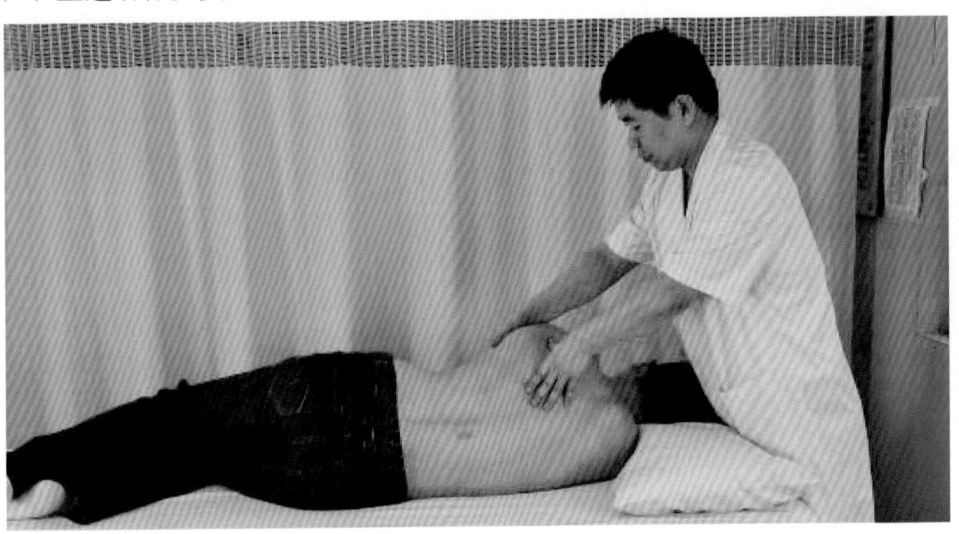

图2-1-9　大圆肌损伤激痛点治疗图

五、缓解期治疗

（1）患者取俯卧位，术者将患肢极度外展外旋，以患者感觉肩峰上区域疼痛为宜。

（2）术者一手固定患者上述姿势并缓缓加深其外展外旋角度，另一手由患者腋后线肩胛盂下方向肩胛内下角顺势沿肌纤维方向推按。

（3）术者两手协调用力，在患者结节处停留3～5秒，反复3～5次，力度由小到大，速度宜慢。

六、功能锻炼

患者将肩关节由中立位开始缓缓极度外展外旋，使大圆肌有紧张牵拉感，停留5秒，反复3次，逐次加大幅度，然后将患肢肩关节内收内旋，于肩关节内收内旋过程中进行对抗，停留3秒。

第四节　小圆肌损伤

一、解剖（图2-1-10、图2-1-11）

（1）起自肩胛骨外侧缘后面，肌束向外上跨过肩关节后方，止于肱骨大结节下部。

（2）神经支配：由腋神经支配，属第5颈神经节段。

（3）功能：使肩关节旋外。

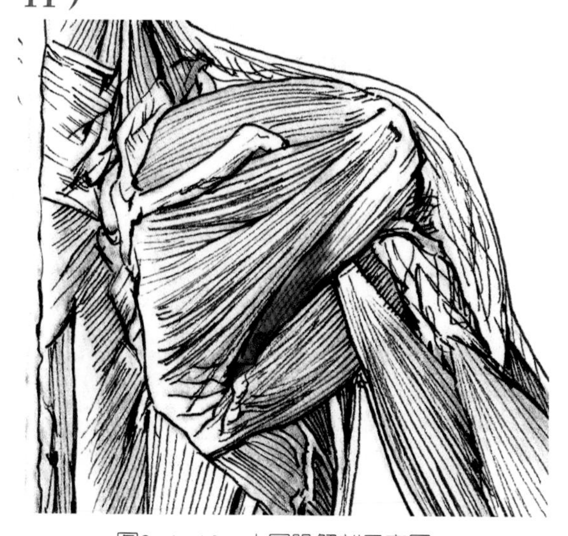

图2-1-10　小圆肌解剖示意图

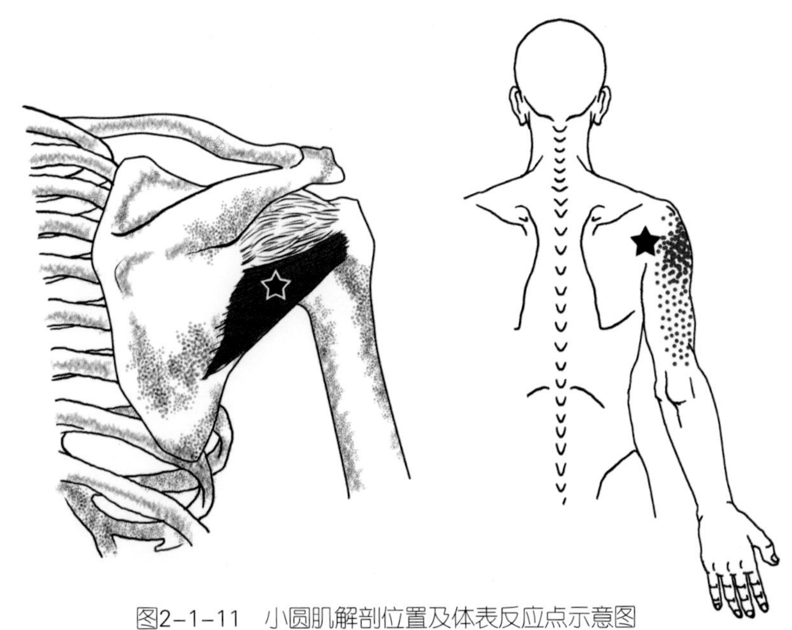

图2-1-11 小圆肌解剖位置及体表反应点示意图

二、损伤机制

（1）急性损伤：反复高速的肩关节内旋动作。

（2）慢性劳损：姿势不良，诱发因素如办公桌过高等。

三、急性损伤期治疗

（1）患者俯卧，患肢上举外旋，术者立于其身侧，一手固定肩胛骨的内侧缘，另一手拇指指腹沿肌纤维方向由内向外推按，两手动作配合同时进行。

（2）在患者结节处停留3～5秒，反复3～5次，力度由小到大，速度宜慢。

四、激痛点治疗

（1）患者坐位或俯卧位，术者立于其身后或患侧。

（2）术者一手固定患者肩胛骨，另一手拇指于患者肩峰下约三横指水平与其肩胛外侧交汇处，触及激痛点并标记后，拇指指腹由患者结节的一侧开始缓缓加力并向结节中央推移，当结节全部处于指腹下时停止加力，维持3～5秒，然后徐徐减力，并推移至结节的另一侧。

（3）上述动作反复3～5次。

五、缓解期治疗（图2-1-12）

（1）患者侧卧，将上肢内收内旋，以感觉肩峰下酸痛为宜。

（2）术者一手固定上述姿势并缓缓加深其内收，另一手顺势由患者肩胛内侧缘起点沿肌纤维推按。

（3）术者两手协调用力，在患者结节处停留3～5秒，反复3～5次，力度由小到大，速度宜慢。

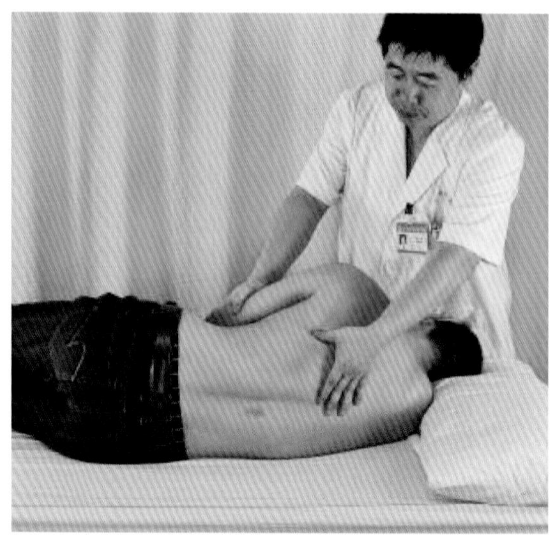

图2-1-12　小圆肌损伤缓解期治疗图

六、功能锻炼

患者将肩关节由中立位开始缓缓极度内旋内收，使小圆肌有紧张牵拉感，停留5秒，反复3次，逐次加大幅度，然后将患肢肩关节外展外旋，于肩关节外展外旋过程中进行对抗，停留3秒。

第五节　背阔肌损伤

一、解剖（图2-1-13、图2-1-14）

（1）呈三角形，以腱膜起自下6个胸椎和全部腰椎棘突、骶正中嵴及髂嵴后面，肌束向外上方集中，以扁腱止于肱骨小结节嵴。

（2）神经支配：由胸背神经支配，属第6~8颈神经节段。

（3）功能：使肩关节内收、旋内和后伸，当上肢上举被固定时可上提躯干（引体向上）。

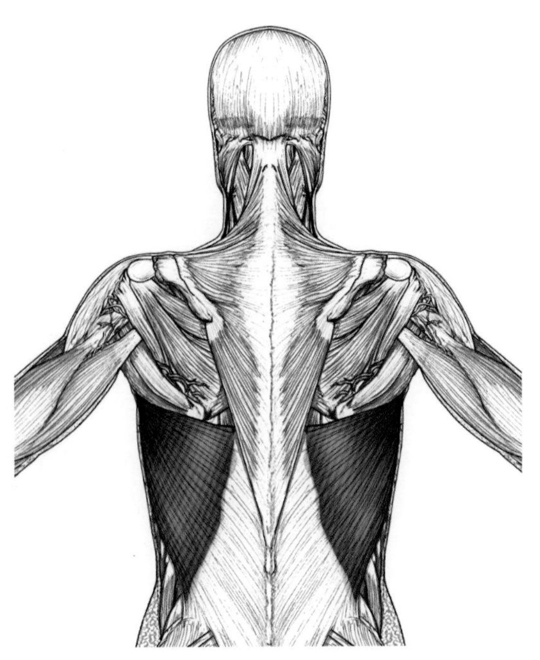

图2-1-13　背阔肌解剖示意图

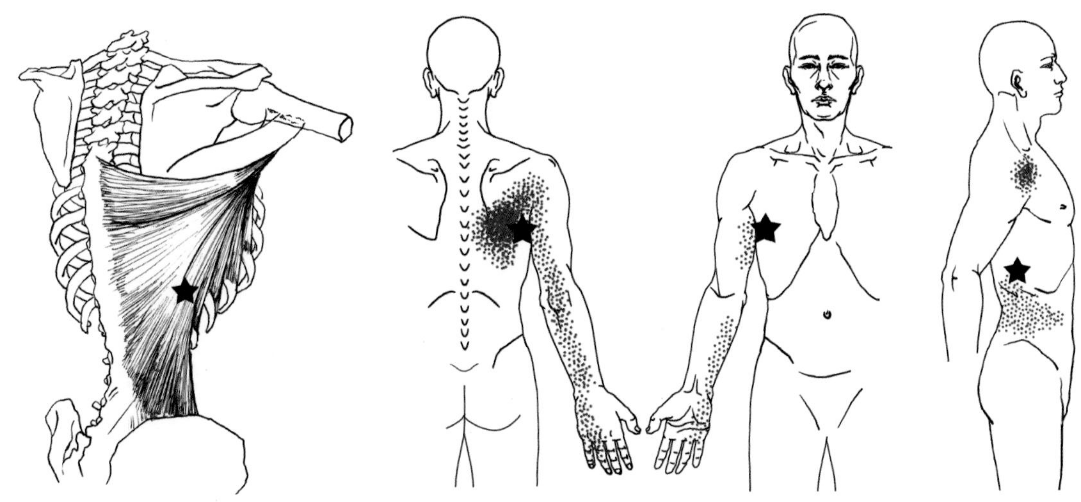

图2-1-14　背阔肌解剖位置及体表反应点示意图

二、损伤机制

（1）急性损伤：反复的肩关节伸展、外展、内旋，如游泳、举重物高过头。

（2）慢性劳损：长期伏案工作或办公桌过高等因素导致的静力性损伤。

三、急性损伤期治疗（图2-1-15）

（1）患者侧卧位，上举并内旋患侧上肢。

（2）术者一手固定患者上肢，另一手掌根由患者的腋横纹后缘向腰骶部沿肌纤维方向推按，两手动作配合同时进行。

（3）术者施力在患者结节处停留3～5秒，反复3～5次，力度由小到大，速度宜慢。

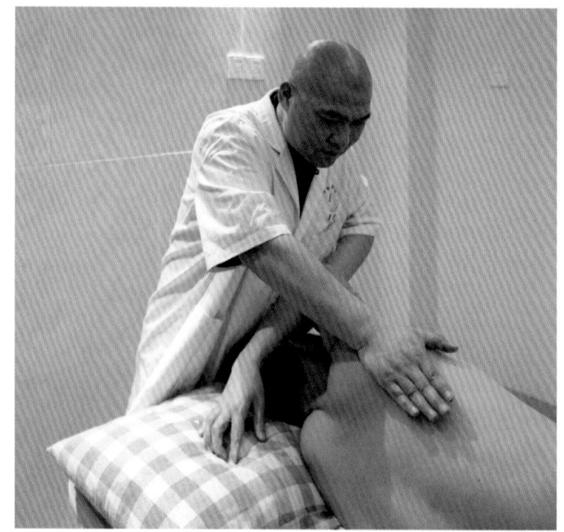

图2-1-15　背阔肌急性损伤期治疗图

四、激痛点治疗

（1）患者取坐位或俯卧位，上臂外展外旋，术者立于其身后。

（2）术者一手固定其上肢，另一手于患者腋后线处与肩胛外侧缘的交点处触及激痛点并标记后，拇指指腹由患者结节的一侧开始缓缓加力并向结节中央推移，当结节全部处于指腹下时停止加力，维持3～5秒。然后徐徐减力，并推移至结节的另一侧。

（3）上述动作反复3～5次。

五、慢性损伤期治疗

（1）患者侧卧位，肩关节上举并外旋至肩峰上部感觉疼痛为宜，术者立于其身后。

（2）术者一手帮助患者固定上述姿势，并缓缓加深外旋肩关节，另一手沿肌纤维向上推按，在患者结节处停留3～5秒，反复3～5次，力度宜轻，速度宜慢。

六、功能锻炼

（1）患者双手上举，做引体向上式的悬吊。

（2）患者将肩关节由中立位开始缓缓极度外展外旋，使背阔肌有紧张牵拉感，停留

5秒，反复3次，逐次加大幅度，然后将患肢肩关节内收内旋，于肩关节内收内旋过程中进行对抗，停留3秒。

第六节　三角肌损伤

一、解剖（图2-1-16、图2-1-17）

（1）起自锁骨外侧段、肩峰和肩胛冈，肌束向外下方集中，止于肱骨体外侧面的三角肌粗隆。

（2）神经支配：由腋神经支配，属第4~6颈神经节段。

（3）功能：使肩关节外展，其前部肌纤维收缩可使肩关节前屈并略旋内，后部肌纤维收缩可使肩关节后伸并略旋外。

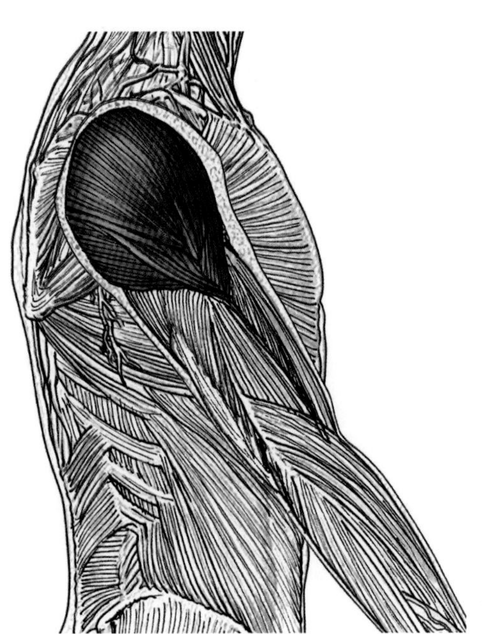

图2-1-16　三角肌解剖示意图

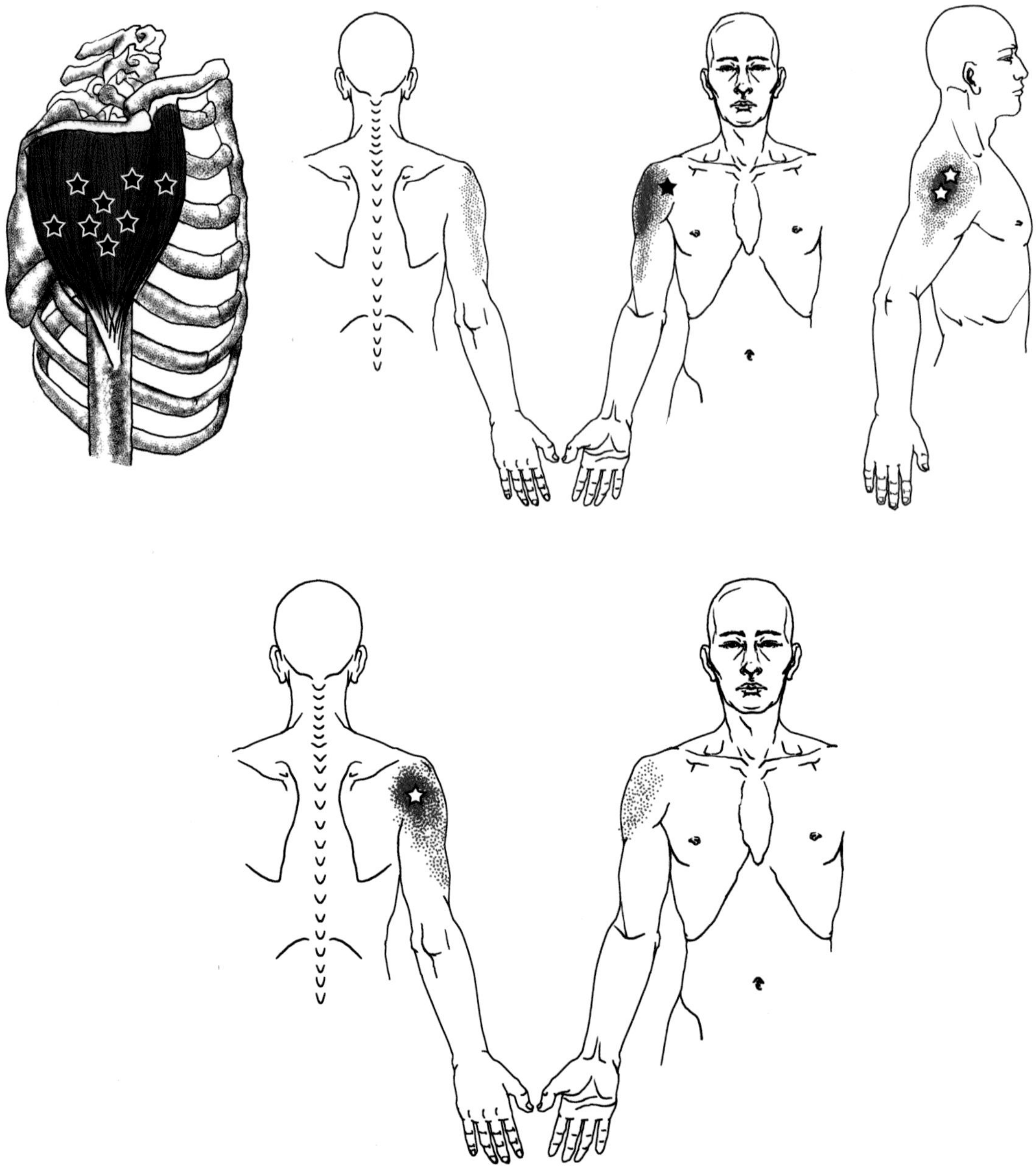

图2-1-17　三角肌解剖位置及体表反应点示意图

二、损伤机制

（1）急性损伤：运动时高速损伤、直接性创伤。

（2）慢性劳损：姿势不良，肩关节前屈受限，导致三角肌肌力减退，失去保护深层肌肉作用，引起深层肌肉病变。

三、急性损伤期治疗（图2-1-18）

（1）患者取坐位或侧卧位，肩关节稍外展。

（2）术者一手固定患者上臂角度，另一手拇指指腹沿患者肌肉纤维方向向下推按，两手动作配合同时进行。

（3）术者施力在患者结节处停留3～5秒，反复3～5次，力度由小到大，速度宜慢。

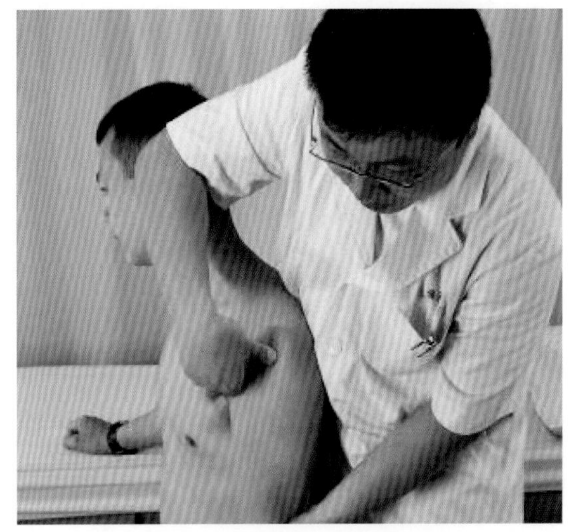

图2-1-18　三角肌急性损伤期治疗图

四、激痛点治疗

（1）患者取坐位或侧卧位，术者立于其身后或身侧。

（2）术者一手将患者患肢固定于稍外展位，另一手拇指分别于患者肩峰前下方约三横指处、肩峰外侧三横指处、肩峰后侧两横指处触及激痛点并标记后，拇指指腹由患者结节的一侧开始缓缓加力并向结节中央推移，当结节全部处于指腹下时停止加力，维持3～5秒。然后徐徐减力，并推移至结节的另一侧。

（3）上述动作反复3～5次。

五、缓解期治疗

（1）患者取坐位或侧卧位，术者立于其身后或身侧帮助患者，使其肩关节尽量内收（后肌肉纤维病变肩关节要前屈，前肌肉纤维病变肩关节后伸）。

（2）术者一手固定患者上述体位并缓缓加深患者肩关节内收角度，另一手中指由患者肩峰向肱骨三角肌结节分前、中、后进行推按。

（3）术者两手协调用力，在患者结节处停留3～5秒，反复3～5次，力度由小到大，速度宜慢。

六、功能锻炼

患者两手向后，抓住椅子的靠背，两侧肩关节交替向前牵拉，然后再将双侧肩关节同时前伸，使三角肌有紧张牵拉感，停留5秒，反复3次，逐次加大幅度，然后将患肢肩关节外展，同时做肩关节前屈背伸的动作，于肩关节运动过程中进行对抗，停留3秒。

第七节　肱二头肌（长头、短头）损伤

一、解剖（图2-1-19、图2-1-20）

（1）起端有长、短两头。长头以长腱起自肩胛骨关节盂的上方，穿经肩关节囊，沿结节间沟下降；短头在内侧，起自肩胛骨喙突。两头在臂中部会合成一肌腹，向下延续为肌腱，经肘关节前方，止于桡骨粗隆。

（2）神经支配：由肌皮神经支配，属第5~7颈神经节段。

（3）功能：屈肘关节、屈肩关节，并使前臂旋后。

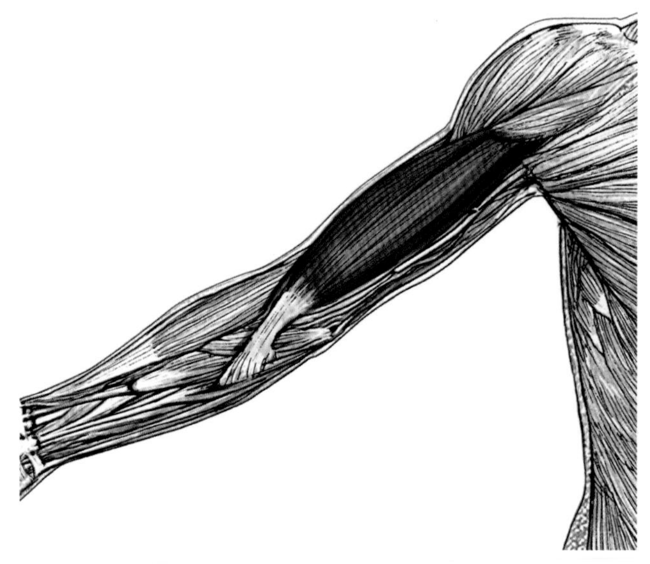

图2-1-19　肱二头肌解剖示意图

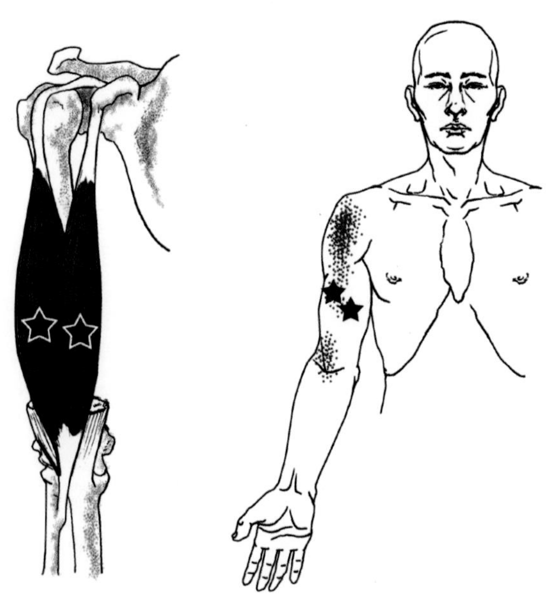

图2-1-20 肱二头肌解剖位置及体表反应点示意图

二、损伤机制

（1）急性损伤：突然暴力过度拉伸、运动或提重物致伤。

（2）慢性劳损：由于肘关节或上肢损伤后手臂需要长期固定不动导致，或因肌肉长度过度缩短会导致激痛点活化。

三、急性损伤期治疗（图2-1-21）

（1）患者取坐位或仰卧位，患肢外展15°，肘关节屈曲，前臂后旋。

（2）术者一手固定肘关节及前臂，另一手拇指或掌根由患者前臂内侧沿肌肉纤维方向向肢体近端推按，两手动作配合同时进行。

（3）术者在患者结节处停留3～5秒，反复3～5次，力度由小到大，速度宜慢。

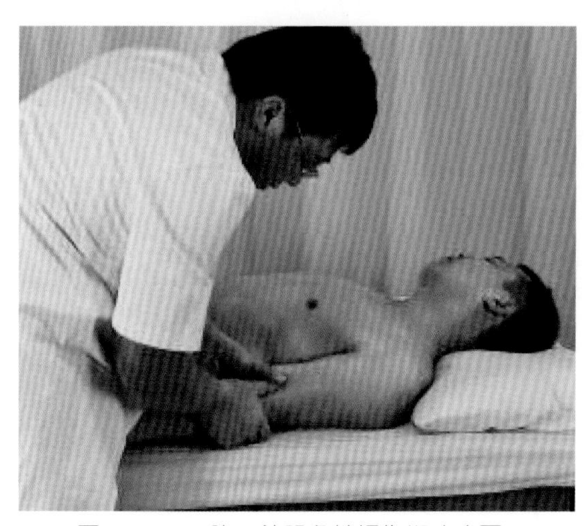

图2-1-21 肱二头肌急性损伤期治疗图

四、激痛点治疗

（1）患者坐位或侧卧位，术者立于其身后。

（2）术者一手固定其肩关节或前臂，另一手拇指于患者手臂中央肌腹及肌肉止点上约三横指宽处触及激痛点并标记后，拇指指腹由患者结节的一侧开始缓缓加力并向结节中央推移，当结节全部处于指腹下时停止加力，并维持3～5秒。然后徐徐减力，并推移至结节的另一侧。

（3）上述动作反复3～5次。

五、缓解期治疗

（1）患者侧卧位或坐位，术者引导肌肉牵伸，伸肘关节合并肩关节后伸展，前臂稍前旋，以患者感觉手肘区域疼痛为宜。

（2）术者一手固定上述姿势并缓缓加大患者肩关节向后伸展，另一手沿患者肌纤维方向由喙突及肩峰外侧向下顺势推按。

（3）术者施力在患者结节处停留3～5秒，反复3～5次，力度由小到大，速度宜慢。

六、功能锻炼

患者两手向后，抓住椅子的靠背，肘关节伸直，两侧肩关节交替向前牵伸，然后双侧肩关节同时前伸，使肱二头肌有紧张牵拉感，停留5秒，反复3次，逐次加大幅度，然后将患肢肘关节屈曲，于肘关节屈曲运动过程中进行对抗，停留3秒。

第八节 肱三头肌损伤

一、解剖（图2-1-22、图2-1-23）

（1）起端有三个头，长头起自肩胛骨关节盂下方，外侧头起自肱骨后面桡神经沟的外上方，内侧头起自桡神经沟的内下方，三头合为一个肌腹，以扁腱止于尺骨鹰嘴。

（2）神经支配：由桡神经支配，属第6~8颈神经节段。

（3）功能：伸肘关节，长头可使臂后伸。

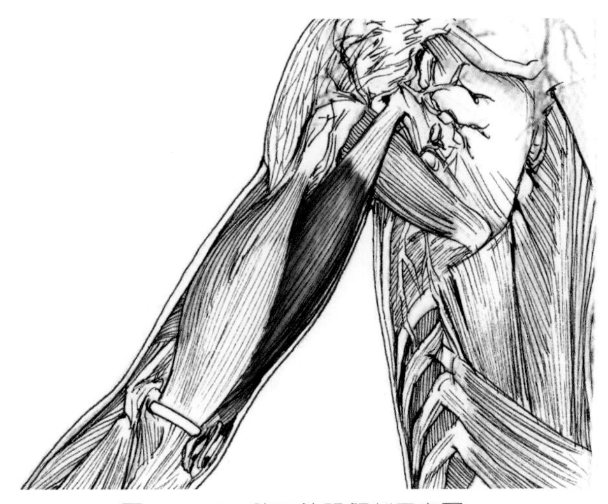

图2-1-22 肱三头肌解剖示意图

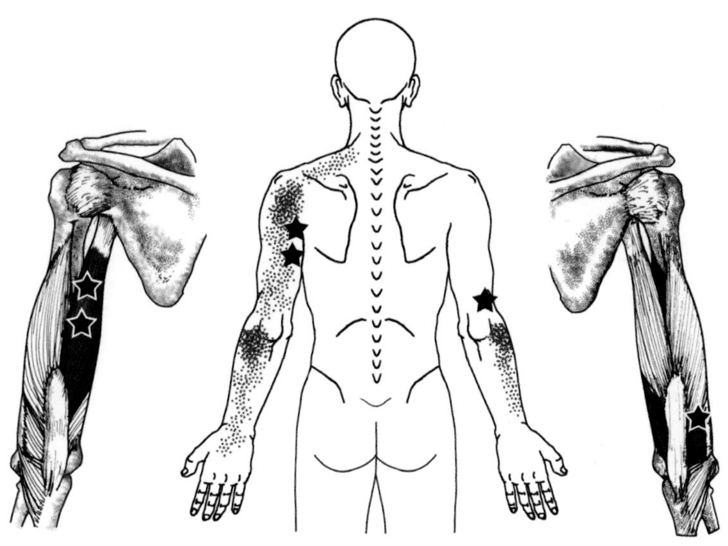

图2-1-23 肱三头肌解剖位置及体表反应点示意图

二、损伤机制

（1）急性损伤：突然过度的牵拉或提重物。

（2）慢性劳损：肘关节反复屈伸，如矿工肘。

三、急性损伤期治疗

（1）患者卧位，肩关节内收，肘关节伸直。术者一手固定患者肘关节，另一手于患者尺骨鹰嘴沿肌纤维方向由远端向近端推按，两手动作配合同时进行。

（2）术者在患者结节处停留3～5秒，反复3～5次，力度由小到大，速度宜慢。

四、激痛点治疗（图2-1-24）

（1）患者取坐位，肘关节伸直。

（2）术者一手固定患者肘关节，另一手拇指在患者手臂中间区域的肌肤处触及激痛点并标记后，拇指指腹由患者结节的一侧开始缓缓加力并向结节中央推移，当结节全部处于指腹下时停止加力，维持3～5秒。然后徐徐减力，并推移至结节的另一侧。

（3）上述动作反复3～5次。

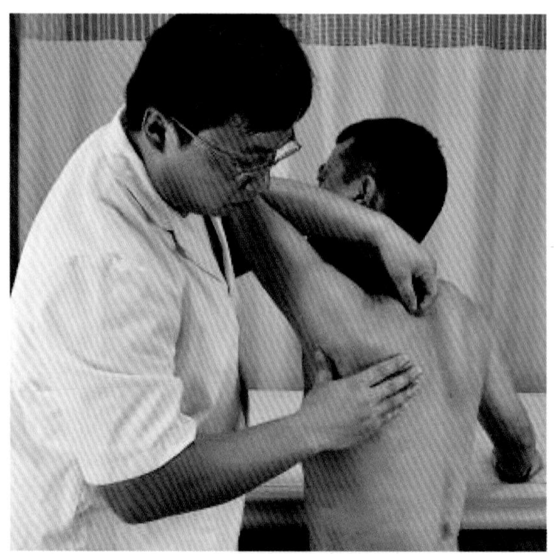

图2-1-24　肱三头肌损伤激痛点治疗图

五、缓解期治疗

（1）患者俯卧或坐位，肘关节屈曲合并肩关节外展，以感觉肘关节疼痛为宜。

（2）术者一手固定上述姿势并缓缓加大患者肘关节屈曲及肩关节外展的角度，另一手由患者肩胛盂下方及肱骨近端沿肌纤维向肢体远端推按。

（3）术者两手协调用力，在患者结节处停留3～5秒，反复3～5次，力度由小到大，速度宜慢。

六、功能锻炼

患者双手交叉上举，利用健侧提拉患侧，使患侧肩关节外展，肘关节极度屈曲并贴紧面颊，使肱三头肌有紧张牵拉感，停留5秒，反复3次，逐次加大幅度，然后将患肢肘关节伸直，于肘关节伸直过程中进行对抗，停留3秒。

第九节　喙肱肌损伤

一、解剖（图2-1-25、图2-1-26）

（1）起自肩胛骨喙突，止于肱骨中部内侧。

（2）神经支配：由肌皮神经支配，属第5~7颈神经节段。

（3）功能：屈和内收肩关节。

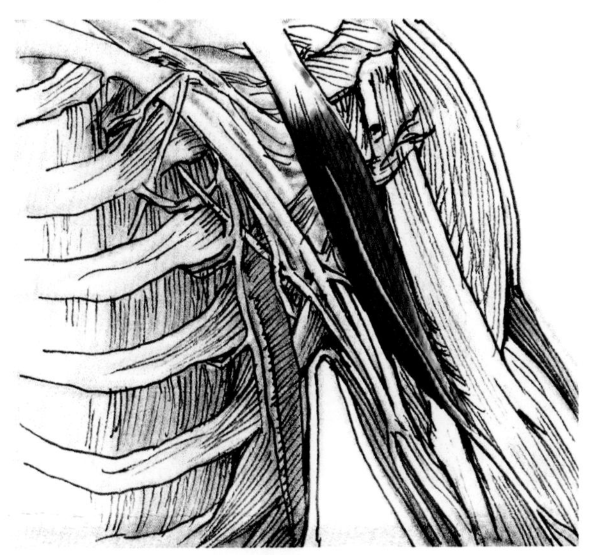

图2-1-25　喙肱肌解剖示意图

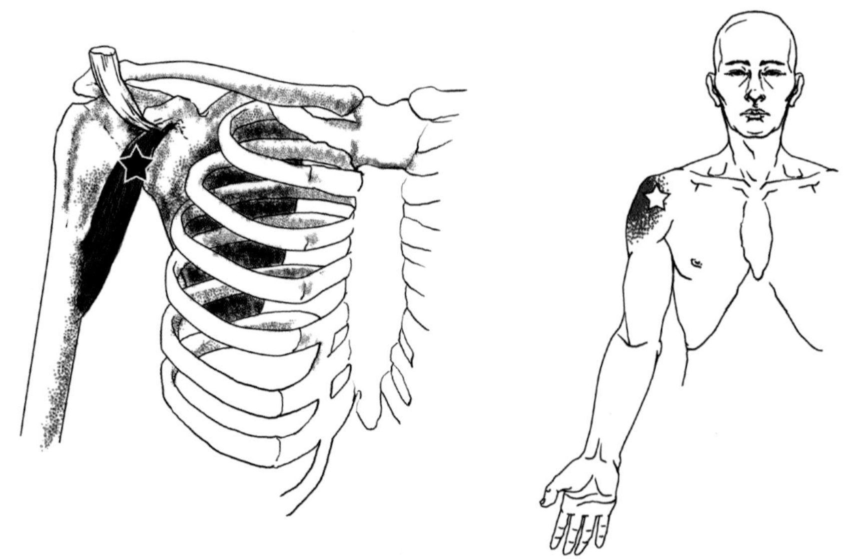
图2-1-26　喙肱肌解剖位置及体表反应点示意图

二、损伤机制

（1）急性损伤：运动中高速损伤及直接创伤，如摔跤抓手、下蹲背杠的动作。

（2）慢性劳损：长期背伸的动作，如背重物。

三、急性损伤期治疗（图2-1-27）

（1）患者仰卧于床缘，患肢内旋内收，术者一手握患者患侧肘关节并尽量内收，另一手拇指由患者肱骨中上段处沿肌纤维走向由远端向近端推按，两手动作配合同时进行。

（2）术者在患者结节处停留3～5秒，反复3～5次，力度由小到大，速度宜慢。

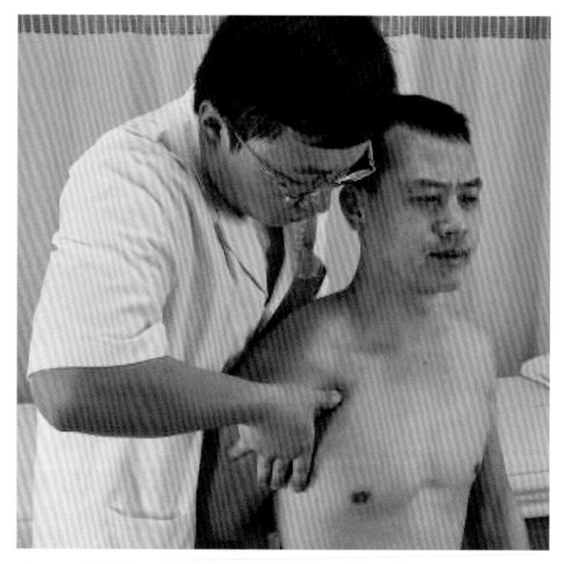
图2-1-27　喙肱肌损伤激痛点治疗图

四、激痛点治疗

（1）患者坐位或侧卧位，术者立于其

身后。

（2）术者一手固定患者肘关节，另一手拇指于患者肩峰前下方、腋横纹前缘处触及激痛点并标记后，拇指指腹由患者结节的一侧开始缓缓加力并向结节中央推移，当结节全部处于指腹下时停止加力，并维持3～5秒。然后徐徐减力，并推移至结节的另一侧。

（3）上述动作反复3～5次。

五、缓解期治疗

（1）患者上肢外展外旋后背伸，虎口向下叉腰，以感觉喙突下或上臂内上缘疼痛为宜。

（2）术者一手固定上述姿势并缓缓加深患者背伸的角度，另一手顺势沿肌纤维方向由喙突向下推按。

（3）术者两手协调用力，在患者结节处停留3～5秒，反复3～5次，力度由小到大，速度宜慢。

六、功能锻炼

患者两手向后，抓住椅子的靠背，肩关节微外展，两侧肩关节交替向前牵伸，然后双侧肩关节同时前伸，使喙肱肌有紧张牵拉感，停留5秒，反复3次，逐次加大幅度，再将患肢肩关节内收前屈，于肩关节内收前屈运动过程中进行对抗，停留3秒。

第十节　胸大肌损伤

一、解剖（图2-1-28、图2-1-29）

（1）起自锁骨的内侧半、胸骨和第1~6肋软骨等处，各肌束集合向外，以扁腱止于肱骨大结节嵴。

（2）神经支配：由胸内、外侧神经支配，属第5颈神经至第1胸神经节段。

（3）功能：使肱骨内收和旋内，当上肢上举固定时，可上提躯干，并上提肋，协助吸气。

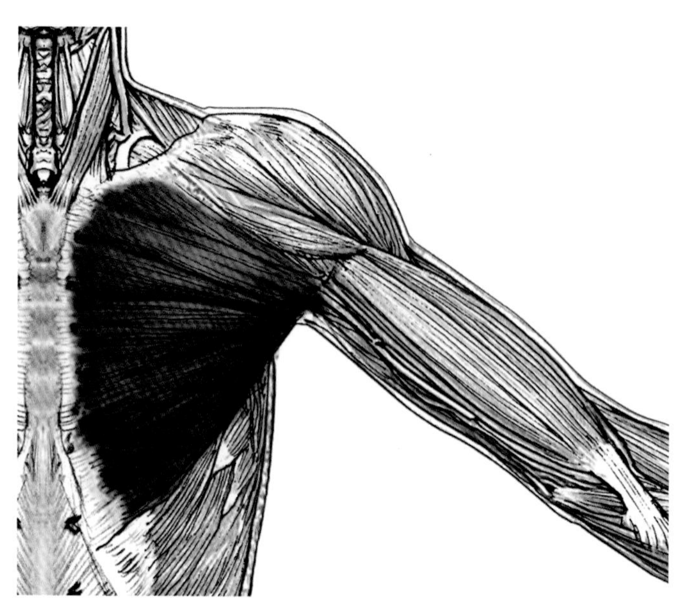

图2-1-28　胸大肌解剖示意图

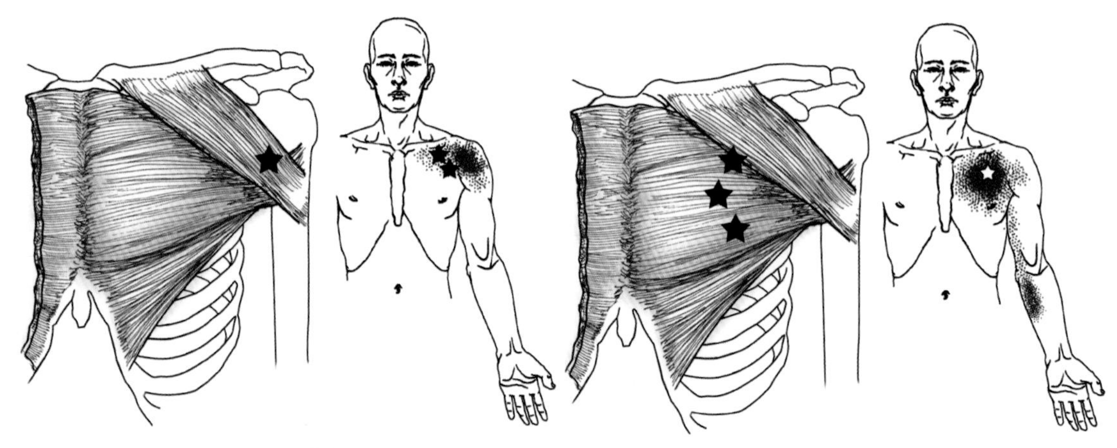

图2-1-29　胸大肌解剖位置及体表反应点示意图

二、损伤机制

（1）急性损伤：局部暴力性击伤、俯卧撑牵拉伤等。

（2）慢性劳损：长期坐姿或提重物。

三、急性损伤期治疗（图2–1–30）

（1）患者仰卧，上肢内收内旋。术者立于其患侧，一手固定患肢，另一手拇指由患者肱骨大结节向锁骨中段、胸骨边缘推按，两手动作配合同时进行。

（2）术者施力在患者结节处停留3～5秒，反复3～5次，力度由小到大，速度宜慢。

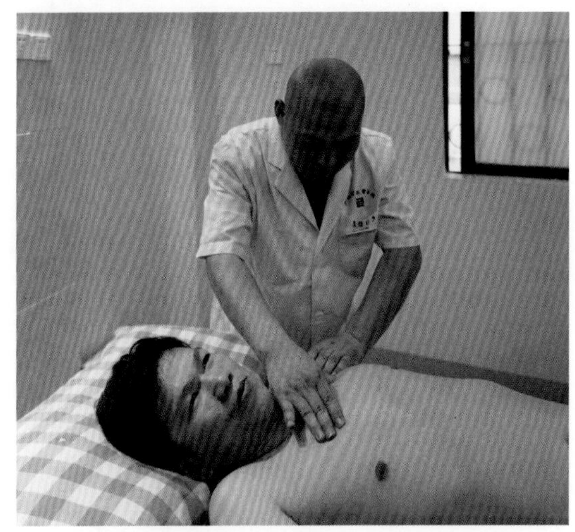

图2–1–30　胸大肌急性损伤期治疗图

四、激痛点治疗

（1）患者侧卧，术者立于其患侧。

（2）术者一手固定患者肩关节，另一手拇指于患者腋下前褶皱处触及激痛点并标记后，拇指指腹由患者结节的一侧开始缓缓加力并向结节中央推移，当结节全部处于指腹下时停止加力，并维持3～5秒。然后徐徐减力，并推移至结节的另一侧。

（3）上述动作反复3～5次。

五、缓解期治疗

（1）患者肩关节外展90°，肘关节屈曲90°，以感觉肩峰后区域疼痛为宜。

（2）术者一手固定患者上肢并水平外展顺势牵引，另一手沿肌纤维进行推按，两手协调用力，在患者结节处停留3～5秒，反复3～5次，力度由小到大，速度宜慢。

六、功能锻炼

患者两手向后，抓住椅子的靠背，两侧肩关节交替向前牵伸，然后双侧肩关节再同时前伸，使胸大肌有紧张牵拉感，停留5秒，反复3次，逐次加大幅度，再将患肢肩关节内收屈曲并内旋，于肩关节运动过程中进行对抗，停留3秒。

第十一节　胸小肌损伤

一、解剖（图2-1-31、图2-1-32）

（1）起自第3~5肋，止于肩胛骨喙突。

（2）神经支配：由胸内、外侧神经支配，属第7颈神经至第1胸神经节段。

（3）功能：牵拉肩胛骨向前下方，如肩胛骨固定，可上提第3～5肋，协助吸气。

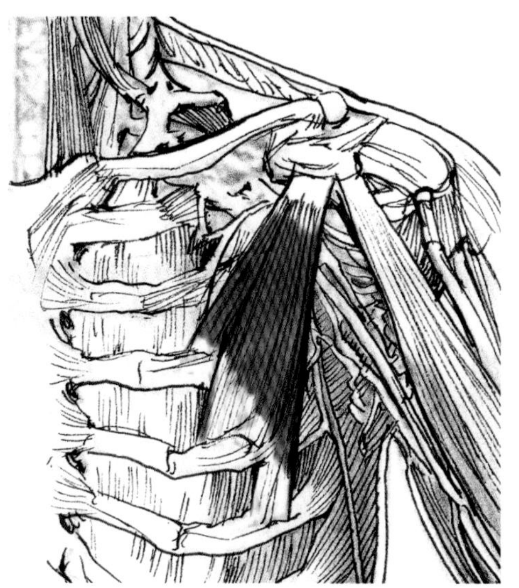

图2-1-31　胸小肌解剖示意图

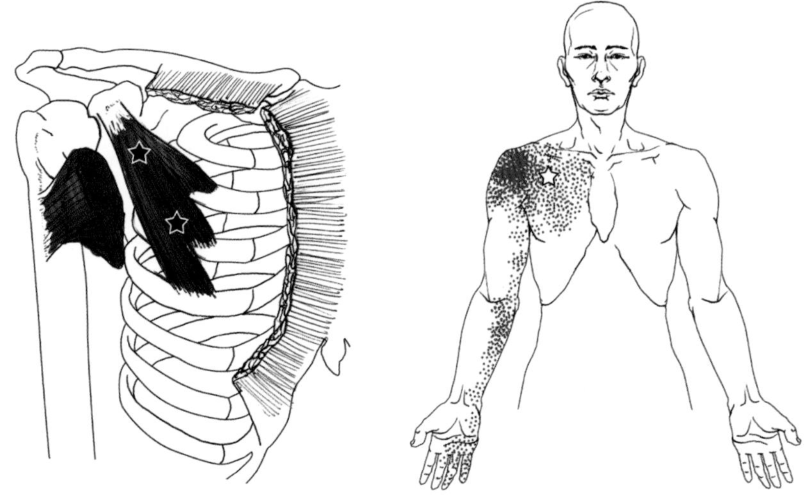

图2-1-32　胸小肌解剖位置及体表反应点示意图

二、损伤机制

（1）急性损伤：局部暴力性击伤、俯卧撑牵拉伤等。

（2）慢性劳损：长期坐姿或提重物。

三、急性损伤期治疗（图2-1-33）

（1）患者仰卧，术者一手置于患者肩胛骨后方并使之尽量前旋，另一手拇指置于患者喙突下方按压，持续90秒。

（2）术者两手相互配合同时用力。

（3）上述动作反复3～5次。

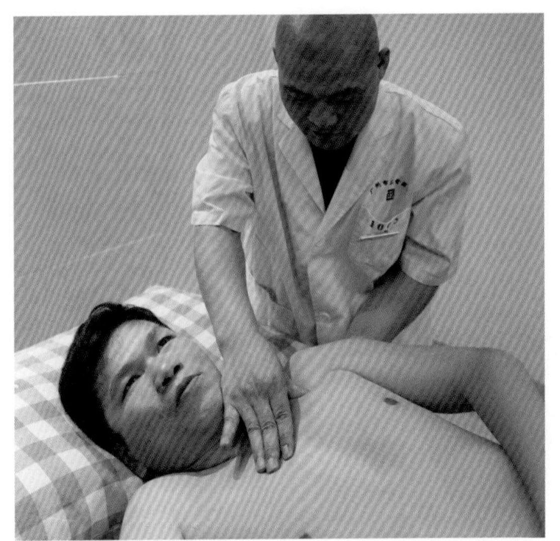

图2-1-33 胸小肌急性损伤期治疗图

四、激痛点治疗

（1）患者仰卧，上肢处于中立位。

（2）术者一手固定患者肩关节，另一手拇指于患者锁骨中线平第3肋骨触及激痛点并标记后，拇指指腹由患者结节的一侧开始缓缓加力并向结节中央推移，当结节全部处于指腹下时，停止加力，并维持3～5秒。然后徐徐减力，并推移至结节的另一侧。

（3）上述动作反复3～5次。

五、缓解期治疗

（1）患者肩关节外展120°，做水平外展牵伸，以感觉肩峰后区域疼痛为宜。

（2）术者一手固定患者患肢位置并持续牵引，另一手由患者腋中线第3、4、5肋骨水平沿肌纤维方向推按。

（3）术者两手协调用力，在患者结节处停留3～5秒，反复3～5次，力度由小到大，速度宜慢。

六、功能锻炼

患者两手叉腰，虎口向下，扩胸，双侧肩关节向后牵拉并肩胛骨内旋，使胸小肌有紧张牵拉感，停留5秒，反复3次，逐次加大幅度，然后将患肢肩关节内收前屈并肩胛骨外旋，于肩关节运动过程中进行对抗，停留3秒。

第十二节　肱肌损伤

一、解剖（图2-1-34、图2-1-35）

（1）起自肱骨体下半部的前面，止于尺骨粗隆。

（2）神经支配：由肌皮神经支配，属第5~7颈神经节段。

（3）功能：屈肘关节。

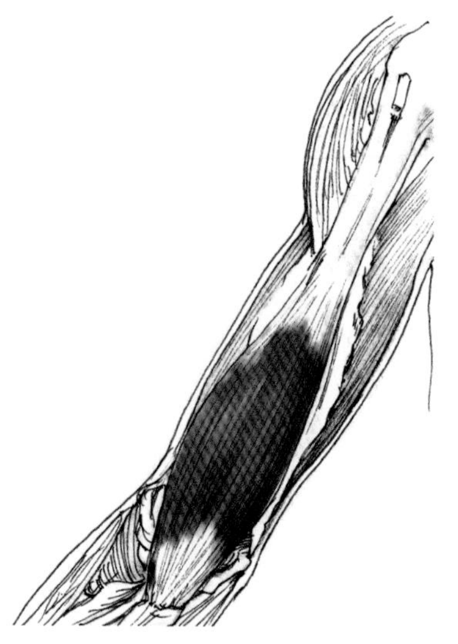

图2-1-34　肱肌解剖示意图

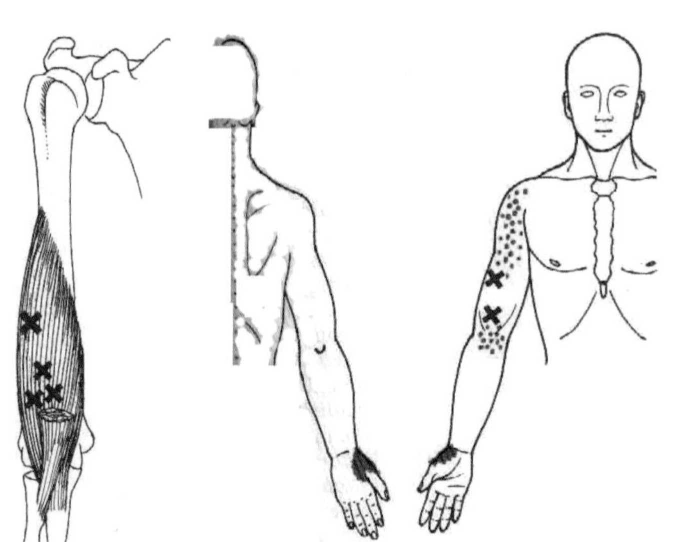

图2-1-35　肱肌解剖位置及体表反应点示意图

二、损伤机制

（1）急性损伤：直接暴力击打致伤，跌仆、失足滑倒、手掌撑地致伤。

（2）慢性劳损：长期健身及器械运动致肘关节反复屈伸。

三、急性损伤期治疗

（1）患者仰卧，上臂外展，肘关节微屈。

（2）术者一手握患者腕部，另一手拇指由患者肘横纹下方向上沿肌纤维方向推按，两手动作配合同时进行。

（3）术者在患者结节处停留3～5秒，反复3～5次，力度由小到大，速度宜慢。

四、激痛点治疗（图2-1-36）

（1）患者仰卧或坐位，术者立于其患侧。

（2）术者一手固定患者前臂使肘关节微屈，另一手于患者肘横纹上两横指处及肱骨外上髁肱骨中下1/3处触及激痛点并标记后，拇指指腹由患者结节的一侧开始缓缓加力并向结节中央推移，当结节全部处于指腹下时，停止加力，并维持3～5秒。然后徐徐减力，并推移至结节的另一侧。

（3）上述动作反复3～5次。

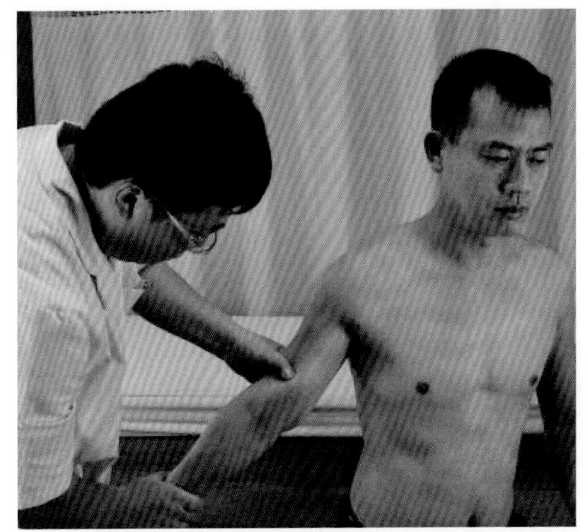

图2-1-36　肱肌损伤激痛点治疗图

五、缓解期治疗

（1）患者肘关节过伸，术者立于其患侧。

（2）术者一手固定患者肘关节并缓缓加深肘关节过伸，另一手由患者肱骨中下段沿肌纤维向远端捋推。

（3）术者两手协调用力，在患者结节处停留3～5秒，反复3～5次，力度由小到大，速度宜慢。

六、功能锻炼

患者将肘关节由中立位开始缓缓极度伸直并过伸，使肱肌有紧张牵拉感，停留5秒，反复3次，逐次加大幅度，然后将患肢肘关节屈曲，于肘关节屈曲过程中进行对抗，停留3秒。

第十三节　桡侧腕长、短伸肌损伤

一、解剖（图2-1-37、图2-1-38）

（1）桡侧腕长伸肌起自肱骨外上髁，止于第2掌骨底；桡侧腕短伸肌起自肱骨外上髁，止于第3掌骨底。

（2）神经支配：桡侧腕长、短伸肌由桡神经支配，属第6~8颈神经节段。

（3）功能：伸、展桡腕关节。

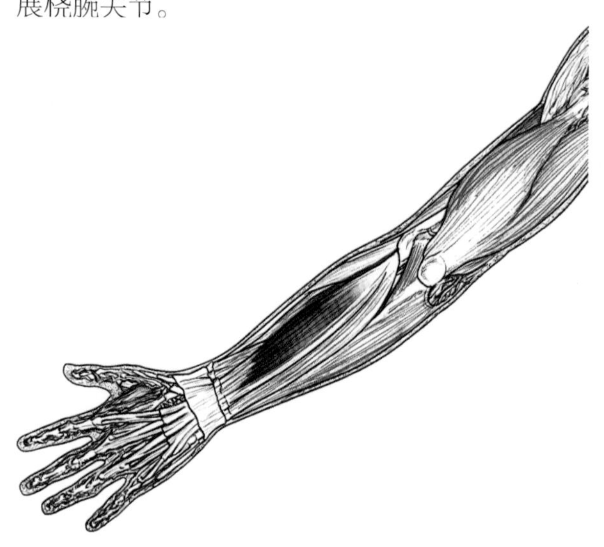

图2-1-37　桡侧腕长、短伸肌解剖示意图

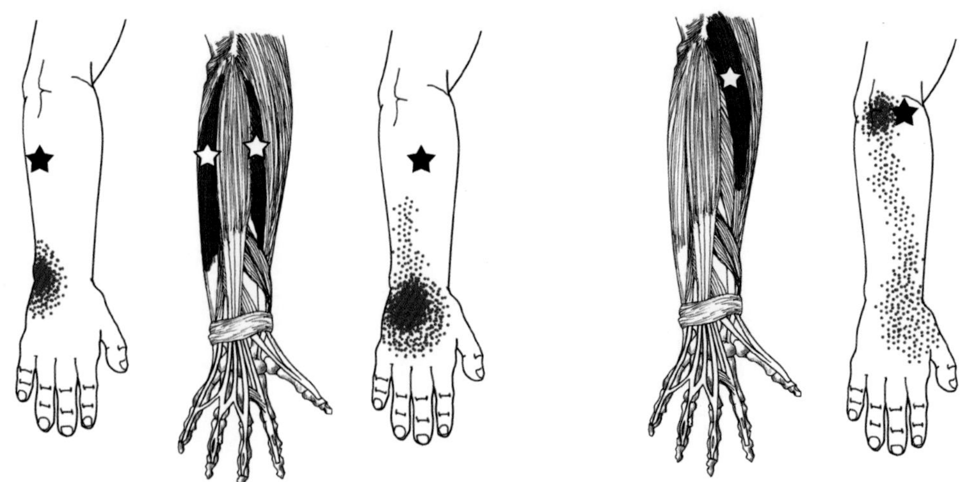

图2-1-38　桡侧腕长、短伸肌解剖位置及体表反应点示意图

二、损伤机制

（1）急性损伤：直接暴力损伤。

（2）慢性劳损：长期做腕关节背伸动作者，如球类运动员。

三、急性损伤期治疗（图2-1-39）

（1）患者取坐位或仰卧位，腕关节背伸，术者立于其患侧，一手握住患肢远端，另一手拇指由患者腕关节背侧向肱骨外上髁沿肌纤维方向推按，两手动作配合同时进行。

（2）术者拇指施力在患者结节处停留3～5秒，反复3～5次，力度由小到大，速度宜慢。

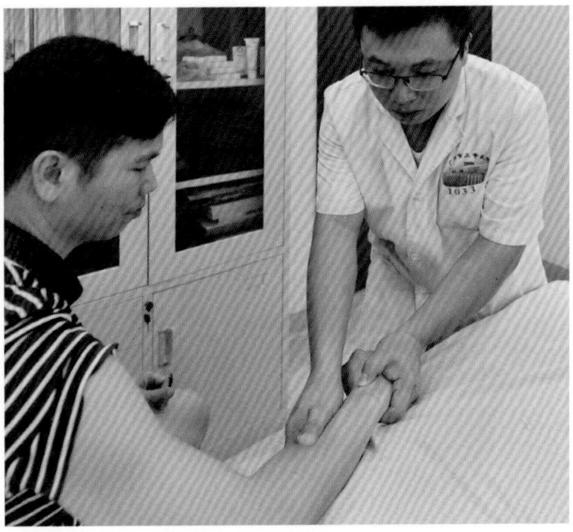

图2-1-39　桡侧腕长、短伸肌急性损伤期治疗图

四、激痛点治疗

（1）患者仰卧或坐位，术者立于其患侧。

（2）术者一手固定患者患肢，另一手拇指于患者肱骨外上髁下两横指处及肱骨外上髁下四横指内侧一横指处触及激痛点并标记后，拇指指腹由患者结节的一侧开始缓缓加力并向结节中央推移，当结节全部处于指腹下时，停止加力，并维持3～5秒。然后徐徐减力，并推移至结节的另一侧。

（3）上述动作反复3～5次。

五、缓解期治疗

（1）患者肘关节伸直，前臂旋前并屈曲尺偏腕关节。

（2）术者一手固定患者肘关节并缓缓加深患者腕关节屈曲，另一手顺势由患者肱骨外上髁沿肌纤维捋推，两手协调用力，在患者结节处停留3～5秒，反复3～5次，力度由小到大，速度宜慢。

六、功能锻炼

患者将腕关节由中立位开始缓缓极度屈曲及尺偏，使桡侧腕长、短伸肌有紧张牵拉感，停留5秒，反复3次，逐次加大幅度，然后将患肢腕关节背伸并桡偏，于腕关节背伸桡偏过程中进行对抗，停留3秒。

第十四节　尺侧腕伸肌损伤

一、解剖（图2-1-40、图2-1-41）

（1）起自肱骨外上髁，止于第5掌骨底。

（2）神经支配：由桡神经支配，属第6~8颈神经节段。

（3）功能：伸腕和收桡腕关节。

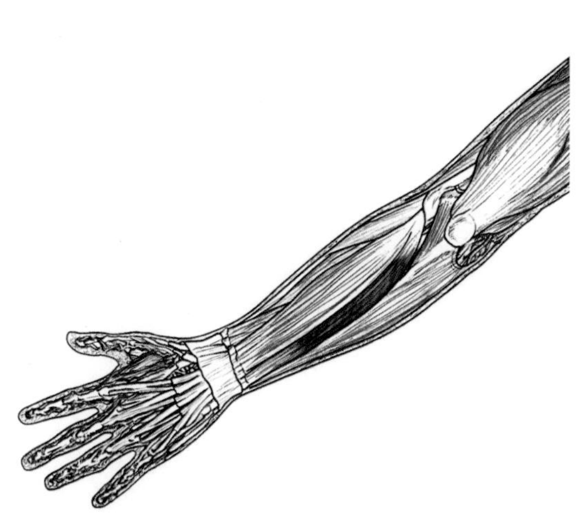

图2-1-40　尺侧腕伸肌解剖示意图

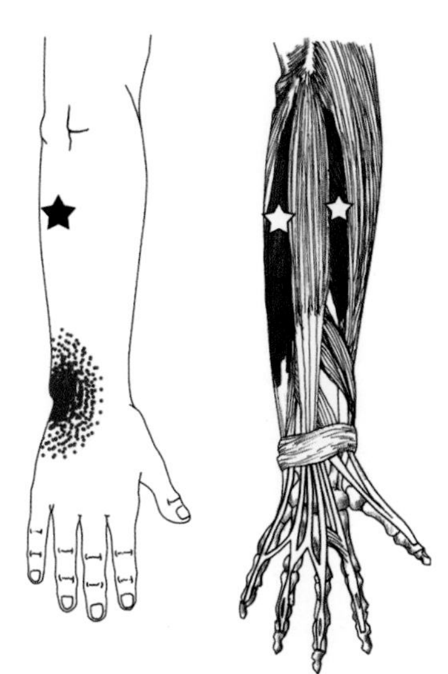

图2-1-41　尺侧腕伸肌解剖位置及体表反应点示意图

二、损伤机制

（1）急性损伤：直接暴力击打伤，腕关节伸腕并尺偏运动急促暴力牵拉伤。

（2）慢性劳损：长时间或反复的腕关节伸展活动。

三、急性损伤期治疗（图2-1-42）

（1）患者取坐位或仰卧位，患侧腕关节背伸略尺偏。

（2）术者一手握住患者患肢远端，使患者腕关节背伸并尺偏，另一手拇指由患者第5掌骨基底部向肱骨外上髁沿肌纤维方向推按，两手动作配合同时进行。

（3）术者拇指施力在患者结节处停留3～5秒，反复3～5次，力度由小到大，速度宜慢。

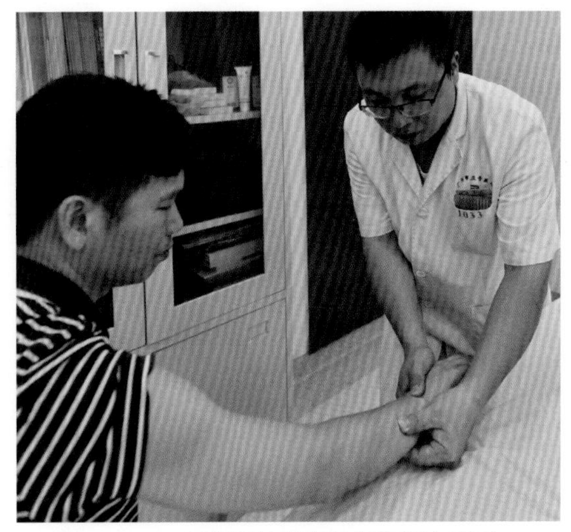

图2-1-42　尺侧腕伸肌急性损伤期治疗图

四、激痛点治疗

（1）患者取坐位，术者立于其患侧。

（2）术者一手固定患者腕关节，另一手拇指于患者尺骨骨干中点内侧一横指处触及激痛点并标记后，拇指指腹由患者结节的一侧开始缓缓加力并向结节中央推移，当结节全部处于指腹下时停止加力，并维持3～5秒。然后徐徐减力，并推移至结节的另一侧。

（3）上述动作反复3～5次。

五、缓解期治疗

（1）患者肘关节伸展、旋前并且腕部向掌曲，以感觉腕关节掌侧面疼痛为宜。

（2）术者一手固定并缓缓加深腕关节屈曲，另一手顺势由患者肱骨外上髁沿肌纤维推按，两手协调用力，在患者结节处停留3～5秒，反复3～5次，力度由小到大，速度宜慢。

六、功能锻炼

患者将腕关节由中立位开始缓缓极度屈曲并桡偏，使尺侧腕伸肌有紧张牵拉感，停留5秒，反复3次，逐次加大幅度，然后将患肢腕关节背伸并尺偏，于腕关节背伸尺偏过程中进行对抗，停留3秒。

第十五节　肱桡肌损伤

一、解剖（图2-1-43、图2-1-44）

（1）起自肱骨外上髁上方，止于桡骨茎突。

（2）神经支配：由桡神经支配，属第6~7颈神经节段。

（3）功能：协助屈肘关节。

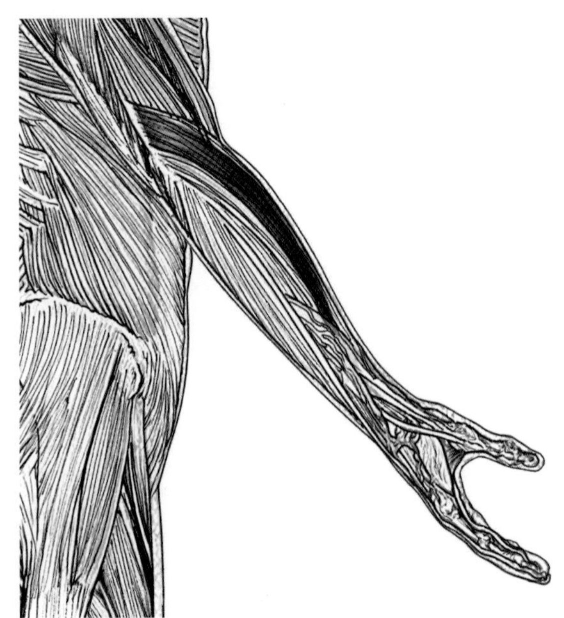

图2-1-43 肱桡肌解剖示意图

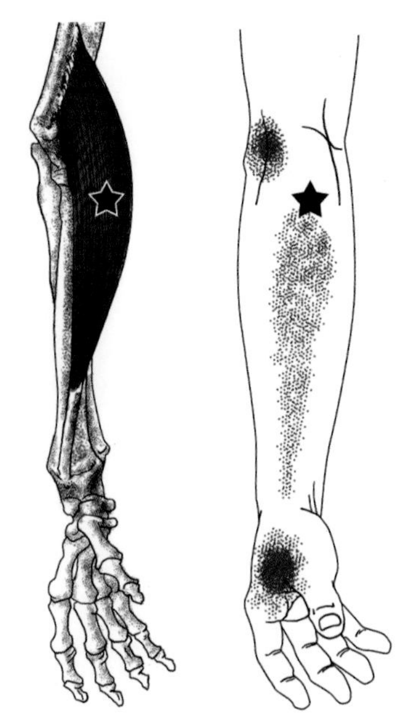

图2-1-44 肱桡肌解剖位置及体表反应点示意图

二、损伤机制

（1）急性损伤：直接暴力击打伤，前臂旋前或旋后时腕关节做伸展的动作。

（2）慢性劳损：需要经常前臂旋前旋后运动者，如乒乓球运动员。

三、急性损伤期治疗（图2-1-45）

（1）患者取坐位或仰卧位，前臂于中立位，术者立于其患侧，保持患者前臂中立位并一手握住患者患肢远端，另一手拇指由患者桡骨茎突处向肱骨外上髁沿肌纤维方向推按，两手动作配合同时进行。

（2）术者拇指施力在患者结节处停留3～5秒，反复3～5次，力度由小到大，速度宜慢。

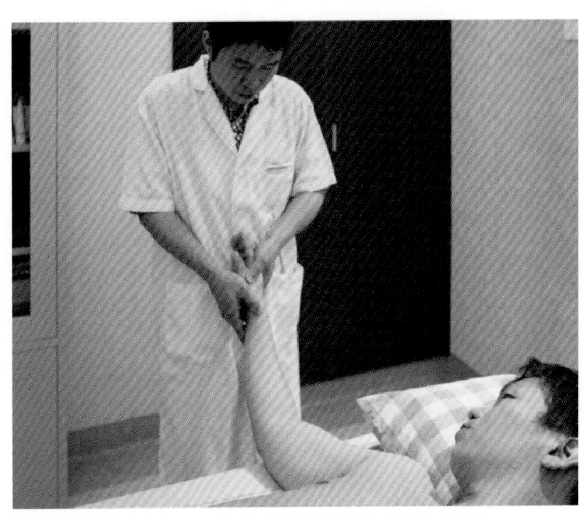

图2-1-45 肱桡肌急性损伤期治疗图

四、激痛点治疗

（1）患者取坐位或仰卧位，前臂置于中立位，术者立于其患侧。

（2）术者一手固定其前臂，另一手拇指在患者肘横纹下约一横指、肱二头肌肌腱与肱骨外上髁中间处触及激痛点并标记后，拇指指腹由患者结节的一侧开始缓缓加力并向结节中央推移，当结节全部处于指腹下时停止加力，并维持3～5秒。然后徐徐减力，并推移至结节的另一侧。

（3）上述动作反复3～5次。

五、缓解期治疗

（1）患者肘关节伸展及前臂旋前或旋后至尽头，腕关节处中立位，并且使患肢前臂旋前或旋后至尽头，以患者感觉手腕部尺骨区域疼痛为宜。

（2）术者一手固定患者肘关节并缓缓加深其旋前或旋后的角度，另一手顺势由患者肱骨外上髁沿肌纤维进行捋推，两手协调用力，在患者结节处停留3～5秒，反复3～5次，力度由小到大，速度宜慢。

六、功能锻炼

患者将前臂由中立位开始缓缓极度旋前或旋后，使肱桡肌有紧张牵拉感，停留5秒，反复3次，逐次加大幅度，然后将患肢前臂由旋前或旋后的极限位再回到中立位，在前臂回归中立位的过程中进行对抗，停留3秒。

第十六节　指伸肌损伤

一、解剖（图2-1-46、图2-1-47）

（1）起自肱骨外上髁，肌纤维向下分为4个腱，经伸肌支持带深面，分别止于第2~5指中节和远节指骨底。

（2）神经支配：由桡神经支配，属第6~8颈神经节段。

（3）功能：伸第2～5指和伸桡腕关节。

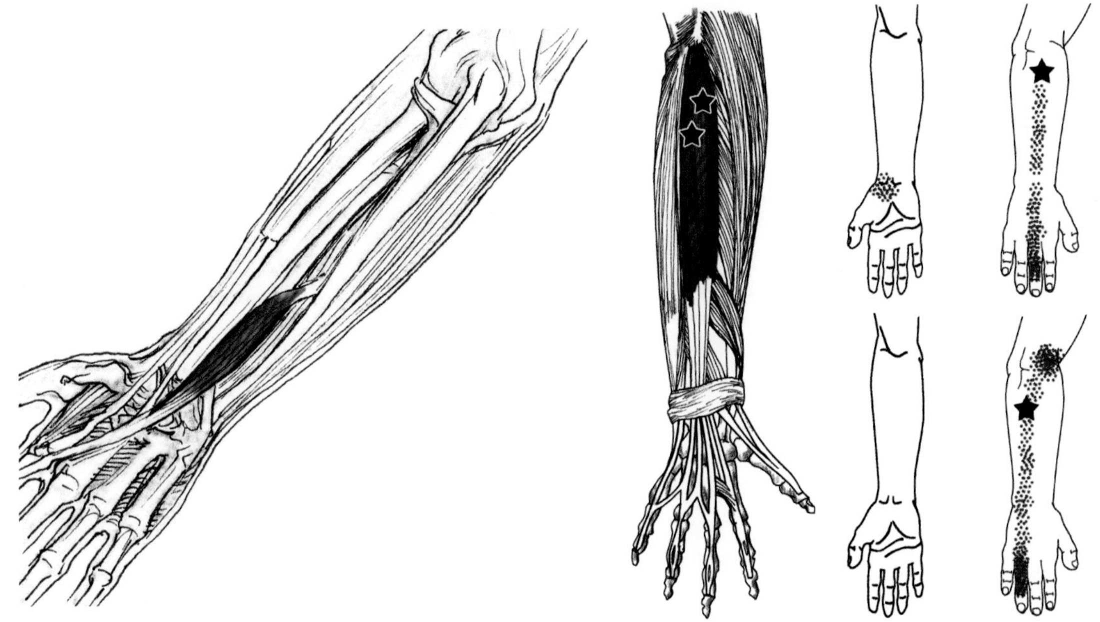

图2-1-46　指伸肌解剖示意图

图2-1-47　指伸肌解剖位置及体表反应点示意图

二、损伤机制

（1）急性损伤：直接暴力钝性损伤，使指伸肌群强烈收缩致病。

（2）慢性劳损：慢性或职业性损伤所致。

三、急性损伤期治疗（图2-1-48）

（1）患者取坐位或卧位，患肢旋前并指间关节自然伸直。

（2）术者一手握住患者患肢远端，另一手拇指或手掌由掌指关节处向患者肱骨外上髁沿肌纤维方向推按，两手动作配合同时进行。

（3）术者施力在患者结节处停留3～5秒，反复3～5次，力度由小到大，速度宜慢。

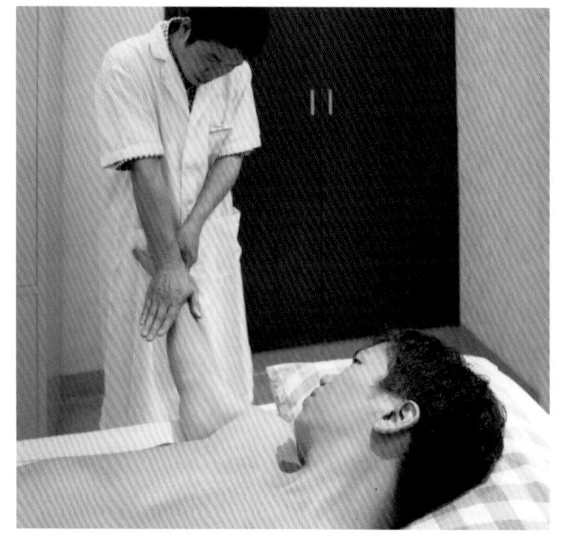

图2-1-48　指伸肌急性损伤期治疗图

四、激痛点治疗

（1）患者取坐位或卧位，前臂旋前，术者立于其患侧。

（2）术者一手固定其前臂，另一手拇指于患者肱骨外上髁下约四横指处触及激痛点并标记后，术者拇指指腹由患者结节的一侧开始缓缓加力并向结节中央推移，当结节全部处于指腹下时停止加力，并维持3～5秒。然后徐徐减力，并推移至结节的另一侧。

（3）上述动作反复3～5次。

五、缓解期治疗

（1）患者肘关节伸展、旋前、腕部掌侧屈曲并手指屈曲，以患者感觉腕部背侧疼痛为宜。

（2）术者一手固定并缓缓加深患者腕关节屈曲及手指屈曲的角度，另一手顺势由患者肱骨外上髁沿肌纤维捋按。

（3）术者两手协调用力，在患者结节处停留3～5秒，反复3～5次，力度由小到大，速度宜慢。

六、功能锻炼

患者将腕关节指间关节由中立位开始缓缓极度屈曲，使指伸肌群有紧张牵拉感，停留5秒，反复3次，逐次加大幅度，然后将患肢腕关节指间关节伸直，于腕关节指间关节伸直过程中进行对抗，停留3秒。

第十七节　旋前圆肌损伤

一、解剖（图2-1-49、图2-1-50）

（1）起自肱骨内上髁，止于桡骨体中部外侧。

（2）神经支配：由正中神经支配，属第6~7颈神经节段。

（3）功能：使前臂旋前并屈肘。

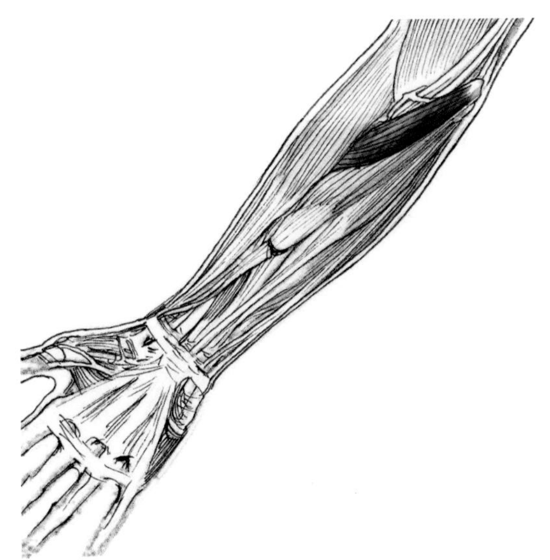

图2-1-49　旋前圆肌解剖示意图

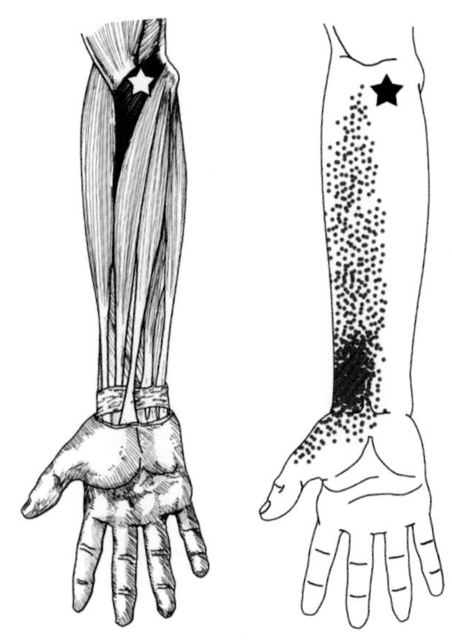

图2-1-50　旋前圆肌解剖位置及体表反应点示意图

二、损伤机制

（1）急性损伤：直接暴力击打伤，以及腕部或肘部的骨折牵拉所致。

（2）慢性损伤：特殊职业或工种劳损所致，如高尔夫球肘。

三、急性损伤期治疗（图2-1-51）

（1）患者坐位或卧位，前臂旋前，术者立于其患侧。

（2）术者一手固定患者患肢远端并保持前臂旋前，另一手拇指由患者桡骨近端向肱骨内上髁处推按弹剥，两手动作配合同时进行。

（3）术者拇指施力在患者结节处停留3～5秒，反复3～5次，力度由小到大，速度宜慢。

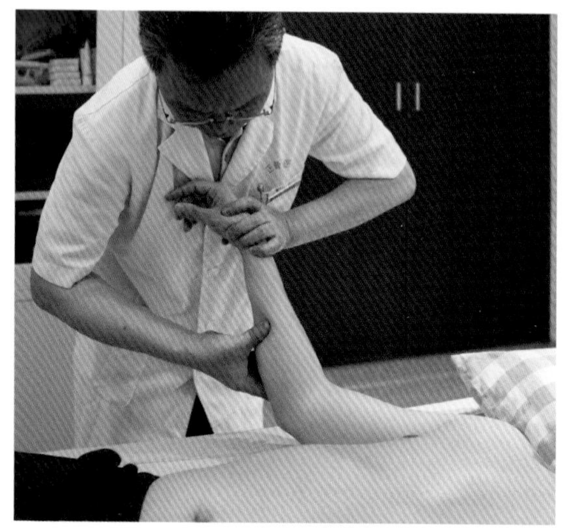

图2-1-51　旋前圆肌急性损伤期治疗图

四、激痛点治疗

（1）患者取坐位，前臂旋前，术者立于其患侧。

（2）术者一手固定患者前臂使其旋前，另一手拇指于患者肱二头肌肌腱与肱骨内上髁连线中点下约两横指处触及激痛点并标记后，拇指指腹由患者结节的一侧开始缓缓加力并向结节中央推移，当结节全部处于指腹下时停止加力，并维持3～5秒。然后徐徐减力，并推移至结节的另一侧。

（3）上述动作反复3～5次。

五、缓解期治疗

（1）患者伸直肘关节，腕关节背伸，前臂旋后。术者一手固定患者肘关节并缓缓加深其前臂旋后，另一手由患者肱骨内上髁及尺骨喙突沿肌纤维方向进行捋推。

（2）术者两手协调用力，在患者结节处停留3～5秒，反复3～5次，力度由小到大，速度宜慢。

六、功能锻炼

患者将前臂由中立位开始缓缓极度旋后，使旋前圆肌有紧张牵拉感，停留5秒，反复3次，逐次加大幅度，然后将患肢前臂由中立位旋前，于前臂旋前的过程中进行对抗，停留3秒。

第十八节　旋后方肌损伤

一、解剖（图2-1-52、图2-1-53）

（1）起自肱骨外上髁和尺骨上端，止于桡骨近端。

（2）神经支配：由桡神经支配，属第6~8颈神经节段。

（3）功能：使前臂旋后。

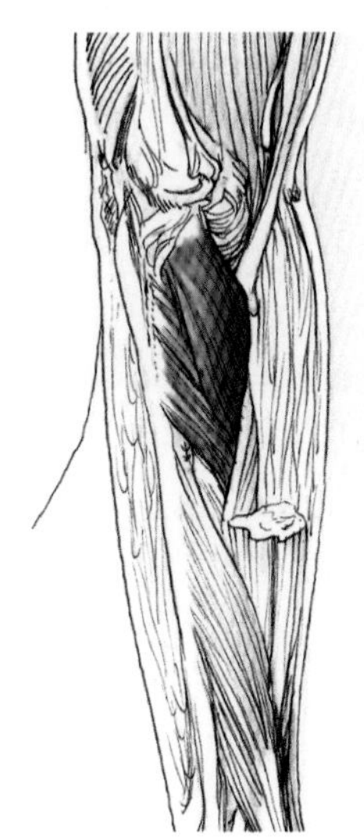

图2-1-52　旋后方肌解剖示意图

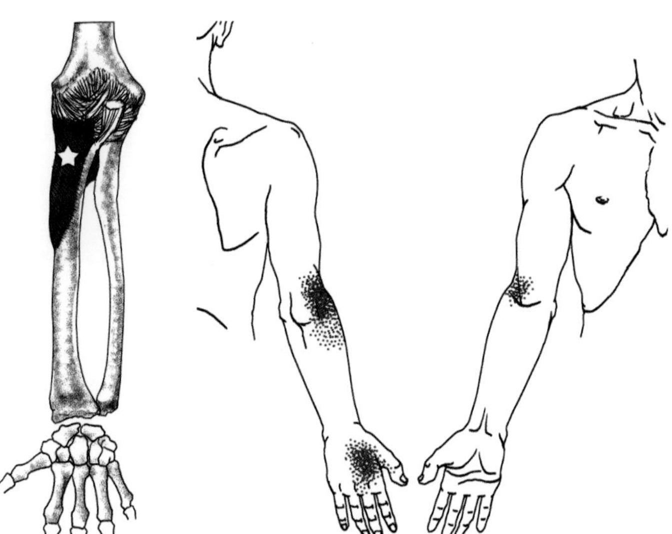

图2-1-53　旋后方肌解剖位置及体表反应点示意图

二、损伤机制

（1）急性损伤：运动中，特别是在做旋后动作时损伤。

（2）慢性劳损：肘关节伸展时反复旋后动作，导致激痛点活化。

三、急性损伤期治疗（图2-1-54）

（1）患者坐位或卧位，前臂旋后，术者立于其患侧。

（2）术者一手固定患者患肢远端并保持前臂旋后，另一手拇指由患者桡骨近端向肱骨外上髁推按，两手动作配合同时进行。

（3）术者拇指施力在患者结节处停留3～5秒，反复3～5次，力度由小到大，速度宜慢。

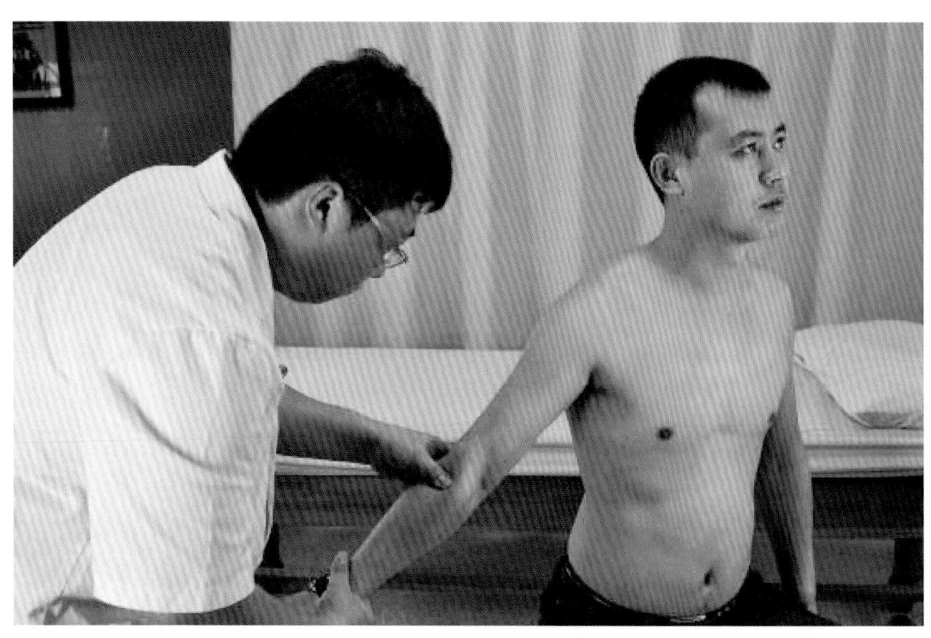

图2-1-54　旋后方肌急性损伤期治疗图

四、激痛点治疗

（1）患者坐位或卧位，前臂旋后，术者立于其患侧。

（2）术者一手固定患者前臂使其旋后，另一手拇指由患者桡骨头到肱二头肌终止点的最远端触及激痛点并标记后，拇指指腹由患者结节的一侧开始缓缓加力并向结节中央推移，当结节全部处于指腹下时停止加力，并维持3～5秒。然后徐徐减力，并推移至结节的另一侧。

（3）上述动作反复3～5次。

五、缓解期治疗

（1）患者肘关节伸展、旋前，强调旋前动作至尽头，以感觉手腕尺骨区域疼痛为宜。

（2）术者一手固定患者肘关节并缓缓加深其前臂旋前的角度，另一手由患者肱骨外上髁沿肌纤维方向进行捋推。

（3）术者两手协调用力，在患者结节处停留3～5秒，反复3～5次，力度由小到大，速度宜慢。

六、功能锻炼

患者将前臂由中立位开始缓缓极度旋前，使旋后方肌有紧张牵拉感，停留5秒，反复3次，逐次加大幅度，然后将患肢前臂由中立位旋后，于前臂旋后的过程中进行对抗，停留3秒。

第十九节　掌长肌损伤

一、解剖（图2-1-55、图2-1-56）

（1）起自肱骨内上髁，向下以长腱止于掌腱膜。

（2）神经支配：由正中神经支配，属第6~7颈神经节段。

（3）功能：协助屈桡腕关节，紧张掌腱膜。

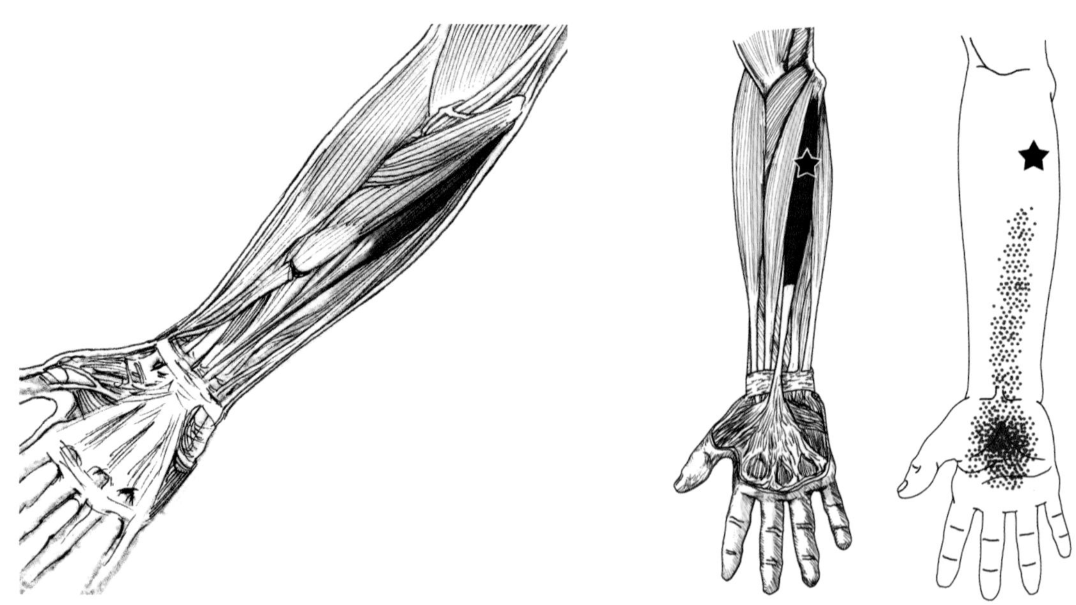

图2-1-55　掌长肌解剖示意图

图2-1-56　掌长肌解剖位置及体表反应点示意图

二、损伤机制

（1）急性损伤：急性暴力钝挫伤，如跌仆时手掌着地，或用力过猛，使屈腕活动过度致伤。

（2）慢性劳损：长期使肘关节、腕关节处于反复屈伸的状态，如羽毛球运动员。

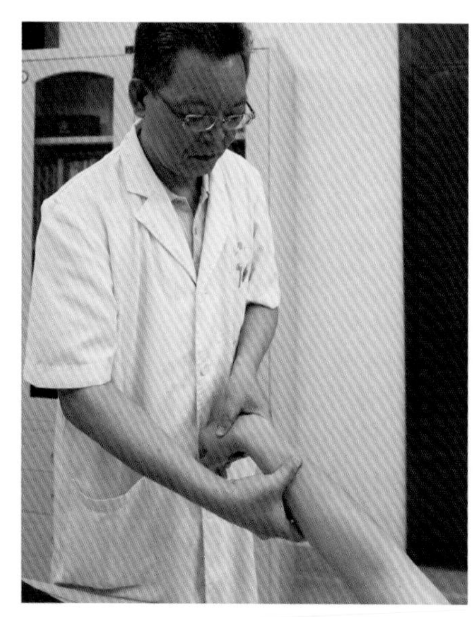

图2-1-57　掌长肌急性损伤期治疗图

三、急性损伤期治疗（图2-1-57）

（1）患者坐位或仰卧位，使前臂旋前并腕关节屈曲，术者立于其患侧。

（2）术者一手固定患者患肢远端，另一手拇指由患者腕横纹处向肱骨内上髁沿肌纤维方向推按，两手动作配合同时进行。

（3）术者拇指施力在患者结节处停留3～5秒，反复3～5次，力度由小到大，速度宜慢。

四、激痛点治疗

（1）患者取坐位或卧位，使前臂处于中立位，术者立于其患侧。

（2）术者一手固定患者前臂，另一手拇指在患者肱骨内上髁下四横指内一横指处触及激痛点并标记后，拇指指腹由患者结节的一侧开始缓缓加力并向结节中央推移，当结节全部处于指腹下时停止加力，并维持3～5秒。然后徐徐减力，并推移至结节的另一侧。

（3）上述动作反复3～5次。

五、缓解期治疗

（1）患者肘关节伸直、后旋并腕关节背伸，强调腕关节背伸动作。术者一手固定患者肘关节并缓缓加深腕关节背伸角度，另一手由肱骨内上髁沿肌纤维捋推，两手协调用力，结节处停留3～5秒。

（2）上述动作反复3～5次，力度由小到大，速度宜慢。

六、功能锻炼

患者将肘关节、腕关节由中立位开始缓缓极度伸直至背伸，使掌长肌有紧张牵拉感，停留5秒，反复3次，逐次加大幅度，然后将患肢肘关节、腕关节屈曲，在腕关节肘关节屈曲过程中进行对抗，停留3秒。

第二十节　尺侧腕屈肌损伤

一、解剖（图2-1-58、图2-1-59）

（1）起自肱骨内上髁，止于豌豆骨。

（2）神经支配：由尺神经支配，属第8颈神经至第1胸神经节段。

（3）功能：屈腕和内收桡腕关节。

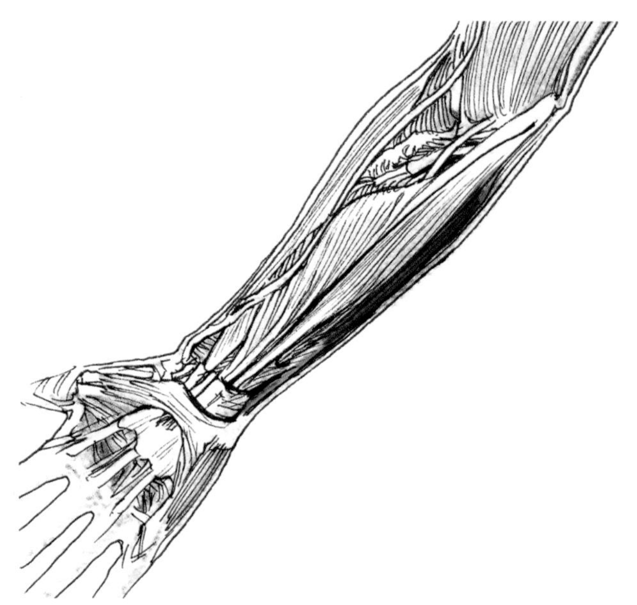
图2-1-58　尺侧腕屈肌解剖示意图

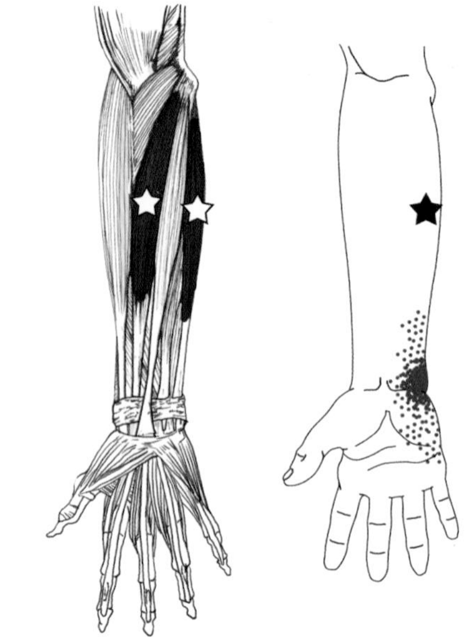
图2-1-59　尺侧腕屈肌解剖位置及体表反应点示意图

二、损伤机制

（1）急性损伤：急性暴力钝挫伤，如跌仆时手掌着地，或用力过猛，屈腕动作过度致伤。

（2）慢性劳损：长期使肘关节、腕关节处于反复屈伸的状态，如羽毛球运动员。

三、急性损伤期治疗（图2-1-60）

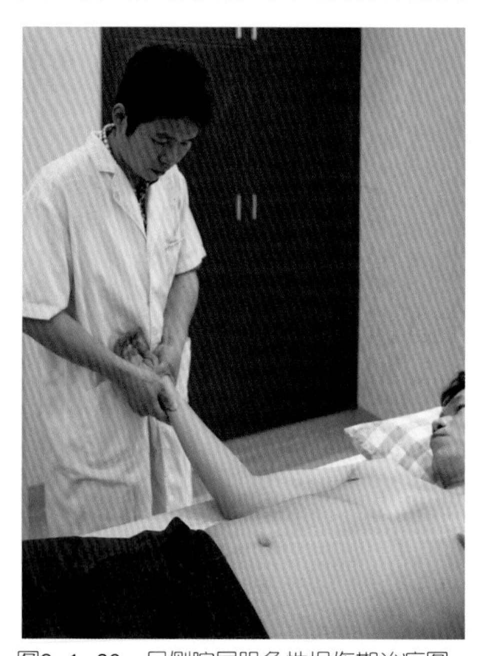
图2-1-60　尺侧腕屈肌急性损伤期治疗图

（1）患者坐位或卧位，腕关节屈曲并稍尺偏。术者立于其患侧，一手固定患者患肢远端并保持腕关节背伸，另一手由患者腕横纹尺侧向肘横纹尺侧往肱骨内上髁处推按，两手动作配合同时进行。

（2）术者拇指施力在患者结节处停留3～5

秒，反复3～5次，力度由小到大，速度宜慢。

四、激痛点治疗

（1）患者取坐位或卧位，前臂稍屈曲，术者立于其患侧。

（2）术者一手固定患者腕关节，另一手拇指于患者肘部屈肌褶皱下2～3横指处触及激痛点并标记后，拇指指腹由患者结节的一侧开始缓缓加力并向结节中央推移，当结节全部处于指腹下时停止加力，并维持3～5秒。然后徐徐减力，并推移至结节的另一侧。

（3）上述动作反复3～5次。

五、缓解期治疗

（1）患者肘关节伸展、旋后，腕关节背伸并桡侧偏移，强调背伸桡侧偏移，以感觉腕部桡骨区域疼痛为宜。

（2）术者一手固定患者腕关节并缓缓加深其背伸及桡偏的角度，另一手顺势由患者肘关节内后侧向下捋推，两手协调用力，在患者结节处停留3～5秒，反复3～5次，力度由小到大，速度宜慢。

六、功能锻炼

将腕关节由中立位开始缓缓极度背伸及桡偏，使尺侧腕屈肌有紧张牵拉感，停留5秒，反复3次，逐次加大幅度，然后将患肢腕关节屈曲并尺偏，于腕关节屈曲尺偏过程中进行对抗，停留3秒。

第二十一节　桡侧腕屈肌损伤

一、解剖（图2-1-61、图2-1-62）

（1）起自肱骨内上髁，止于第2掌骨底前面。

（2）神经支配：由正中神经支配，属第6~7颈神经节段。

（3）功能：屈腕和外展桡腕关节。

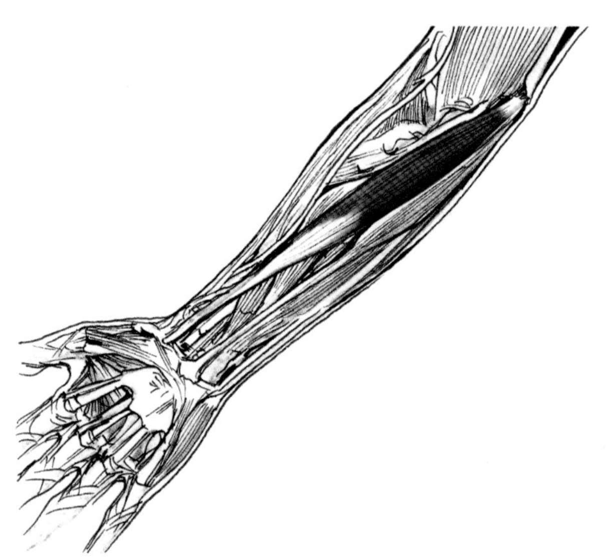

图2-1-61　桡侧腕屈肌解剖示意图

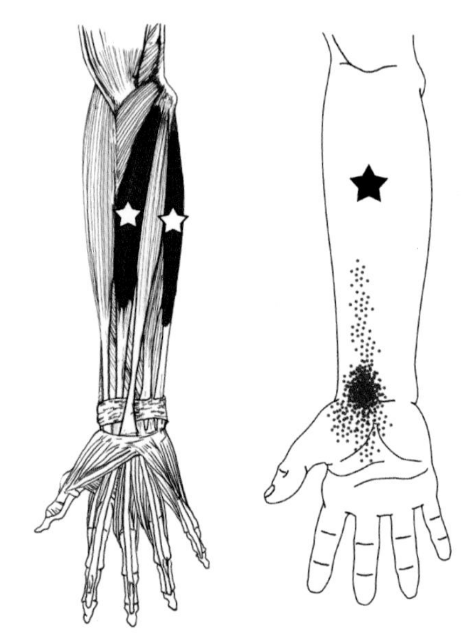

图2-1-62　桡侧腕屈肌解剖位置及体表反应点示意图

二、损伤机制

（1）急性损伤：急性暴力钝挫伤，如跌仆时手掌着地，或用力过猛，使屈腕活动过度致伤。

（2）慢性劳损：长期使肘关节、腕关节处于反复屈伸的状态，如羽毛球运动员。

三、急性损伤期治疗（图2-1-63）

（1）患者坐位或卧位，前臂旋前并腕关节屈曲，术者立于其患侧。

（2）术者一手固定患者患肢远端并保持背伸，另一手由患者腕横纹向肘横纹肱骨内侧髁处推按。

（3）术者拇指施力在患者结节处停留3～5秒，反复3～5次，力度由小到大，速度宜慢。

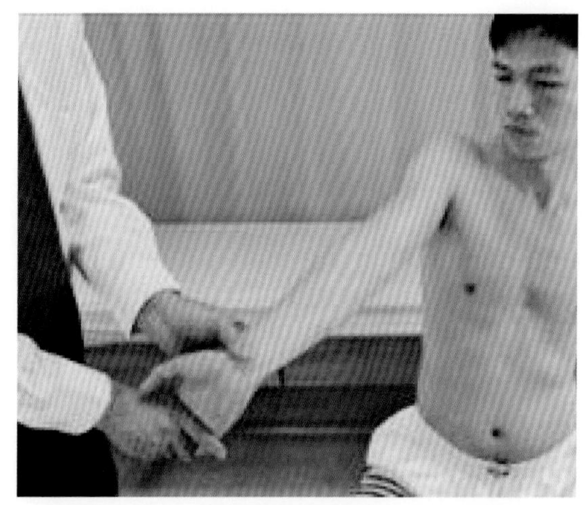

图2-1-63　桡侧腕屈肌急性损伤期治疗图

四、激痛点治疗

（1）患者取坐位或卧位，腕关节稍屈曲，术者立于其患侧。

（2）术者一手固定患者腕关节，另一手拇指于患者肱二头肌肌腱与肱骨内上髁两者连线中点下3～4横指宽处触及激痛点并标记后，拇指指腹由患者结节的一侧开始缓缓加力并向结节中央推移，当结节全部处于指腹下时停止加力，并维持3～5秒。然后徐徐减力，并推移至结节的另一侧。

（3）上述动作反复3～5次。

五、缓解期治疗

（1）患者肘关节伸展、旋后，腕关节背伸及尺偏，并强调腕关节背伸及尺偏，以感觉腕关节背侧区域疼痛为宜。

（2）术者一手固定患者腕关节并缓缓加深腕关节背伸及前臂旋后的角度，另一手顺势由患者肱骨内上髁沿肌纤维方向捋推。

（3）术者两手协调用力，在患者结节处停留3～5秒，反复3～5次，力度由小到大，速度宜慢。

六、功能锻炼

患者将腕关节由中立位开始缓缓极度背伸并尺偏，使桡侧腕屈肌有紧张牵拉感，停留5秒，反复3次，逐次加大幅度，然后将患肢腕关节屈曲并桡偏，在腕关节屈曲桡偏过程中进行对抗，停留3秒。

第二十二节　指浅屈肌损伤

一、解剖（图2-1-64、图2-1-65）

（1）起自肱骨内上髁及桡骨上半部前面，肌纤维向下移行为4条肌腱，经屈肌支持带后方（即腕管）入手掌，至手指后每腱分为两束，分别止于第2~5指中节指骨底两侧。

（2）神经支配：由正中神经支配，属第6颈神经至第1胸神经节段。

（3）功能：屈桡腕关节、掌指关节及第2～5指近侧指骨间关节。

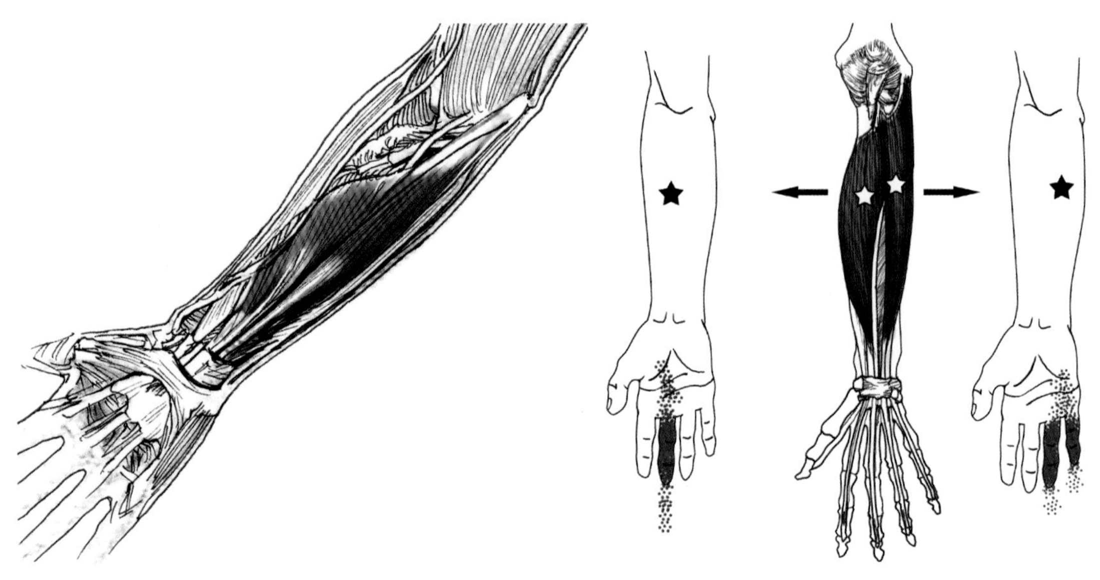

图2-1-64　指浅屈肌解剖示意图　　图2-1-65　指浅屈肌解剖位置及体表反应点示意图

二、损伤机制

（1）急性损伤：急性暴力钝挫伤，如跌仆时手掌着地，或用力过猛，使屈腕活动过度致伤。

（2）慢性劳损：长期使肘关节、腕关节处于反复屈伸的状态，如羽毛球运动员。

三、急性损伤期治疗（图2-1-66）

（1）患者坐位或卧位，前臂旋后并腕关节屈曲，术者立于其患侧。

（2）术者一手固定患肢远端并保持屈曲，另一手由患者腕横纹中央向肘横纹尺侧肱骨内上髁处推按，两手动作配合同时进行。

（3）术者拇指施力在患者结节处停留3～5秒，反复3～5次，力度由小到大，速度宜慢。

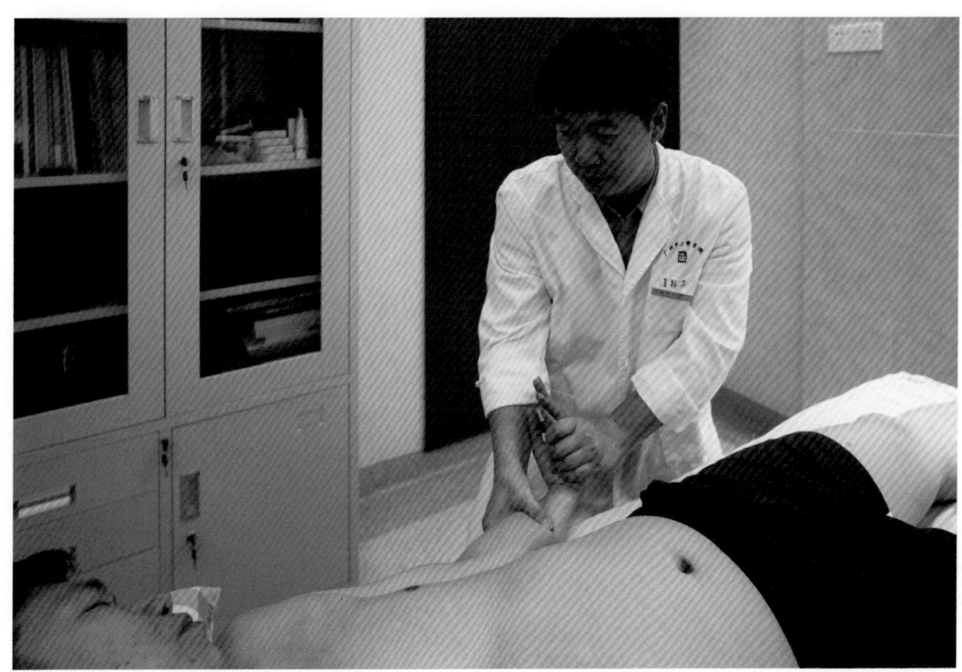

图2-1-66　指浅屈肌急性损伤期治疗图

四、激痛点治疗

（1）患者取坐位或卧位，腕关节屈曲，术者立于其患侧。

（2）术者一手固定患者腕关节，另一手拇指于患者肘横纹与腕横纹中上1/3处的内、外侧触及激痛点并标记后，拇指指腹由患者结节的一侧开始缓缓加力并向结节中央推移，当结节全部处于指腹下时停止加力，并维持3～5秒。然后徐徐减力，并推移至结节的另一侧。

（3）上述动作反复3～5次。

五、缓解期治疗

（1）患者肘关节伸展、旋后，腕关节背伸，其中要特别注意腕关节背伸动作，以感觉腕部桡骨区域疼痛为宜。

（2）术者一手固定患者腕关节并缓缓加深其腕关节背伸，另一手顺势由患者肘关节内后侧向下捋推。

（3）术者两手协调用力，在患者结节处停留3～5秒，反复3～5次，力度由小到大，速度宜慢。

六、功能锻炼

将腕关节、掌指关节、指间关节由中立位开始缓缓极度背伸，使指浅屈肌有紧张牵拉感，停留5秒，反复3次，逐次加大幅度，然后将患肢腕关节、掌指关节、指间关节由中立位屈曲，于腕关节、掌指关节、指间关节屈曲过程中进行对抗，停留3秒。

第二十三节　拇长、短伸肌损伤

一、解剖（图2-1-67、图2-1-68）

（1）拇长伸肌起自尺骨后面，止于拇指近节指骨底；拇短伸肌起自桡骨后面，止于拇指近节指骨底。

（2）神经支配：由桡神经支配，属第6~8颈神经节段。

（3）功能：伸拇指。

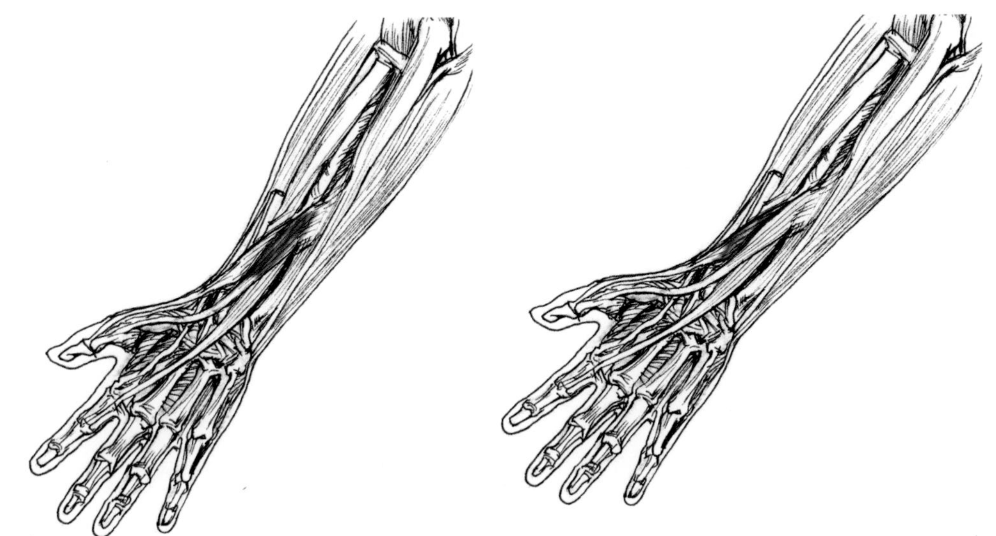

图2-1-67　拇长伸肌解剖示意图　　图2-1-68　拇短伸肌解剖示意图

二、损伤机制

（1）急性损伤：急性暴力钝挫伤，如跌仆时手掌着地，或用力过猛，使屈腕活动过度致伤。

（2）慢性劳损：长期使肘关节、腕关节处于反复屈伸的状态，如羽毛球运动员。

三、急性损伤期治疗（图2-1-69）

（1）患者坐位或仰卧位，伸腕关节并桡偏，拇指背伸。

（2）术者一手固定腕关节并维持拇指上述位置，另一手拇指沿患者肌纤维方向由远端向近端推按，两手动作配合同时进行。

（3）术者拇指施力在患者结节处停留3～5秒，反复3～5次，力度由小到大，速度宜慢。

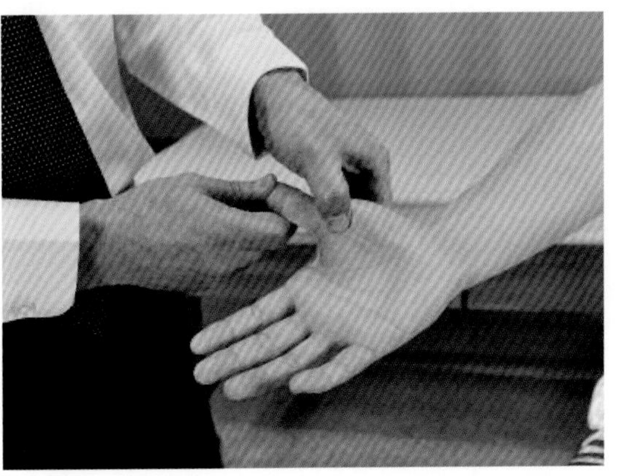

图2-1-69　拇长、短伸肌急性损伤期治疗图

四、激痛点治疗

（1）患者取坐位或卧位，伸腕桡偏并拇指伸直，术者立于其患侧。

（2）术者一手固定患者腕关节，另一手拇指于患者桡骨茎突上三横指处触及激痛点并标记后，拇指指腹由患者结节的一侧开始缓缓加力并向结节中央推移，当结节全部处于指腹下时停止加力，并维持3～5秒。然后徐徐减力，并推移至结节的另一侧。

（3）上述动作反复3～5次。

五、缓解期治疗

（1）患者坐位或仰卧位，伸腕关节并尺偏，拇指屈曲。

（2）术者一手固定患者腕关节并维持拇指屈曲位并缓缓加深拇指屈曲角度，另一手拇指由患者桡骨中下段向其拇指反向沿肌纤维方向捋按，两手协调用力，在患者结节处停留3～5秒，反复3～5次，力度由小到大，速度宜慢。

六．功能锻炼

患者将拇指由中立位开始缓缓极度屈曲内收，使拇长短伸肌有紧张牵拉感，停留5秒，反复3次，逐次加大幅度，然后将患肢拇指由中立位伸直并外展，于拇指伸直外展的过程中进行对抗，停留3秒。

第二十四节　拇长、短屈肌损伤

一、解剖（图2-1-70、图2-1-71）

（1）拇长屈肌起自桡骨近侧端前面，以长腱经腕管止于拇指远节指骨底；拇短屈肌起自屈肌支持带和大多角骨，止于拇指近节指骨底。

（2）神经支配：拇长屈肌由正中神经支配，属第6颈神经至第1胸神经节段；拇短屈肌由正中神经支配，属第6~7颈神经节段。

（3）功能：拇长屈肌屈拇指骨间关节和掌指关节，拇短屈肌屈拇指近节指骨。

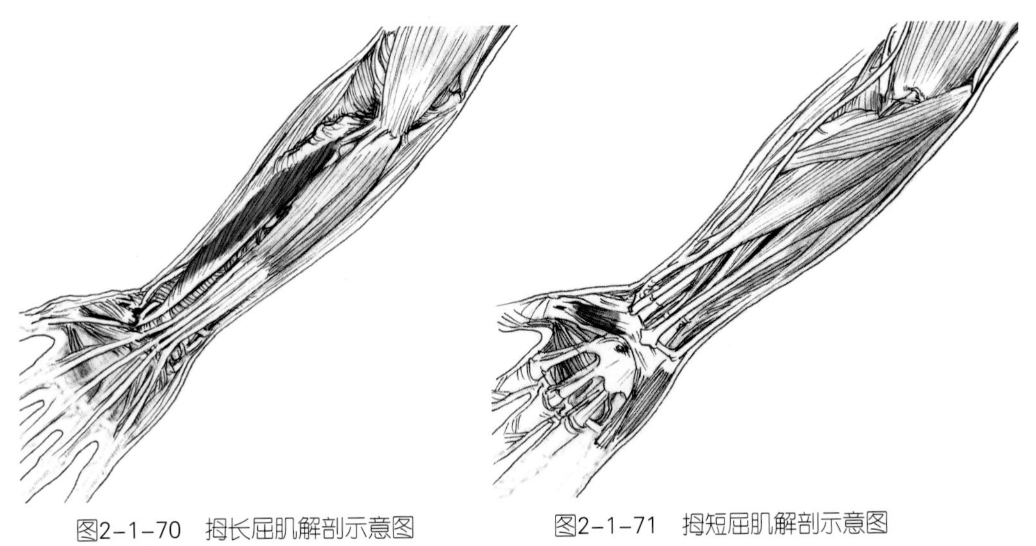

图2-1-70　拇长屈肌解剖示意图　　图2-1-71　拇短屈肌解剖示意图

二、损伤机制

（1）急性损伤：急性暴力性钝挫伤，如跌仆扭挫伤。

（2）慢性劳损：拇指长期屈伸内收损伤致病，如长时间玩手机游戏。

三、急性损伤期治疗（图2-1-72）

（1）患者坐位或卧位，前臂旋后并拇指屈曲，术者立于其患侧。

（2）术者一手固定患者患肢远端并保持拇指屈曲，另一手由患者拇指末端向掌根及桡骨远端推按，两手动作配合同时进行。

（3）术者拇指施力在患者结节处停留3～5秒，反复3～5次，力度由小到大，速度宜慢。

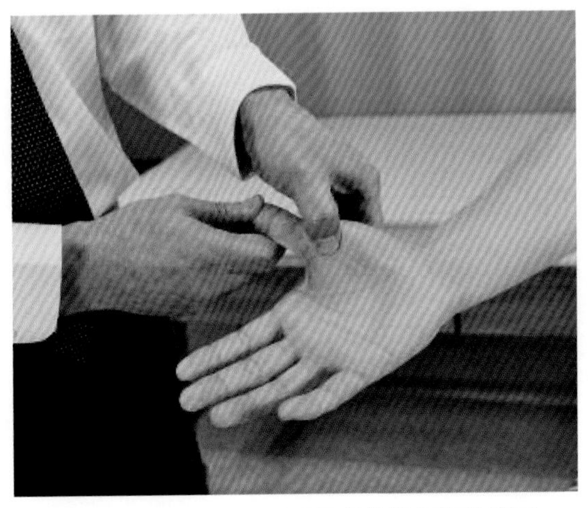

图2-1-72　拇长、短屈肌急性损伤期治疗图

四、激痛点治疗

（1）患者取坐位或卧位，前臂旋后并拇指屈曲，术者立于其患侧。

（2）术者一手固定患者腕关节，另一手拇指于患者桡骨中点及第1掌骨中点处触及激痛点并标记后，拇指指腹由患者结节的一侧开始缓缓加力并向结节中央推移，当结节全部处于指腹下时停止加力，并维持3～5秒。然后徐徐减力，并推移至结节的另一侧。

（3）上述动作反复3～5次。

五、缓解期治疗

（1）患者保持前臂中立位，拇指背伸。

（2）术者一手维持患者上述体位并缓缓加深其拇指背伸，另一手由患者桡骨中下段及腕横纹中央向拇指远端推按。

（3）术者两手协调用力，在患者结节处停留3～5秒，反复3～5次，力度由小到大，速度宜慢。

六、功能锻炼

将拇指由中立位开始缓缓极度外展，使拇收肌有紧张牵拉感，停留5秒，反复3次，逐次加大幅度，然后将患肢拇指由中立位内收屈曲并向食指靠拢，于拇指运动的过程中进行对抗，停留3秒。

第二十五节　拇收肌损伤

一、解剖（图2-1-73、图2-1-74）

（1）起自屈肌支持带、头状骨和第2、3掌骨，止于拇指近节指骨底。

（2）神经支配：由尺神经支配，属第8颈神经节段。

（3）功能：内收拇指和屈拇指近节指骨。

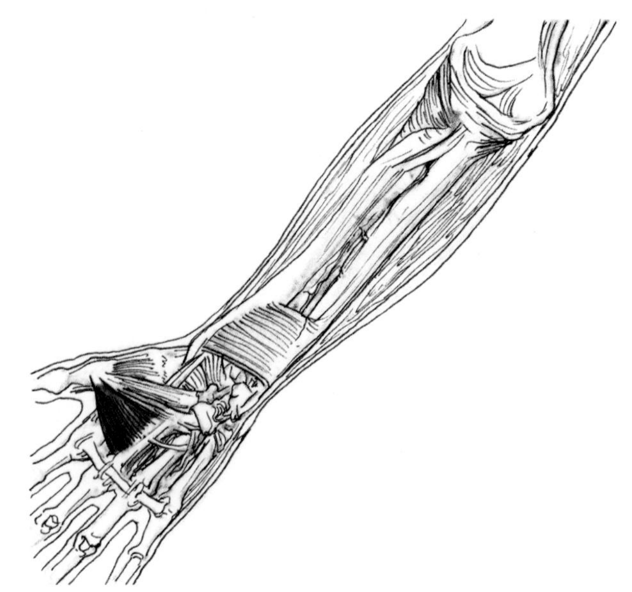

图2-1-73　拇收肌解剖示意图

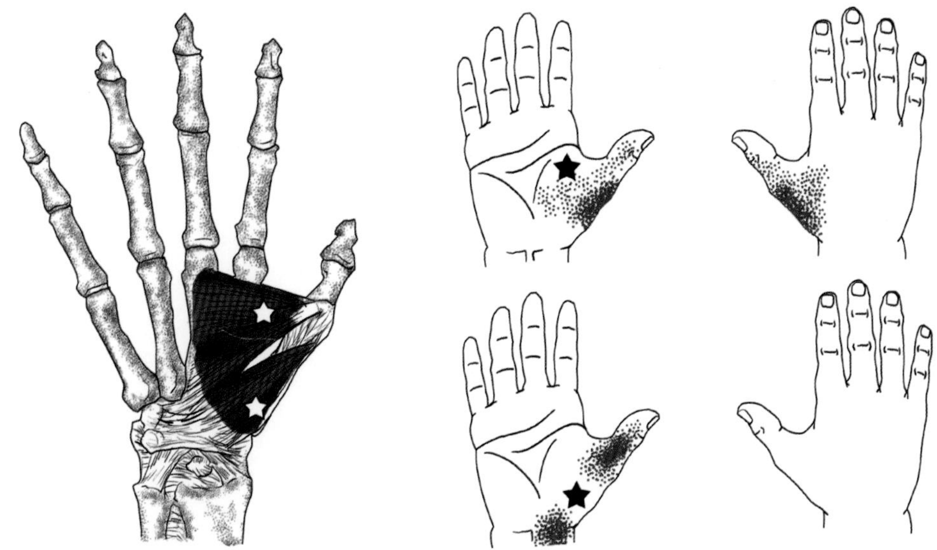

图2-1-74　拇收肌解剖位置及体表反应点示意图

二、损伤机制

（1）急性损伤：急性暴力性钝挫伤，如跌仆扭挫伤。

（2）慢性劳损：拇指长期屈伸内收损伤致病，如长时间玩手机游戏。

三、急性损伤期治疗（图2-1-75）

（1）患者坐位或仰卧位，伸腕关节并拇指内收。

（2）术者一手固定患者腕关节并维持拇指内收位，另一手拇指由患者拇指近节指骨基底部向患者掌中线沿肌纤维方向推按，两手动作配合同时进行。

（3）术者拇指施力在患者结节处停留3～5秒，反复3～5次，力度由小到大，速度宜慢。

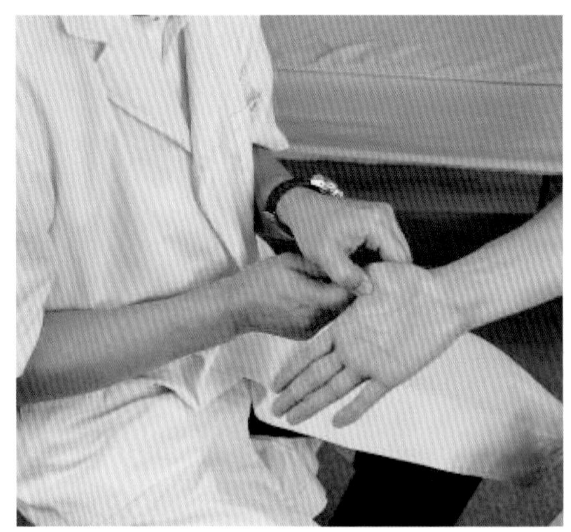
图2-1-75　拇收肌急性损伤期治疗图

四、激痛点治疗

（1）患者取坐位或卧位，伸腕关节并拇指内收，术者立于其患侧。

（2）术者一手固定患者腕关节，另一手拇指于患者第1掌骨中点与第2掌骨中点之间触及激痛点并标记后，拇指指腹由患者结节的一侧开始缓缓加力并向结节中央推移，当结节全部处于指腹下时停止加力，并维持3～5秒。然后徐徐减力，并推移至结节的另一侧。

（3）上述动作反复3～5次。

五、缓解期治疗

（1）患者坐位，拇指外展。

（2）术者一手固定患者上述体位并缓缓加深其拇指外展，另一手由患者掌中线向患者拇指掌指关节推按，两手协调用力，在患者结节处停留3～5秒，反复3～5次，力度由小到大，速度宜慢。

六、功能锻炼

将拇指由中立位开始缓缓极度外展，使拇收肌有紧张牵拉感，停留5秒，反复3次，逐次加大幅度，然后将患肢拇指由中立位内收屈曲并向食指靠拢，于拇指运动的过程中进行对抗，停留3秒。

第二章 下肢肌肉损伤

第一节 臀大肌损伤

一、解剖（图2-2-1、图2-2-2）

（1）起自髂骨外面和骶、尾骨的后面，肌束斜向外下，止于股骨的臀肌粗隆和髂胫束。

（2）神经支配：由臀下神经支配，属第4腰神经至第5骶神经节段。

（3）功能：伸髋关节，使髋关节旋外；下肢固定时，能伸直躯干，防止躯干前倾，是维持人体直立的重要肌肉。

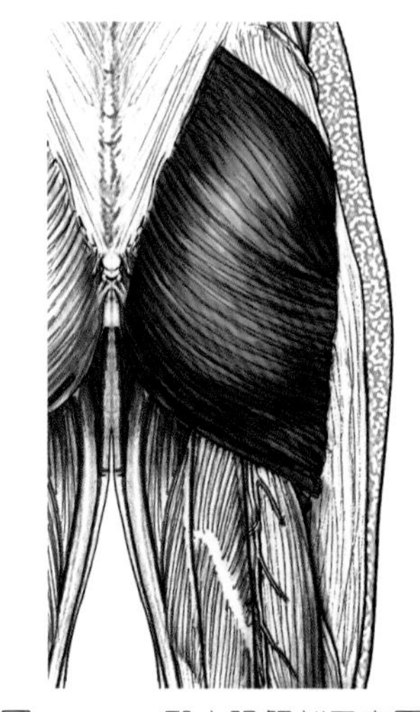

图2-2-1 臀大肌解剖示意图

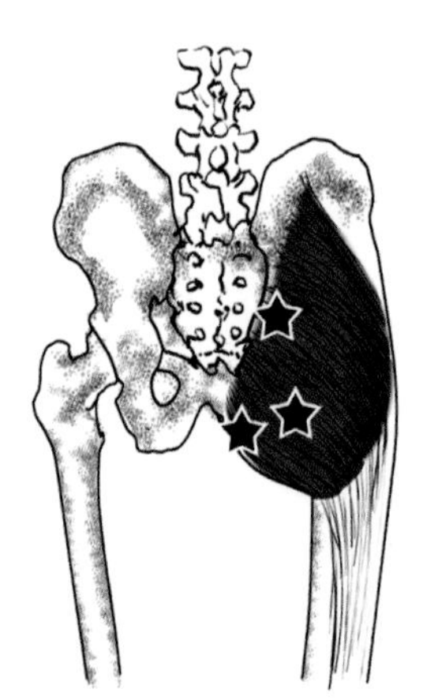
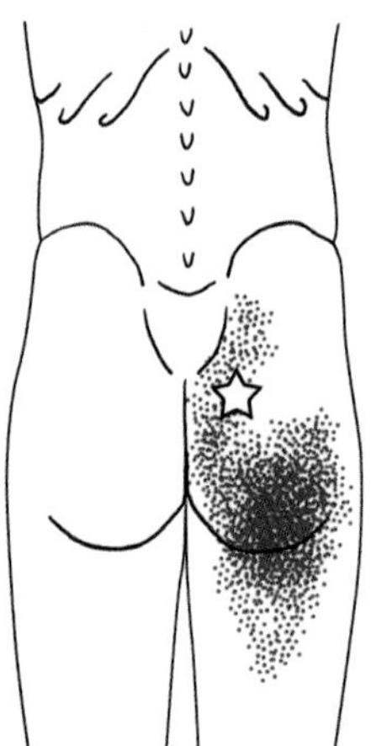
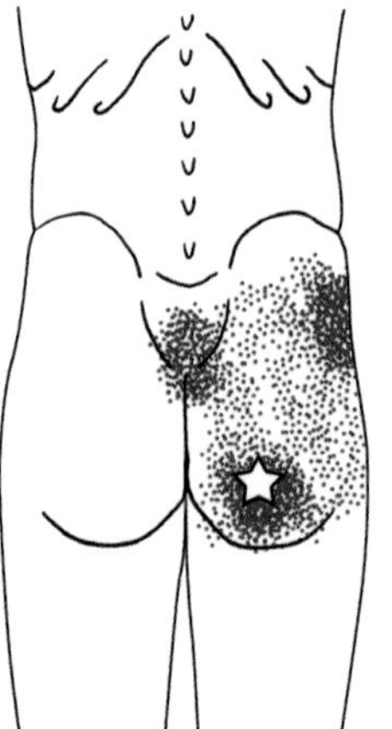
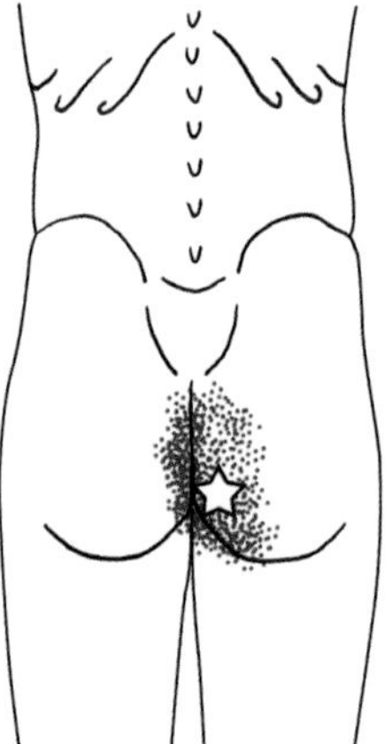

图2-2-2 臀大肌解剖位置及体表反应点示意图

二、损伤机制

（1）急性损伤：运动伤害或突然跌倒直接受伤。

（2）慢性劳损：髋关节长期处于屈曲并内收状态，如久坐并跷二郎腿等。

三、急性损伤期治疗（图2-2-3）

（1）患者侧卧位或俯卧位，术者立于患者患侧。

（2）术者一手固定患者髂嵴，另一手掌根或拇指由患者臀横纹起沿肌纤维方向向下推按，两手动作配合同时进行。

（3）术者施力在患者结节处停留3～5秒，反复3～5次，力度由小到大，速度宜慢。

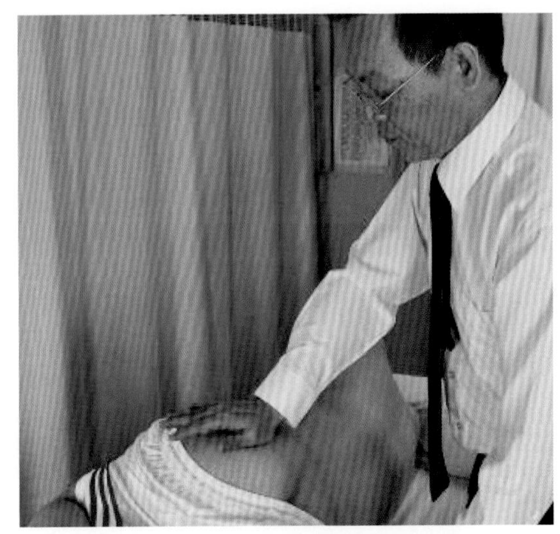

图2-2-3　臀大肌急性损伤期治疗图

四、激痛点治疗

（1）患者侧卧位或俯卧位，稍屈髋屈膝，术者立于患者患侧。

（2）术者双手拇指叠加，在患者股骨大转子与尾骨的连线上，触及激痛点并标记后，拇指指腹由患者结节的一侧开始缓缓加力并向结节中央推移，当结节全部处于指腹下时停止加力，并维持3～5秒。然后徐徐减力，并推移至结节的另一侧。

（3）上述动作反复3～5次。

五、缓解期治疗

（1）患者侧卧，患侧屈髋屈膝，术者一手固定患者膝关节并引导患者髋关节屈曲，另一手顺势由患者股骨大转子沿肌纤维方向向上推按，以患者感觉腹股沟区域有牵拉感为宜。

（2）术者两手协调用力，在患者结节处停留3～5秒，反复3～5次，力度由小到大，速度宜慢。

六、功能锻炼

患者仰卧，屈髋屈膝，双手环抱膝关节，将髋关节由中立位开始缓缓极度屈曲并内收，使臀大肌有紧张牵拉感，停留5秒，反复3次，逐次加大幅度，然后将患侧下肢髋关节从屈曲逐渐伸直，于髋关节伸直过程中进行对抗，停留3秒。

第二节　臀中肌损伤

一、解剖（图2-2-4、图2-2-5）

（1）起自髂骨外面（臀前线及臀后线之间），止于股骨大转子。

（2）神经支配：由臀上神经支配，属第4腰神经至第1骶神经节段。

（3）功能：外展髋关节。

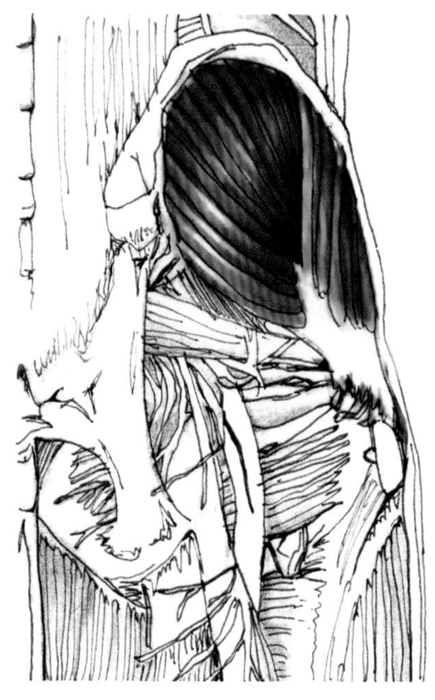

图2-2-4　臀中肌解剖示意图

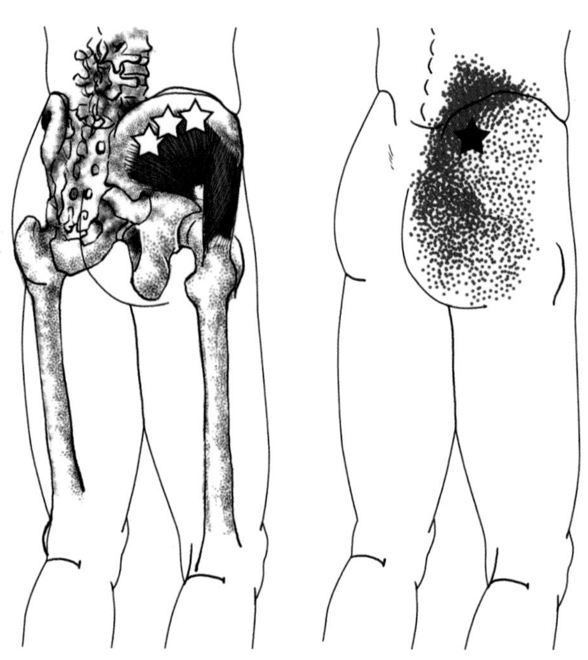

图2-2-5　臀中肌解剖位置及体表反应点示意图

二、损伤机制

（1）急性损伤：运动伤害或突然跌倒直接受伤。

（2）慢性劳损：髋关节长期处于外展或长期负重状态，如久坐或站立时习惯单侧用力负重。

三、急性损伤期治疗（图2-2-6）

（1）患者俯卧位或侧卧位，术者立于其患侧。

（2）术者一手固定患者髂嵴，另一手掌根或拇指由患者股骨大转子起沿肌纤维方向推按，两手动作配合同时进行。

（3）术者施力在患者结节处停留3～5秒，反复3～5次，力度由小到大，速度宜慢。

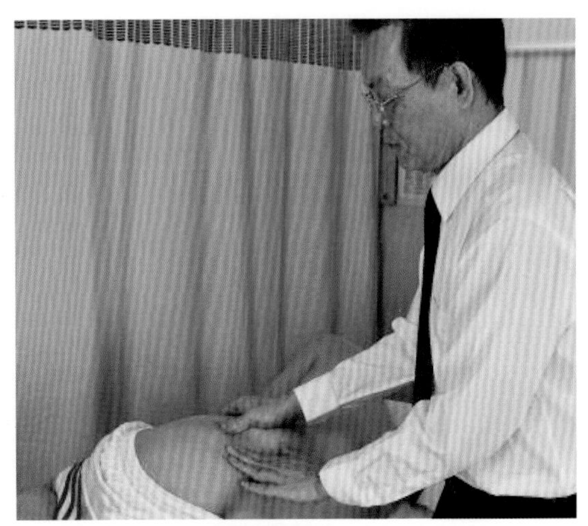

图2-2-6　臀中肌急性损伤期治疗图

四、激痛点治疗

（1）患者患侧俯卧或侧卧，微屈髋屈膝，术者立于其患侧。

（2）术者一手固定患者患侧下肢，另一手拇指在患者髂嵴外侧面的中点下两横指处触及激痛点并标记后，拇指指腹由患者结节的一侧开始缓缓加力并向结节中央推移，当结节全部处于指腹下时停止加力，并维持3～5秒。然后徐徐减力，并推移至结节的另一侧。

（3）上述动作反复3～5次。

五、缓解期治疗

（1）患者仰卧，屈髋屈膝，术者用一侧大腿抵住并固定患者膝关节，使其缓缓加深屈髋屈膝的角度，一手引导患者患侧髋内收，另一手拇指顺势沿肌纤维向下推按。

（2）术者两手协调用力，在患者结节处停留3～5秒，反复3～5次，力度由小到大，速度宜慢。

六、功能锻炼

患者仰卧位，一手牵拉患侧踝关节，一手固定对侧髋关节，将髋关节由中立位开始缓缓极度内收，使臀中肌有紧张牵拉感，停留5秒，反复3次，逐次加大幅度，然后将患侧下肢外展，固定踝关节的手于髋关节伸直过程中进行对抗，停留3秒。

第三节　臀小肌损伤

一、解剖（图2-2-7、图2-2-8）

（1）起自髂骨外面（臀前线及臀下线之间），止于股骨大转子。

（2）神经支配：由臀上神经支配，属第4腰神经至第1骶神经节段。

（3）功能：外展髋关节。

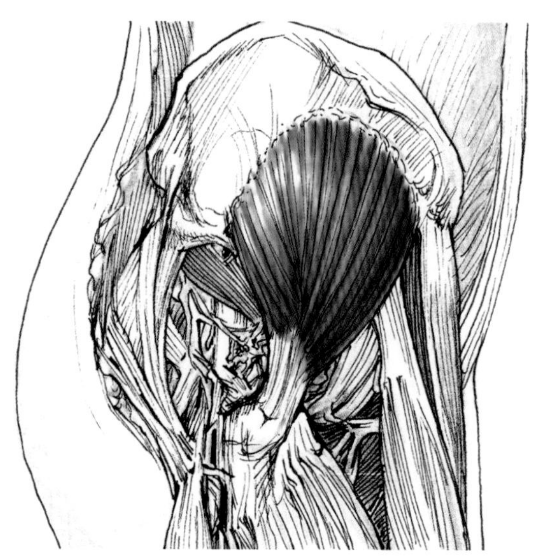

图2-2-7　臀小肌解剖示意图

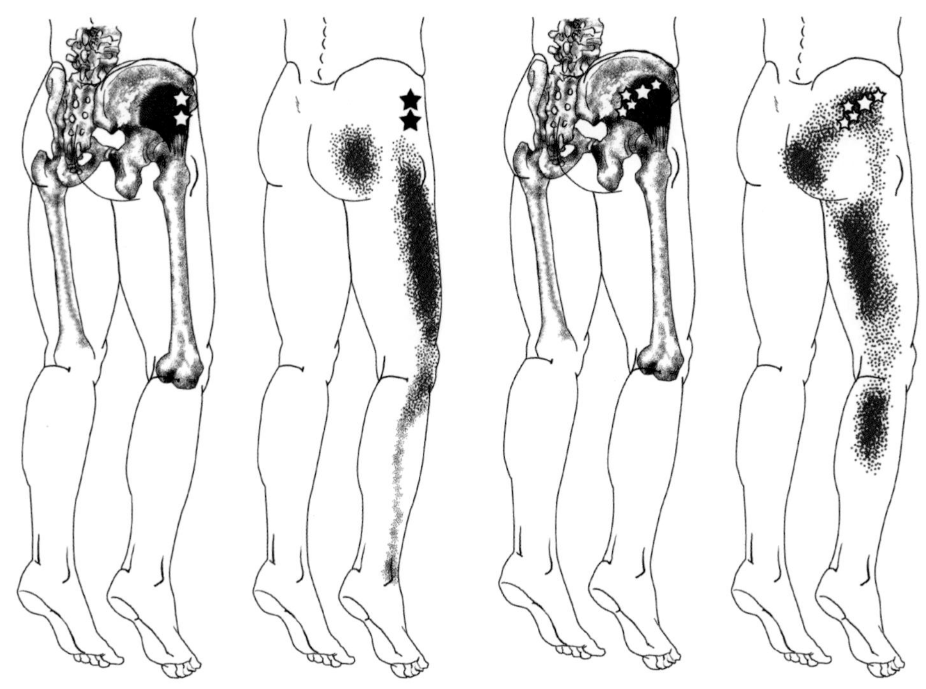

图2-2-8　臀小肌解剖位置及体表反应点示意图

二、损伤机制

（1）急性损伤：运动伤害或突然跌倒直接受伤。

（2）慢性劳损：髋关节长期处于外展或长期负重状态，如久坐或站立时习惯单侧用力负重。

三、急性损伤期治疗（图2-2-9）

（1）患者俯卧位或侧卧位，术者立于患者一侧，一手固定其下肢，另一手掌根或拇指由患者股骨大转子起沿肌纤维方向推按，两手动作配合同时进行。

（2）术者施力在患者结节处停留3～5秒，反复3～5次，力度由小到大，速度宜慢。

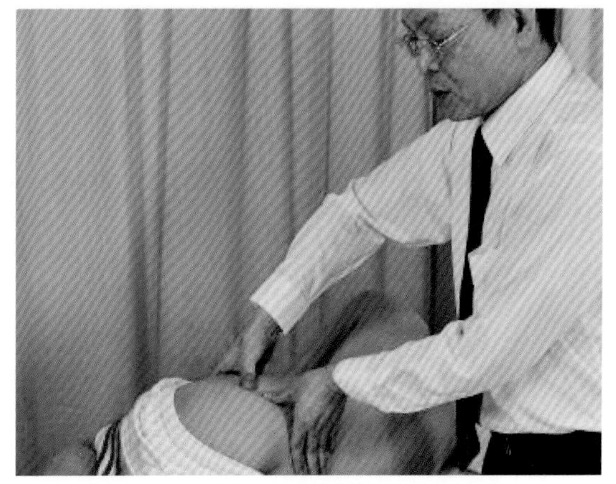

图2-2-9　臀小肌急性损伤期治疗图

四、激痛点治疗

（1）患者俯卧位或侧卧位，术者立于其患侧。

（2）术者两手拇指叠加，在患者髂骨嵴与股骨大转子之间触及激痛点并标记后，拇指指腹由患者结节的一侧开始缓缓加力并向结节中央推移，当结节全部处于指腹下时停止加力，并维持3～5秒。然后徐徐减力，并推移至结节的另一侧。

（3）上述动作反复3～5次。

五、缓解期治疗

（1）患者侧卧，屈髋屈膝，术者引导患者髋关节屈曲内收并内旋。

（2）术者一侧大腿抵于患者膝关节处维持固定并缓缓加深患者屈髋屈膝的角度，另两手拇指由患者髂翼中部沿肌纤维方向推按，两手协调用力，在患者结节处停留3～5秒，反复3～5次，力度由小到大，速度宜慢。

六、功能锻炼

患者仰卧，术者一手握患者踝关节，另一手固定患者对侧髋关节，将髋关节由中立位开始缓缓极度内收并外旋，使臀小肌有紧张牵拉感，停留5秒，反复3次，逐次加大幅度，然后将患侧下肢髋关节外展并内旋，固定踝关节并于髋关节外展内旋过程中进行对抗，停留3秒。

第四节　梨状肌损伤

一、解剖（图2-2-10、图2-2-11）

（1）起自骶骨前面，向外经坐骨大孔，止于股骨大转子。

（2）神经支配：由梨状肌神经支配，属第1~2骶神经节段。

（3）功能：使髋关节外展和旋外。

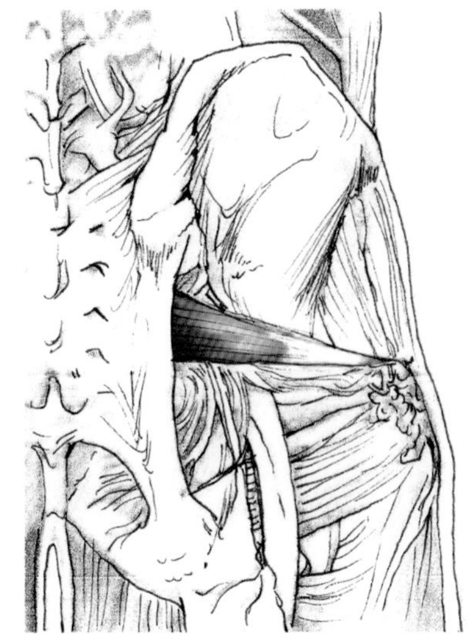

图2-2-10　梨状肌解剖示意图

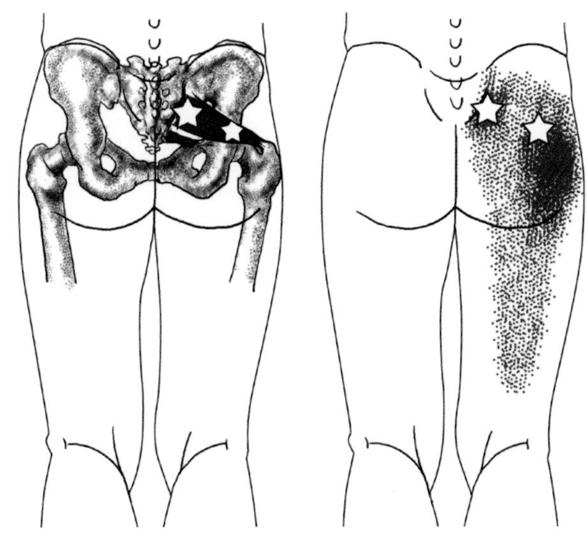

图2-2-11　梨状肌解剖位置及体表反应点示意图

二、损伤机制

（1）急性损伤：负载过重或运动伤害，如髋部扭转时，髋关节急剧外旋导致梨状肌猛烈收缩，或者髋关节突然内收内旋，使梨状肌突然内旋受到牵拉而致伤。

（2）慢性劳损：髋关节长期处于外展外旋状态，如久坐或长期开车。

三、急性损伤期治疗（图2-2-12）

（1）患者侧卧位，屈曲内收内旋髋关节。

（2）术者先定位患者的梨状肌体表投影再双手拇指叠加，由患者大转子上缘向骶骨中间顺着肌纤维方向进行推按，两手动作配合同时进行。

（3）术者施力在患者结节处停留3～5秒，反复3～5次，力度由小到大，速度宜慢。

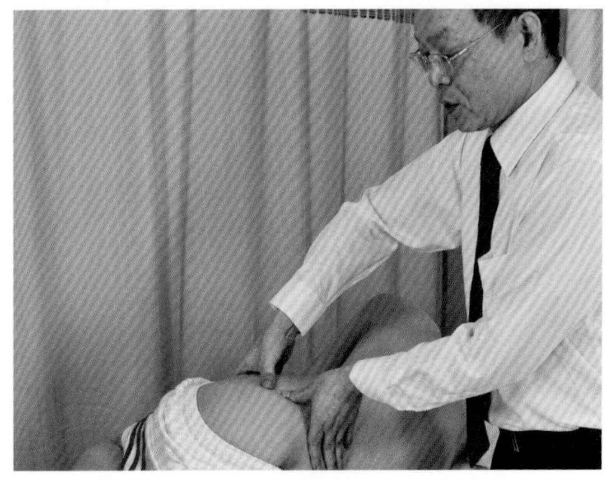

图2-2-12　梨状肌急性损伤期治疗图

四、激痛点治疗

（1）患者俯卧位或侧卧位，术者立于其患侧。

（2）术者两手拇指在患者髂后下棘与股骨大转子连线的中点沿臀大肌纤维延伸到梨状肌触及激痛点并标记后，术者拇指指腹由患者结节的一侧开始缓缓加力并向结节中央推移，当结节全部处于指腹下时停止加力，并维持3～5秒。然后徐徐减力，并推移至结节的另一侧。

（3）上述动作反复3～5次。

五、缓解期治疗

（1）患者俯卧，术者使患者髋关节屈曲内收并外旋，操作时要注意外旋这个手法。

（2）术者一手固定患者踝关节并缓缓加深其外旋的角度，另一手由患者股骨大转子向内上方推按，两手协调用力，在患者结节处停留3～5秒，反复3～5次，力度由小到大，速度宜慢。

六、功能锻炼

患者仰卧，屈髋屈膝，术者一手握患者踝关节，另一手固定其膝关节，将髋关节由中立位开始缓缓极度内旋，使梨状肌有紧张牵拉感，停留5秒，反复3次，逐次加大幅度，然后将患侧下肢髋关节外旋，于髋关节外旋过程中进行对抗，停留3秒。

第五节　缝匠肌损伤

一、解剖（图2-2-13、图2-2-14）

（1）起自髂前上棘，经大腿前面转向内下侧，止于胫骨上端的内侧面。

（2）神经支配：由股神经支配，属第2~3腰神经节段。

（3）功能：屈髋关节和膝关节，使小腿旋内。

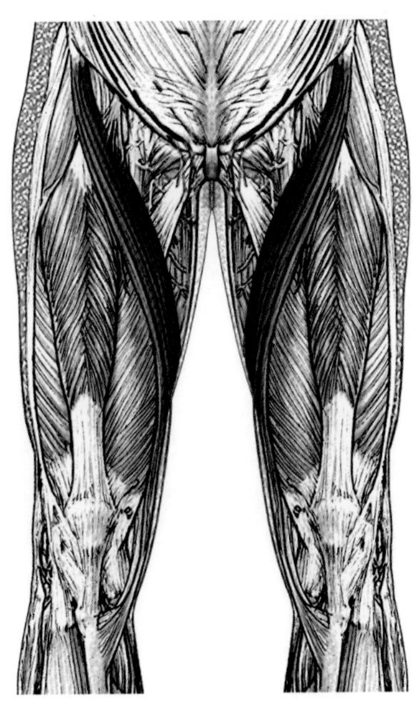

图2-2-13 缝匠肌解剖示意图

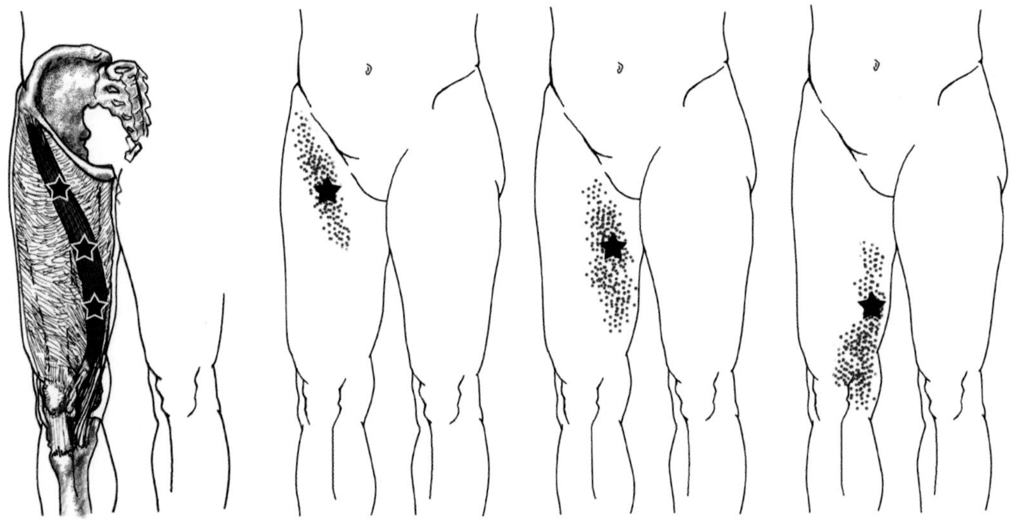

图2-2-14 缝匠肌解剖位置及体表反应点示意图

二、损伤机制

（1）急性损伤：直接暴力钝挫致伤或间接暴力损伤，如举重、踢足球等需要较大爆发力时。

（2）慢性劳损：髋关节膝关节同时长期处于屈曲状态，如久坐或长时间深蹲动作。

三、急性损伤期治疗（图2-2-15）

（1）患者仰卧，屈髋屈膝，外旋并外展髋关节。

（2）术者立于患者患侧，一手固定其膝关节，另一手拇指或手掌小鱼际由膝关节内侧上沿肌纤维向上推按，两手动作配合同时进行。

（3）术者施力在患者结节处停留3～5秒，反复3～5次，力度由小到大，速度宜慢。

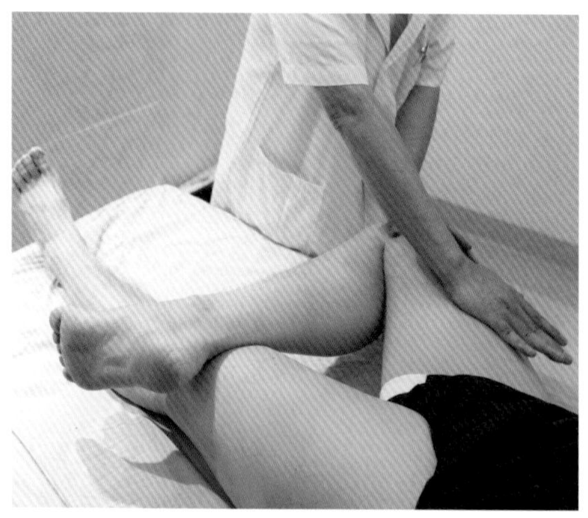

图2-2-15　缝匠肌急性损伤期治疗图

四、激痛点治疗

（1）患者仰卧，屈髋屈膝，术者立于其患侧。

（2）术者一手固定患者下肢并屈髋屈膝，另一手于腹股沟韧带中点下两横指，髂前上缘胫骨内侧髁连线的中点，胫骨内侧髁上两横指处触及激痛点并标记后，拇指指腹由患者结节的一侧开始缓缓加力并向结节中央推移，当结节全部处于指腹下时停止加力，并维持3～5秒。然后徐徐减力，并推移至结节的另一侧。

（3）上述动作反复3～5次。

五、缓解期治疗

（1）患者取仰卧位或侧卧位，将髋关节过伸及膝关节屈曲，术者一手固定患者膝关节并缓缓加深髋关节背伸及膝关节屈曲角度，另一手顺势由患者髂前下棘沿肌纤维方向向下进行捋推，两手协调用力，在患者结节处停留3～5秒。

（2）上述动作反复3～5次，力度由小到大，速度宜慢。

六、功能锻炼

患者仰卧，将髋关节由中立位开始缓缓极度屈曲并内旋，膝关节屈曲，使缝匠肌有紧张牵拉感，停留5秒，反复3次，逐次加大幅度，然后将患侧下肢髋关节屈曲并外旋，膝关节伸直，于髋关节膝关节运动过程中进行对抗，停留3秒。

第六节　股四头肌损伤

一、解剖（图2-2-16、图2-2-17）

（1）起端有四个头，即股直肌、股内侧肌、股外侧肌和股中间肌，其中股直肌位于大腿前面，起自髂前下棘；股内、外侧肌分别位于股直肌的内、外侧，起自股骨粗线的内、外侧唇；股中间肌位于股直肌深面，在股内、外侧肌之间，起自股骨体前面。四个头向下形成一个腱，包绕髌骨的前面和两侧缘，并向下延续为髌韧带，止于胫骨粗隆。

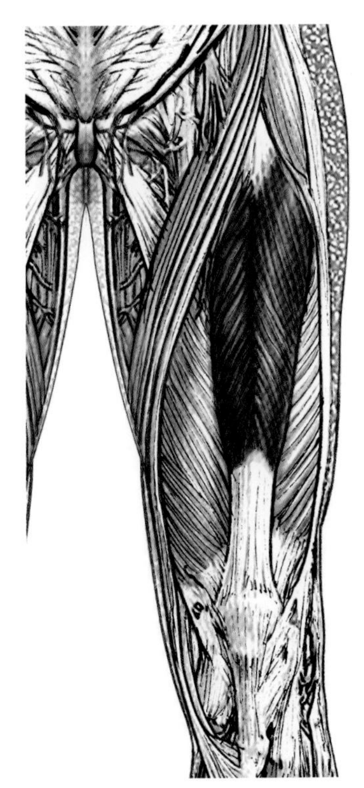

图2-2-16　股四头肌解剖示意图

（2）神经支配：由股神经支配，属第2~4腰神经节段。

（3）功能：伸膝关节，其中股直肌可屈髋关节。当小腿屈曲，叩击髌韧带时，可引出膝跳反射（伸小腿动作）。

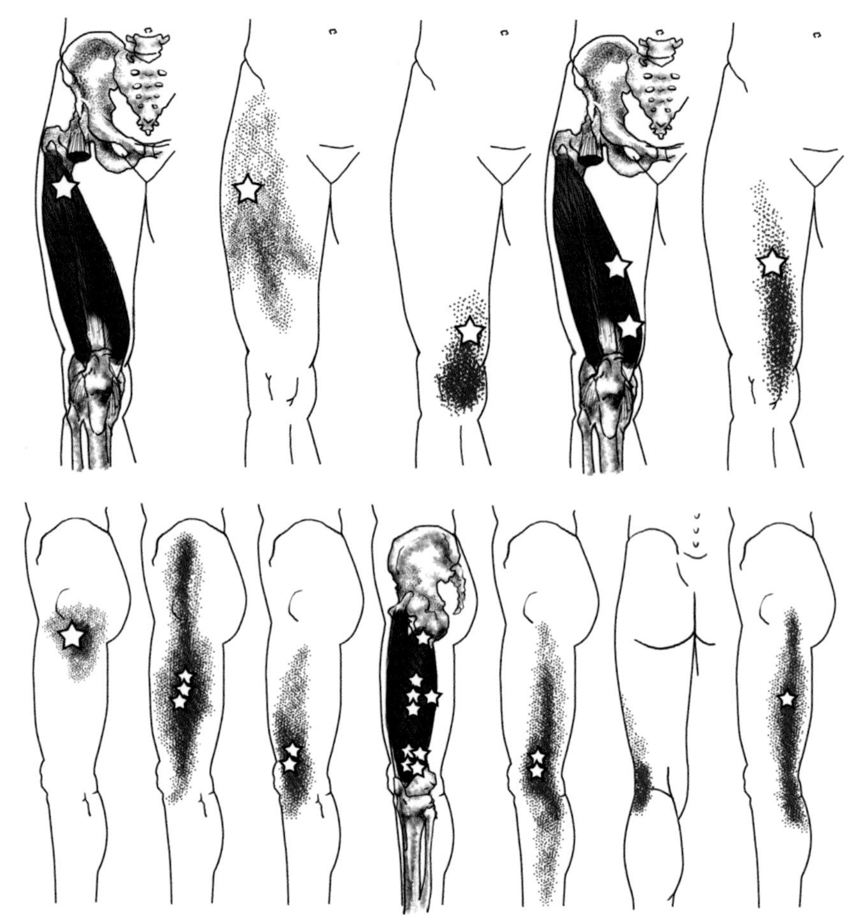
图2-2-17　股四头肌解剖位置及体表反应点示意图

二、损伤机制

（1）急性损伤：直接暴力钝挫致伤或间接暴力损伤，如举重、踢足球等需要较大爆发力时。

（2）慢性劳损：髋关节和膝关节同时长期处于屈曲状态，如久坐或长时间的深蹲动作致伤。

三、急性损伤期治疗（图2-2-18）

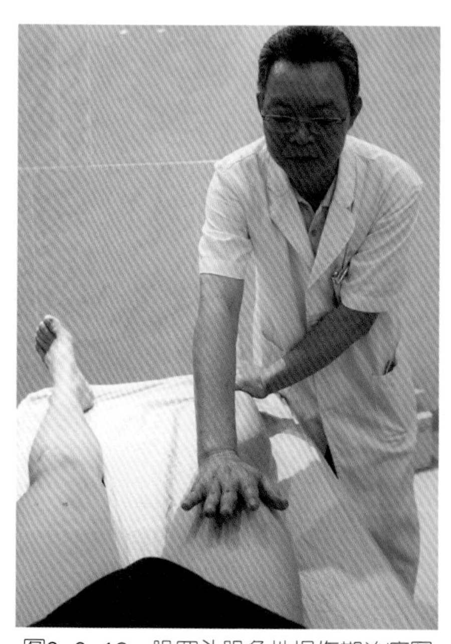
图2-2-18　股四头肌急性损伤期治疗图

（1）患者仰卧，患侧下肢处于中立位。

（2）术者立于患者患侧，一手固定患者膝关节，另一手拇指或掌根由患者髌骨沿肌纤维走向向上推按，两手动作配合同时进行。

（3）术者施力在患者结节处停留3～5秒，反复3～5次，力度由小到大，速度宜慢。

四、激痛点治疗

（1）患者仰卧，于中立位伸髋伸膝，术者立于患者患侧。

（2）术者一手固定患者下肢，另一手拇指分别于患者胫骨上缘内侧上四横指处、髌骨外上缘四横指处、髂前上棘与髌骨上缘中间以及股直肌激痛点下方触及激痛点并标记后，拇指指腹由患者结节的一侧开始缓缓加力并向结节中央推移，当结节全部处于指腹下时停止加力，并维持3～5秒。然后徐徐减力，并推移至结节的另一侧。

（3）上述动作反复3～5次。

五、缓解期治疗

（1）患者取仰卧位、俯卧位或侧卧位，髋关节自然伸直，做膝关节屈曲的动作，以感觉深部膝关节疼痛为宜。

（2）术者一手固定患者膝关节并缓缓加深膝关节屈曲角度，另一手拇指由患者髂前上棘沿肌纤维方向向下进行推按。

（3）术者两手协调用力，在患者结节处停留3～5秒，反复3～5次，力度由小到大，速度宜慢。

六、功能锻炼

患者仰卧位，患侧下肢悬于床边，将髋关节由中立位开始缓缓极度过伸并膝关节极度屈曲，使股四头肌有紧张牵拉感，停留5秒，反复3次，逐次加大幅度，然后将患侧下肢髋关节屈曲，膝关节伸直，于髋关节屈曲膝关节伸直过程中进行对抗，停留3秒。

第七节　半腱肌、半膜肌损伤

一、解剖（图2-2-19、图2-2-20）

（1）半腱肌起自坐骨结节，止于胫骨上端的内侧；半膜肌起自坐骨结节，止于胫骨内侧髁的后面。

（2）神经支配：由坐骨神经支配，属第4腰神经至第2骶神经节段。

（3）功能：屈膝关节，伸髋关节，使小腿旋内。

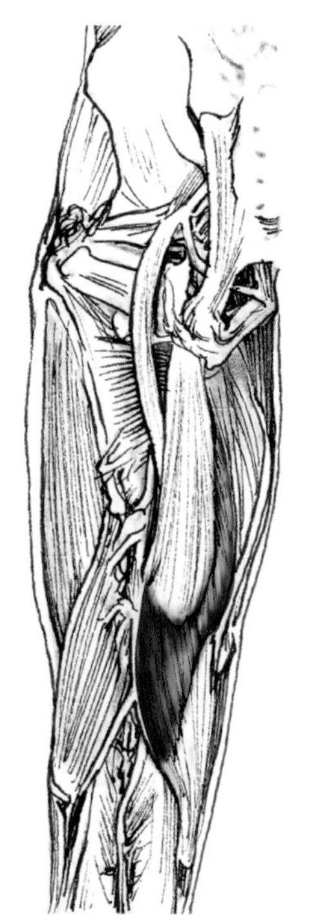

图2-2-19　半腱肌、半膜肌解剖示意图

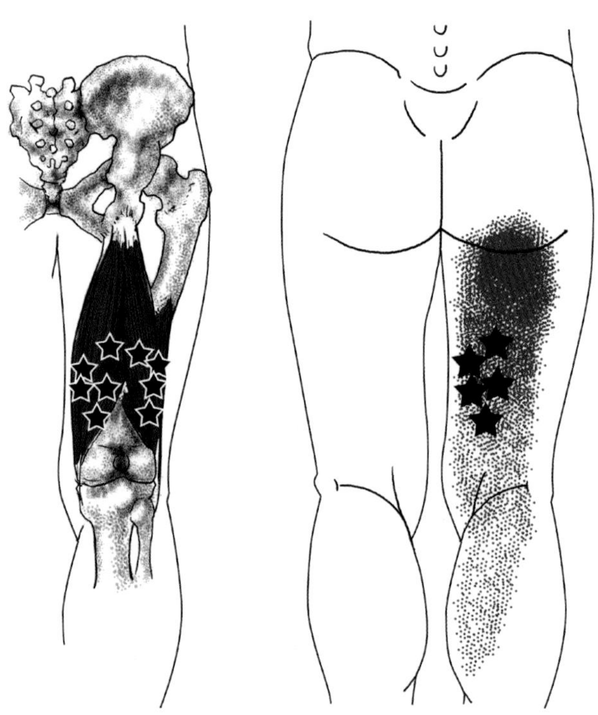

图2-2-20　半腱肌、半膜肌解剖位置及体表反应点示意图

二、损伤机制

（1）急性损伤：运动伤害或突然跌倒，如跑步起跑或跑步中突然提速导致受伤。

（2）慢性劳损：长期坐姿或卧床而导致肌肉过度紧缩致伤。

三、急性损伤期治疗（图2-2-21）

（1）患者俯卧，髋下垫枕，术者立于患者患侧。

（2）术者一手固定患者小腿，另一手由患者腘窝向臀横纹推按，两手动作配合同时进行。

（3）术者施力在患者结节处停留3～5秒，反复3～5次，力度由小到大，速度宜慢。

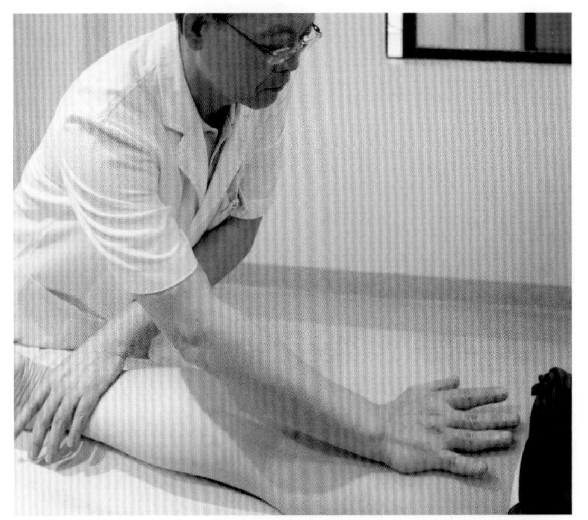

图2-2-21　半腱肌、半膜肌急性损伤期治疗图

四、激痛点治疗

（1）患者俯卧位，踝关节垫枕，膝关节稍屈曲，术者立于患侧。

（2）术者一手固定患者膝关节，另一手于患者半腱肌至坐骨结节与股骨内侧髁的中点及半膜肌、半腱肌与股二头肌长头所形成的“V”字交叉点且长头的内侧触及激痛点并标记后，拇指指腹由患者结节的一侧开始缓缓加力并向结节中央推移，当结节全部处于指腹下时停止加力，并维持3～5秒。然后徐徐减力，并推移至结节的另一侧。

（3）上述动作反复3～5次。

五、缓解期治疗

（1）患者俯卧，膝关节伸直。

（2）术者引导患者髋关节由屈曲-外展-外旋向屈曲-内收-内旋正向进行牵拉。一手固定患者膝关节并缓缓加深其内收内旋，另一手于患者大腿后侧由坐骨结节沿肌纤维方向进行推按，两手协调用力，在患者结节处停留3～5秒，反复3～5次，力度由小到大，速度宜慢。

六、功能锻炼

患者仰卧，将髋关节由中立位开始缓缓极度屈曲，膝关节稍过伸并外旋，使半腱肌、半膜肌有紧张牵拉感，停留5秒，反复3次，逐次加大幅度，然后将患侧下肢髋关节从屈曲逐渐伸直，膝关节由伸直至屈曲，于髋关节伸直、膝关节屈曲过程中进行对抗，停留3秒。

第八节　股薄肌损伤

一、解剖（图2-2-22、图2-2-23）

（1）起自耻骨下支前面，止于胫骨上端的内侧面。

（2）神经支配：由闭孔神经支配，属第2~3腰神经节段。

（3）功能：内收、外旋髋关节。

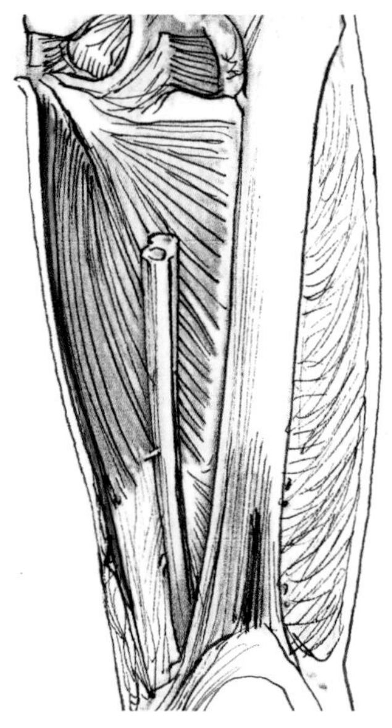

图2-2-22　股薄肌解剖示意图

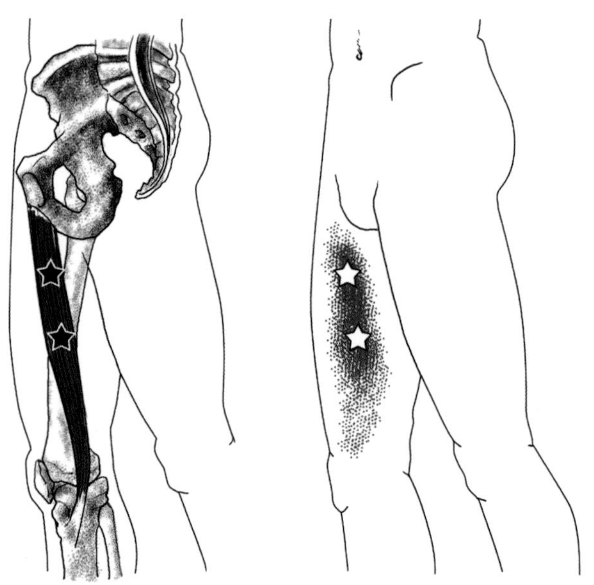

图2-2-23　股薄肌解剖位置及体表反应点示意图

二、损伤机制

（1）急性损伤：突然跌倒损伤或运动损伤，如骑马以及足球运动员铲球、网球运动员跨步救球等致伤。

（2）慢性劳损：髋关节、膝关节同时长期处于内收屈曲状态，久坐或长期盘腿或跷二郎腿致伤。

三、急性损伤期治疗（图2-2-24）

（1）患者仰卧位，屈髋屈膝并外展健侧髋关节，患肢足底固定在健侧膝关节的内侧。

（2）术者立于患者患侧，一手固定其膝关节内侧，另一手拇指由其膝关节内侧向耻骨联合方向推按，两手动作配合同时进行。

（3）术者施力在患者结节处停留3～5秒，反复3～5次，力度由小到大，速度宜慢。

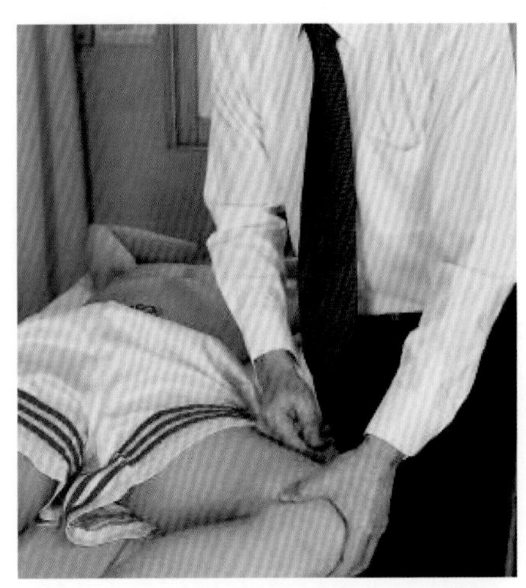

图2-2-24　股薄肌急性损伤期治疗图

四、激痛点治疗

（1）患者患侧下卧位，膝关节屈曲，健侧伸直，患侧大腿内侧充分暴露。

（2）术者一手固定患者膝关节，另一手拇指在患者耻骨结节与胫骨内侧髁连线中上1/3处触及激痛点并标记后，拇指指腹由患者结节的一侧开始缓缓加力并向结节中央推移，当结节全部处于指腹下时停止加力，并维持3～5秒。然后徐徐减力，并推移至结节的另一侧。

（3）上述动作反复3～5次。

五、缓解期治疗

（1）患者取仰卧位，术者引导患者做髋关节外展及伸展动作。

（2）术者一手固定患者髋关节并缓缓加深其外展的角度，另一手拇指由患者耻骨结节向膝关节内侧方向推按。

（3）术者两手协调用力，在患者结节处停留3～5秒，反复3～5次，力度由小到大，速度宜慢。

六、功能锻炼

患者仰卧，患肢悬于床边， 将髋关节由中立位开始缓缓极度外展，膝关节伸直，使股薄肌有紧张牵拉感，停留5秒，反复3次，逐次加大幅度，然后将患侧下肢髋关节内收，膝关节屈曲并内旋，于髋关节内收、膝关节屈曲过程中进行对抗，停留3秒。

第九节　耻骨肌损伤

一、解剖（图2-2-25、图2-2-26）

（1）起自耻骨梳附近，止于股骨肌线。

（2）神经支配：由股神经及闭孔神经支配，属第2~4腰神经节段。

（3）功能：内收、外旋髋关节。

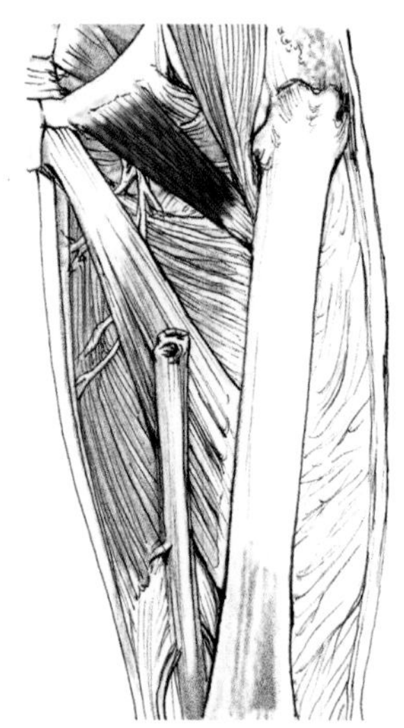

图2-2-25　耻骨肌解剖示意图

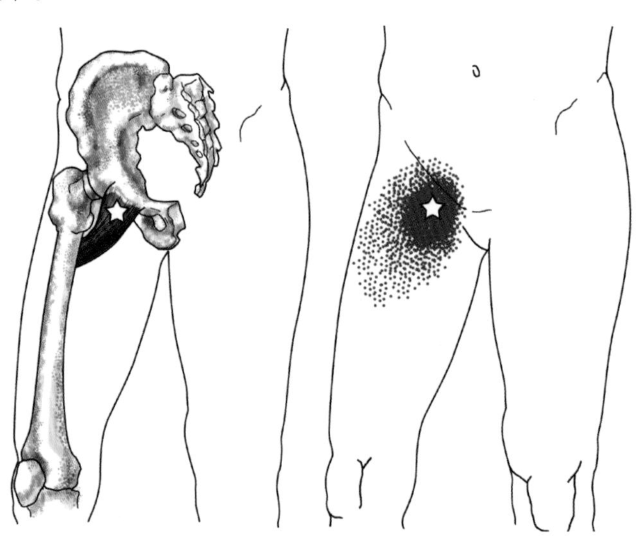

图2-2-26　耻骨肌解剖位置及体表反应点示意图

二、损伤机制

（1）急性损伤：突然跌倒损伤或运动损伤，如骑马、足球运动员铲球、网球运动员跨步救球等致伤。

（2）慢性劳损：髋关节长期处于屈曲内收状态，如久坐或长期盘腿或跷二郎腿致伤。

三、急性损伤期治疗（图2-2-27）

（1）患者仰卧，屈髋屈膝并外展健侧髋关节，患肢足底固定在健侧膝关节的内侧。

（2）术者立于患者患侧，一手固定其膝关节内侧，另一手拇指由其股骨小转子内下方向耻骨联合方向推按，两手动作配合同时进行。

（3）术者施力在患者结节处停留3～5秒，反复3～5次，力度由小到大，速度宜慢。

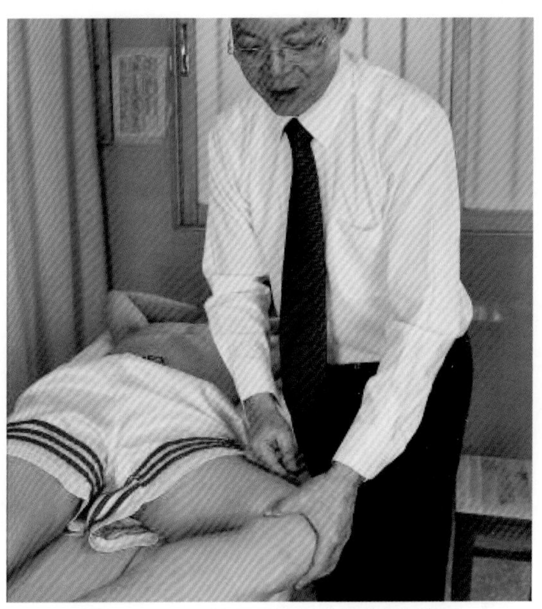

图2-2-27　耻骨肌急性损伤期治疗图

四、激痛点治疗

（1）患者仰卧，髋关节外展外旋，术者立于其患侧。

（2）术者一手固定患者下肢体位，另一手于患者耻骨结节外侧一横指处触及激痛点并标记后，拇指指腹由患者结节的一侧开始缓缓加力并向结节中央推移，当结节全部处于指腹下时停止加力，并维持3～5秒。然后徐徐减力，并推移至结节的另一侧。

（3）上述动作反复3～5次。

五、慢性期治疗

（1）患者取仰卧位，术者引导患者做髋关节外展及伸展动作。

（2）术者一手固定患者髋关节并缓缓加深其外展的角度，另一手拇指由患者耻骨结节向股骨内侧方向推按。

（3）术者两手协调用力，在患者结节处停留3～5秒，反复3～5次，力度由小到大，速度宜慢。

六、功能锻炼

患者坐位，保持患侧伸髋、屈膝并外展的姿势，将髋关节由中立位开始缓缓极度过伸并外展，使耻骨肌有紧张牵拉感，停留5秒，反复3次，逐次加大幅度，然后将患侧下肢髋关节屈曲并内收，于髋关节屈曲内收过程中进行对抗，停留3秒。

第十节　大收肌损伤

一、解剖（图2-2-28、图2-2-29）

（1）起自坐骨结节、坐骨支和耻骨下支，止于股骨粗线内侧唇上2/3处及收肌结节。

（2）神经支配：由闭孔神经（属第2~3腰神经节段）、坐骨神经内侧分支支配。

（3）功能：内收、外旋髋关节。

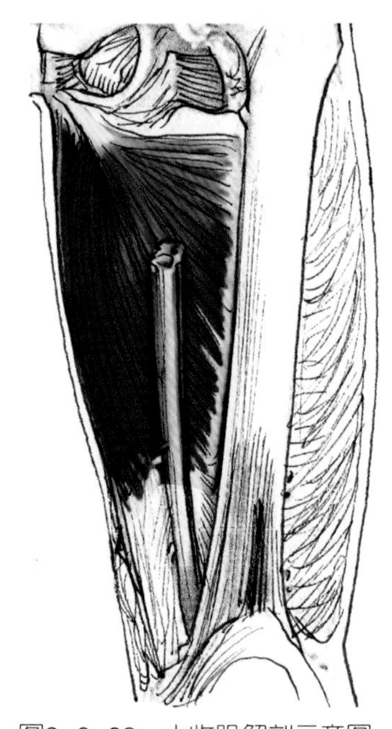

图2-2-28　大收肌解剖示意图

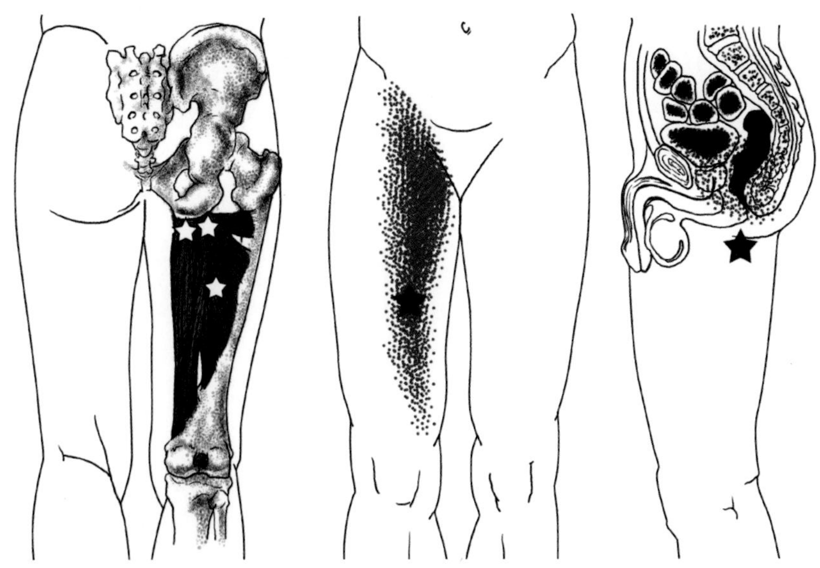

图2-2-29 大收肌解剖位置及体表反应点示意图

二、损伤机制

（1）急性损伤：突然跌倒损伤或运动损伤，如骑马、足球运动员铲球、网球运动员跨步救球等致伤。

（2）慢性劳损：髋关节长期处于屈曲内收状态，如久坐或长期盘腿或跷二郎腿致伤。

三、急性损伤期治疗（图2-2-30）

（1）患者仰卧，屈髋屈膝并外展健侧髋关节，患肢足底固定在健侧膝关节的内侧。

（2）术者立于患者患侧，一手固定患者膝关节内侧，另一手拇指由患者股骨粗隆向坐骨结节方向推按，两手动作配合同时进行。

（3）术者施力在患者结节处停留3～5秒，反复3～5次，力度由小到大，速度宜慢。

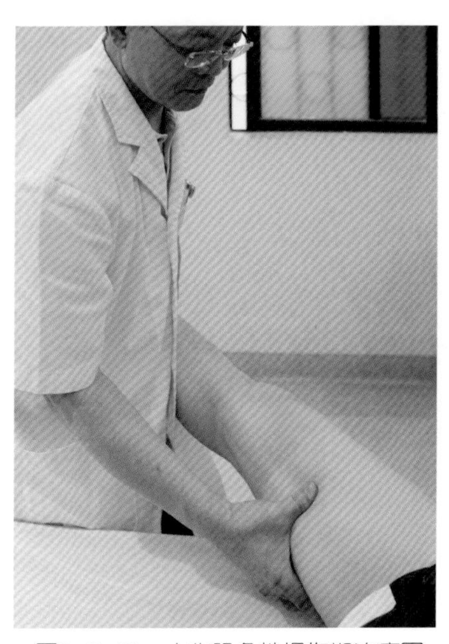

图2-2-30 大收肌急性损伤期治疗图

四、激痛点治疗

（1）患者患侧下卧位，健侧屈髋屈膝，暴露病患部位，术者立于其身后。

（2）术者两手拇指叠加，在患者耻骨结节与股骨内上髁连线的中点处触及激痛点并标记后，拇指指腹由患者结节的一侧开始缓缓加力并向结节中央推移，当结节全部处于指腹下时停止加力，并维持3～5秒。然后徐徐减力，并推移至结节的另一侧。

（3）上述动作反复3～5次。

五、慢性期治疗

（1）患者取仰卧位，术者引导患者做髋关节外展及伸展动作。

（2）术者一手固定患者髋关节并缓缓加深其外展的角度，另一手拇指由患者坐骨结节向股骨粗线及大结节粗隆方向推按。

（3）术者两手协调用力，在患者结节处停留3～5秒，反复3～5次，力度由小到大，速度宜慢。

六、功能锻炼

患者仰卧， 将髋关节由中立位开始缓缓极度外展，使内收肌有紧张牵拉感，停留5秒，反复3次，逐次加大幅度，然后将患侧下肢髋关节内收，于髋关节内收过程中进行对抗，停留3秒。

第十一节　腓肠肌损伤

一、解剖（图2-2-31、图2-2-32）

（1）有内、外侧两个头，分别起自股骨内、外侧髁的后上面的两侧，向下与比目鱼肌合成一肌腹，再向下移行为一个粗大的跟腱，止于跟骨结节。腓肠肌与比目鱼肌构成小腿三头肌。

（2）神经支配：由胫神经支配，属第4腰神经至第3骶神经节段。

（3）功能：屈膝关节、屈距小腿关节（足跖屈）。站立时能固定膝关节和距小腿关节，防止身体前倾，对维持人体直立姿势有重要作用。

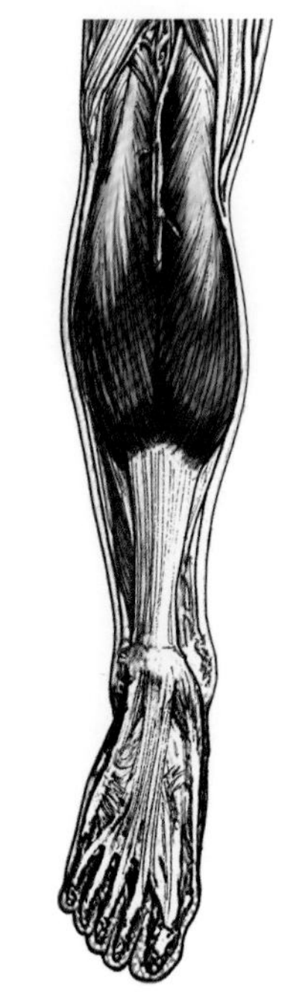

图2-2-31　腓肠肌解剖示意图

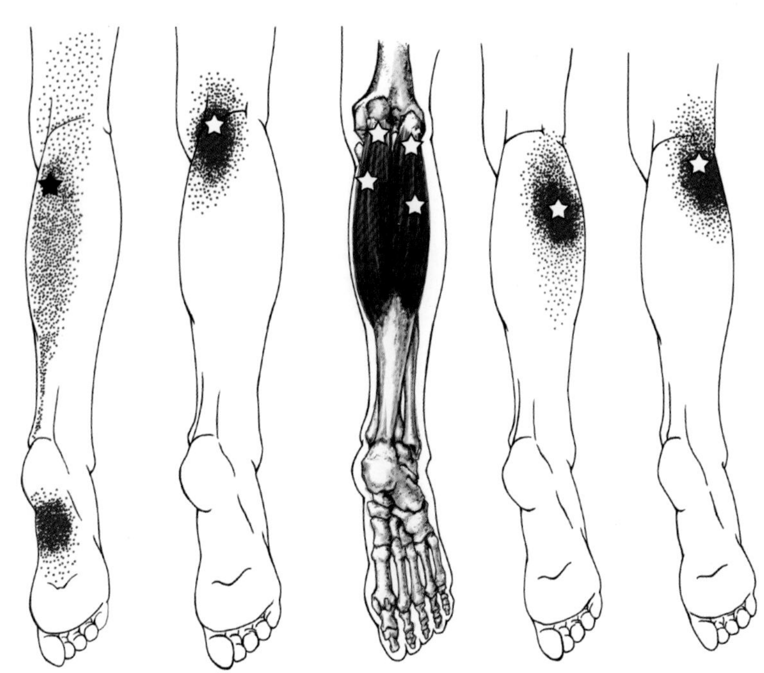

图2-2-32　腓肠肌解剖位置及体表反应点示意图

二、损伤机制

（1）急性损伤：突然跌倒损伤或运动损伤，如足球运动员铲球、网球运动员跨步救球或跑步起跑提速等。

（2）慢性劳损：踝关节长期处于跖屈状态，见于踝关节损伤后被动固定导致肌肉萎缩或长期穿高跟鞋的女性群体。

三、急性损伤期治疗（图2-2-33）

（1）患者俯卧，踝关节跖屈，术者立于其患侧。

（2）术者一手固定患者踝关节，另一手由患者足跟沿肌纤维向上推按至腘窝处，两手动作配合同时进行。

（3）术者施力在患者结节处停留3～5秒，反复3～5次，力度由小到大，速度宜慢。

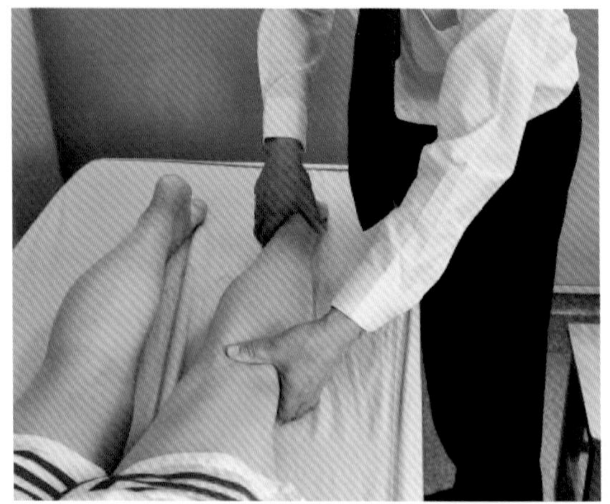

图2-2-33　腓肠肌急性损伤期治疗图

四、激痛点治疗

（1）患者俯卧，踝关节处于中立位，术者立于其患侧。

（2）术者两手拇指叠加，于患者腘横纹外侧下四横指宽处及腘横纹内侧下四横指宽处触及激痛点并标记后，拇指指腹由结节的一侧开始缓缓加力并向结节中央推移，当结节全部处于指腹下时停止加力，并维持3～5秒。然后徐徐减力，并推移至结节的另一侧。

（3）上述动作反复3～5次。

五、缓解期治疗

（1）患者膝关节完全伸直，术者引导患者伸膝并背伸踝关节，以患者感觉其前踝区域疼痛为宜。

（2）术者一手固定患者膝关节伸直并缓缓加深其踝关节背伸，另一手由患者腘横纹向下沿肌纤维向踝关节方向推按。

（3）术者两手协调用力，在患者结节处停留3～5秒，反复3～5次，力度由小到大，速度宜慢。

六、功能锻炼

（1）患者站位，手推墙壁，患侧下肢在后，健侧在前，呈弓步，患侧膝关节完全伸直，身体向前倾斜，使踝关节背屈。

（2）患者俯卧，将膝关节由中立位开始缓缓极度背伸并踝关节极度背伸，使腓肠肌有紧张牵拉感，停留5秒，反复3次，逐次加大幅度，然后将患侧下肢膝关节由伸直位逐渐屈曲，踝关节由屈曲逐渐至中立位，于膝关节屈曲踝关节中立过程中进行对抗，停留3秒。

第十二节　比目鱼肌损伤

一、解剖（图2-2-34）

（1）起自胫、腓骨上端的后面，向下与腓肠肌合成一肌腹，再向下移行为一个粗大的跟腱，止于跟骨结节。腓肠肌与比目鱼肌构成小腿三头肌。

（2）神经支配：由胫神经支配，属第4腰神经至第3骶神经节段。

（3）功能：屈距小腿关节（足跖屈）。站立时能固定膝关节和距小腿关节，防止身体前倾，对维持人体直立姿势有重要作用。

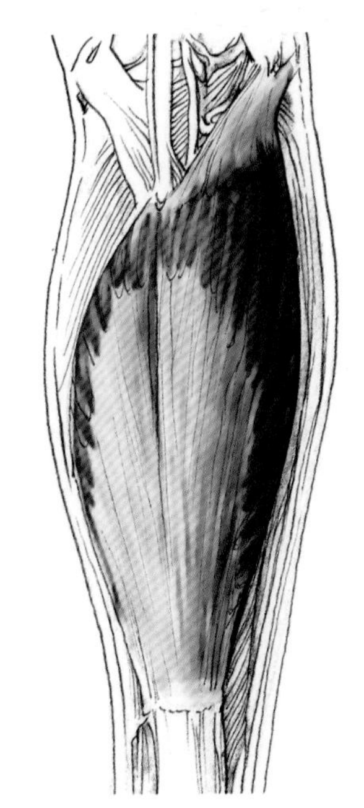

图2-2-34　比目鱼肌解剖示意图

二、损伤机制

（1）急性损伤：突然跌倒损伤或运动损伤，如足球运动员铲球、网球运动员跨步救球或跑步起跑提速等致伤。

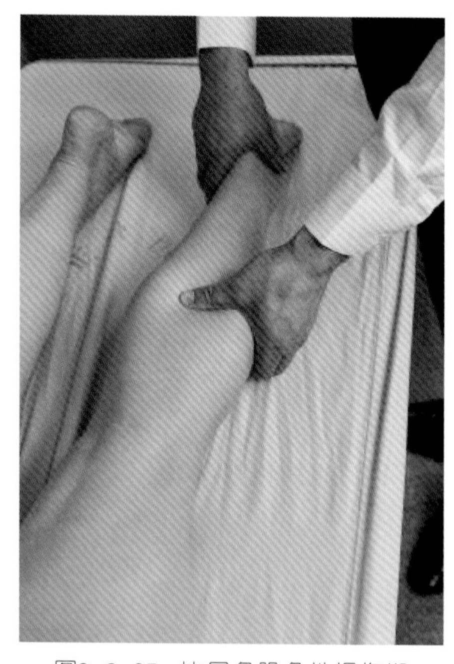

图2-2-35 比目鱼肌急性损伤期治疗图

（2）慢性劳损：踝关节长期处于跖屈状态，见于踝关节损伤后被动固定导致肌肉萎缩或长期穿高跟鞋的女性群体。

三、急性损伤期治疗（图2-2-35）

（1）患者俯卧，踝关节跖屈，术者立于其患侧。

（2）术者一手固定患者踝关节，另一手沿肌纤维由跟腱向上推按，两手动作配合同时进行。

（3）术者在患者结节处停留3～5秒，反复3～5次，力度由小到大，速度宜慢。

四、激痛点治疗

（1）患者俯卧，踝关节下方垫枕，术者立于其患侧。

（2）术者一手固定患者踝关节，另一手拇指于患者内踝上三横指及跟腱附着处四横指处触及激痛点并标记后，拇指指腹由患者结节的一侧开始缓缓加力并向结节中央推移，当结节全部处于指腹下时停止加力，并维持3～5秒，然后徐徐减力，并推移至结节的另一侧。

（3）上述动作反复3～5次。

五、缓解期治疗

（1）患者俯卧，膝关节伸直，踝关节背伸，以感觉前踝区域疼痛为宜。

（2）术者一手固定患者膝关节并缓缓加深踝关节背伸的角度，另一手顺势由肌腹向跟腱方向沿肌纤维推按。

（3）术者两手协调用力，在患者结节处停留3～5秒，反复3～5次，力度由小到大，速度宜慢。

六、功能锻炼

（1）患者站位，手推墙壁，患侧下肢在后，健侧在前，呈弓步，患侧膝关节完全伸直，身体向前倾斜，使踝关节背屈。

（2）患者俯卧，将踝关节由中立位开始缓缓极度背伸，使比目鱼肌有紧张牵拉感，停留5秒，反复3次，逐次加大幅度，然后将患侧下肢踝关节从背伸逐渐跖屈，于踝关节跖屈过程中进行对抗，停留3秒。

第十三节　腓骨长肌损伤

一、解剖（图2-2-36、图2-2-37）

（1）起自腓骨外侧面上2/3，其腱经外踝后方斜向前内越过足底，止于第1跖骨底。

（2）神经支配：由腓浅神经支配，属第5腰神经至第1骶神经节段。

（3）功能：使足外翻并跖屈。

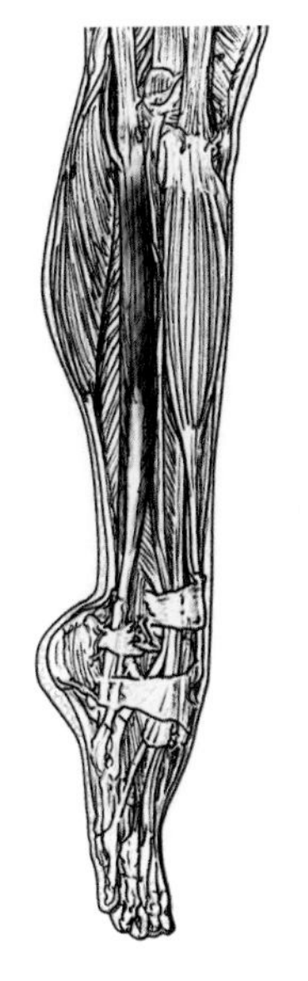

图2-2-36　腓骨长肌解剖示意图

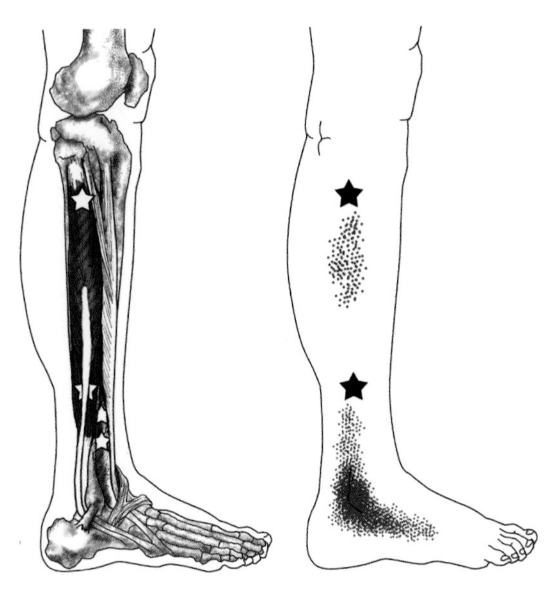

图2-2-37　腓骨长肌解剖位置及体表反应点示意图

二、损伤机制

（1）急性损伤：急性暴力性钝挫伤，如踝关节或膝关节扭挫伤。

（2）慢性劳损：踝关节损伤后长期固定于跖屈外翻位致伤，或见于穿高跟鞋者或扁平足者。

三、急性损伤期治疗（图2-2-38）

（1）患者仰卧或侧卧位，踝关节跖屈并外翻，术者立于其患侧。

（2）术者一手固定患者踝关节，另一手沿肌纤维由患者外踝上方向近端推按，两手动作配合同时进行。

（3）术者施力在患者结节处停留3～5秒，反复3～5次，力度由小到大，速度宜慢。

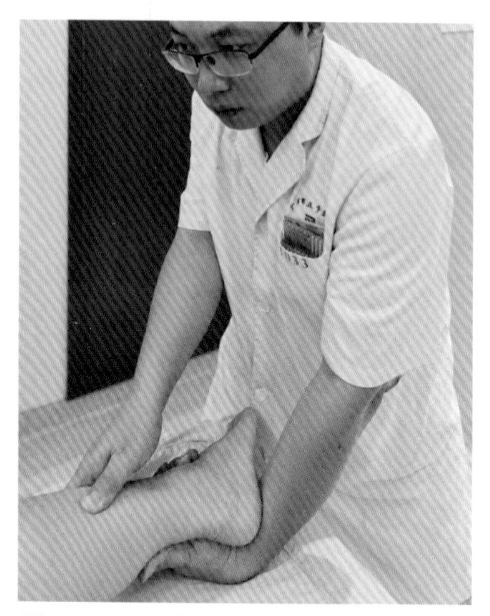
图2-2-38 腓骨长肌急性损伤期治疗图

四、激痛点治疗

（1）患者坐位或侧卧位，踝关节处于中立位，术者立于其患侧。

（2）术者一手固定患者踝关节，另一手拇指于患者腓骨头下三横指处触及激痛点并标记后，拇指指腹由患者结节的一侧开始缓缓加力并向结节中央推移，当结节全部处于指腹下时停止加力，并维持3～5秒，然后徐徐减力，并推移至结节的另一侧。

（3）上述动作反复3～5次。

五、缓解期治疗

（1）术者引导患者踝关节内翻及背屈，以患者感觉其踝关节内侧及前方疼痛为宜。

（2）术者一手固定患者踝关节并缓缓加深踝关节内翻，另一手顺势由患者腓骨头小腿外侧处沿肌纤维向肢体远端推按。

（3）术者施力在患者结节处停留3～5秒，反复3～5次，力度由小到大，速度宜慢。

六、功能锻炼

患者仰卧，将踝关节由中立位开始缓缓极度背伸及内翻，使腓骨长肌有紧张牵拉感，停留5秒，反复3次，逐次加大幅度，然后将患侧下肢踝关节由中立位逐渐跖屈并外翻，于踝关节跖屈和外翻过程中进行对抗，停留3秒。

第十四节　腓骨短肌损伤

一、解剖（图2-2-39、图2-2-40）

（1）起自腓骨外侧面下1/3，位于腓骨长肌的深面，其腱经外踝后方，止于第5跖骨底。

（2）神经支配：由腓浅神经支配，属第5腰神经至第1骶神经节段。

（3）功能：使足外翻并跖屈。

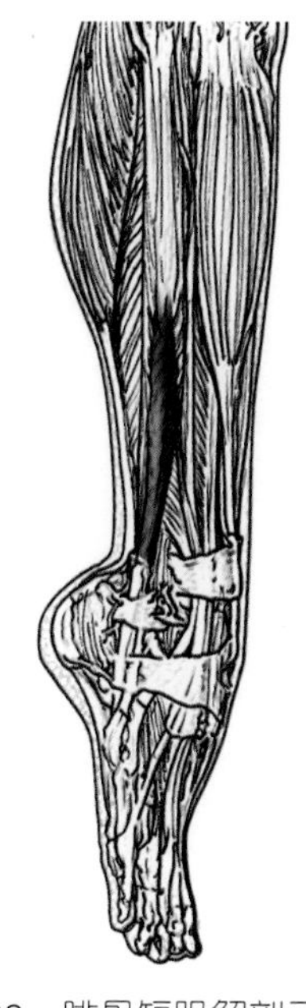

图2-2-39　腓骨短肌解剖示意图

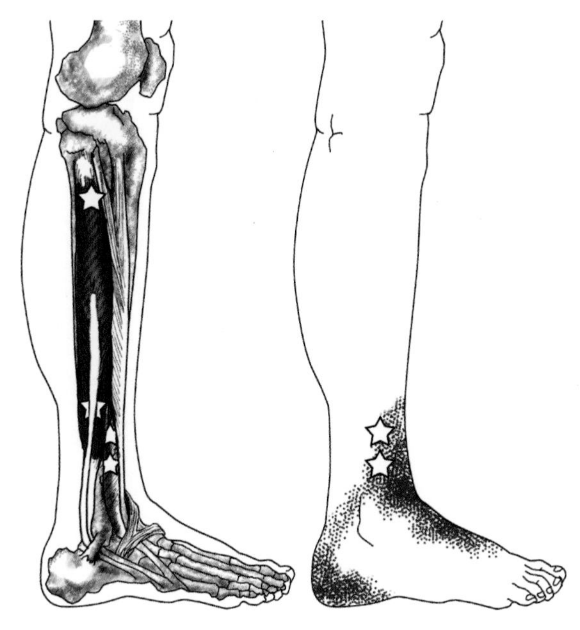

图2-2-40　腓骨短肌解剖位置及体表反应点示意图

二、损伤机制

（1）急性损伤：急性暴力性钝挫伤，如踝关节或膝关节扭挫伤。

（2）慢性劳损：踝关节损伤后长期固定踝关节跖屈外翻位，见于穿高跟鞋者或扁平足者。

三、急性损伤期治疗（图2-2-41）

（1）患者侧卧，踝关节跖屈及外翻，患者立于其患侧。

（2）术者一手固定，另一手沿肌纤维由患者外踝上方向近端推按至腓骨中段，两手动作配合同时进行。

（3）术者施力在患者结节处停留3～5秒，反复3～5次，力度由小到大，速度宜慢。

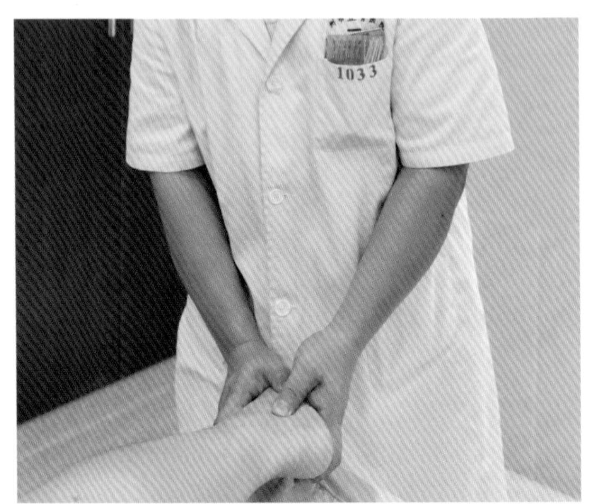

图2-2-41　腓骨短肌急性损伤期治疗图

四、激痛点治疗

（1）患者侧卧位，踝关节处于中立位，术者立于其患侧。

（2）术者一手固定患者踝关节，另一手拇指于患者外踝上四横指，当腓骨长肌前方处，触及激痛点并标记后，拇指指腹由患者结节的一侧开始缓缓加力并向结节中央推移，当结节全部处于指腹下时停止加力，并维持3～5秒。然后徐徐减力，并推移至结节的另一侧。

（3）上述动作反复3～5次。

五、缓解期治疗

（1）术者引导患者踝关节内翻及背屈，以患者感觉踝关节内侧及前方疼痛为宜。

（2）术者一手固定患者踝关节并缓缓加深其踝关节内翻角度，另一手顺势由患者腓骨头小腿外侧处沿肌纤维向肢体远端推按。

（3）术者施力在患者结节处停留3～5秒，反复3～5次，力度由小到大，速度宜慢。

六、功能锻炼

患者仰卧，将踝关节由中立位开始缓缓极度背伸及内翻，使腓骨短肌有紧张牵拉感，停留5秒，反复3次，逐次加大幅度，然后将患侧下肢踝关节从中立位逐渐跖屈并外翻，于踝关节跖屈并外翻过程中进行对抗，停留3秒。

第十五节　胫骨前肌损伤

一、解剖（图2-2-42、图2-2-43）

（1）起自胫骨体和小腿骨间膜，止于内侧楔骨和第1跖骨底。

（2）神经支配：由腓深神经支配，属第4腰神经至第2骶神经节段。

（3）功能：使足背屈和足内翻。

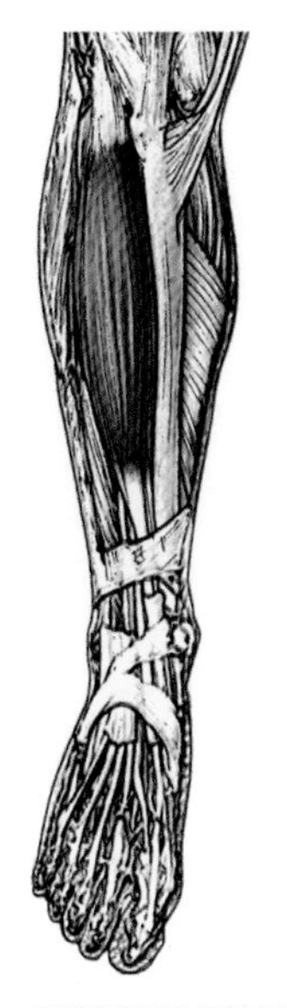

图2-2-42　胫骨前肌解剖示意图

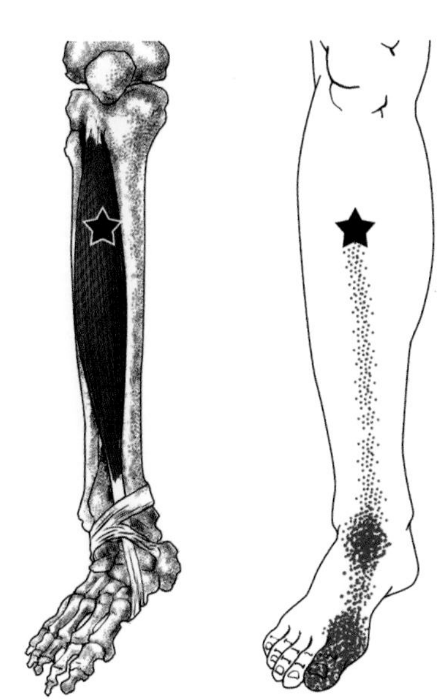

图2-2-43　胫骨前肌解剖位置及体表反应点示意图

二、损伤机制

（1）急性损伤：暴力打击、跌仆、扭挫伤等。

（2）慢性劳损：踝关节长期处于背伸及内翻状态，也见于膝关节或踝关节损伤后期。

三、急性损伤期治疗（图2-2-44）

（1）患者仰卧，患肢踝关节背屈内翻，术者一手握患者踝关节并固定上述姿势，另一手拇指由患者踝关节沿肌纤维向上推按，两手动作配合同时进行。

（2）术者施力在患者结节处停留3～5秒，反复3～5次，力度由小到大，速度宜慢。

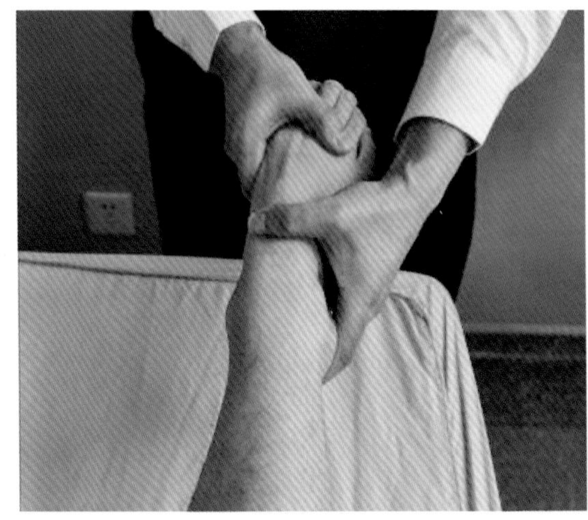

图2-2-44　胫骨前肌急性损伤期治疗图

四、激痛点治疗

（1）患者仰卧，踝关节处于中立位，术者立于其患侧。

（2）术者一手固定患者踝关节于中立位，另一手拇指在患者胫骨粗隆下四横指及胫骨前缘外一横指处触及激痛点并标记后，拇指指腹由结节患者的一侧开始缓缓加力并向结节中央推移，当结节全部处于指腹下时停止加力，并维持3～5秒。然后徐徐减力，并推移至结节的另一侧。

（3）上述动作反复3～5次。

五、缓解期治疗

（1）患者仰卧，术者引导患者踝关节外翻并跖屈，以患者感觉外踝外翻时有疼痛感为宜。

（2）术者一手固定患者踝关节并缓缓加深踝关节外翻及跖屈的角度，另一手拇指由患者胫骨粗隆外侧沿肌纤维向远端推按。

（3）术者两手协调用力，在患者结节处停留3~5秒，反复3~5次，力度由小到大，速度宜慢。

六、功能锻炼

患者仰卧，将踝关节由中立位开始缓缓极度跖屈和外翻，使胫骨前肌有紧张牵拉感，停留5秒，反复3次，逐次加大幅度，然后将患侧下肢踝关节由中立位逐渐背伸并内翻，于踝关节背伸内翻过程中进行对抗，停留3秒。

第十六节　趾长伸肌损伤

一、解剖（图2-2-45、图2-2-46）

（1）起自腓骨，向下分为四个腱，分别止于第2~5趾的中节、远节趾骨底。

（2）神经支配：由腓深神经支配，属第4腰神经至第2骶神经节段。

（3）功能：伸第2～5趾，使足背屈。

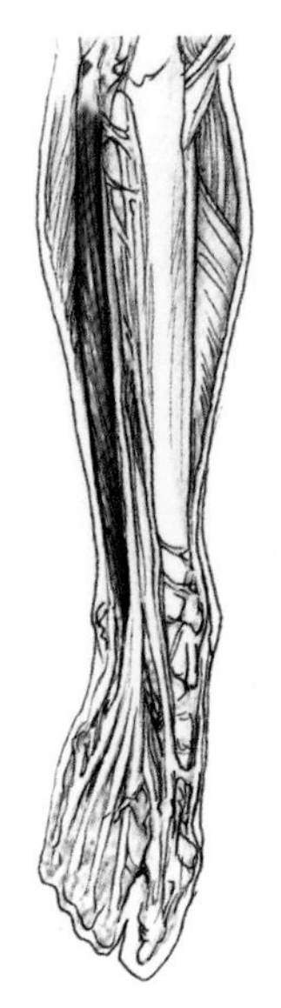

图2-2-45　趾长伸肌解剖示意图

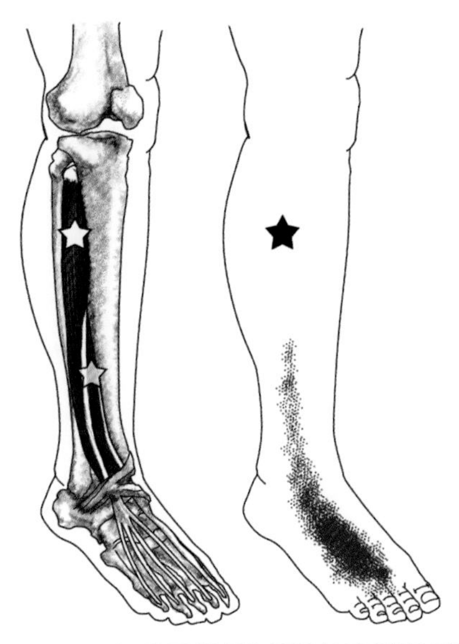

图2-2-46　趾长伸肌解剖位置及体表反应点示意图

二、损伤机制

（1）急性损伤：急性暴力性钝挫伤，如踝关节或膝关节扭挫伤。

（2）慢性劳损：踝关节损伤后长期固定踝关节于背伸跖趾关节伸直位，也见于久立久行的人群。

三、急性损伤期治疗（图2-2-47）

（1）患者侧卧位或仰卧位，踝关节背屈。

（2）术者一手固定患者踝关节，另一手拇指由患者外踝内侧沿肌纤维向上推按，两手动作配合同时进行。

（3）术者施力在患者结节处停留3～5秒，反复3～5次，力度由小到大，速度宜慢。

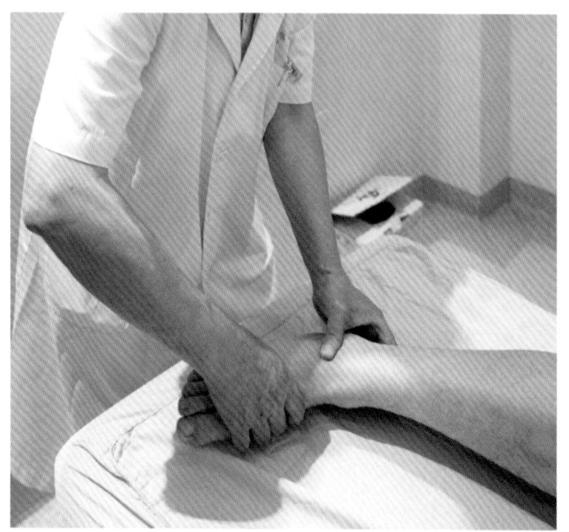

图2-2-47　趾长伸肌急性损伤期治疗图

四、激痛点治疗

（1）患者仰卧位或坐位，其踝关节处于中立位，术者立于患者患侧。

（2）术者一手固定患者踝关节，另一手拇指在患者腓骨头下两横指及胫骨前缘外一横指处，触及激痛点并标记后，拇指指腹由结节的一侧开始缓缓加力并向结节中央推移，当结节全部处于指腹下时停止加力，并维持3～5秒。然后徐徐减力，并推移至结节的另一侧。

（3）上述动作反复3～5次。

五、缓解期治疗

（1）患者仰卧，术者引导患者患侧踝关节跖屈并外侧四趾屈曲，以患者感觉其踝关节前侧足背疼痛为宜。

（2）术者一手固定患者踝关节并缓缓加深其踝关节跖屈的角度，另一手由患者腓骨头处沿肌纤维向远端推按。

（3）术者两手协调用力，在患者结节处停留3～5秒，反复3～5次，力度由小到大，速度宜慢。

六、功能锻炼

患者仰卧，将踝关节由中立位开始缓缓极度跖屈并跖趾关节屈曲，使趾长伸肌有紧张牵拉感，停留5秒，反复3次，逐次加大幅度，然后将患侧下肢踝关节从中立位逐渐背伸并跖趾关节背伸，于踝关节及跖趾关节运动过程中进行对抗，停留3秒。

第三章 脊柱肌肉损伤

第一节 斜方肌损伤

一、解剖（图2-3-1、图2-3-2）

（1）起自枕外隆凸、项韧带和全部胸椎棘突，上部肌束斜向外下方，中部肌束平行向外，下部肌束斜向外上方，止于锁骨外1/3、肩胛骨的肩峰和肩胛冈。

（2）神经支配：由副神经支配。

（3）功能：上部肌束收缩可上提肩胛骨，下部肌束收缩使肩胛骨下降，全部肌束收缩使肩胛骨向脊柱靠拢。

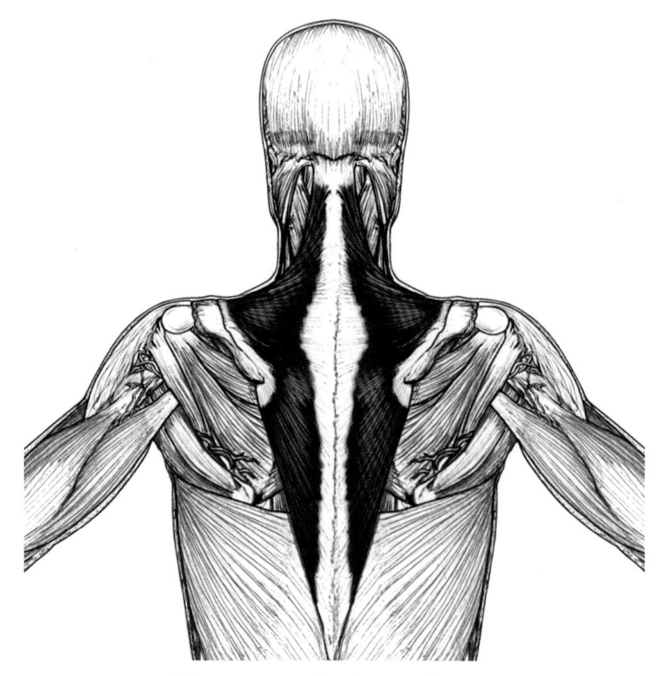

图2-3-1 斜方肌解剖示意图

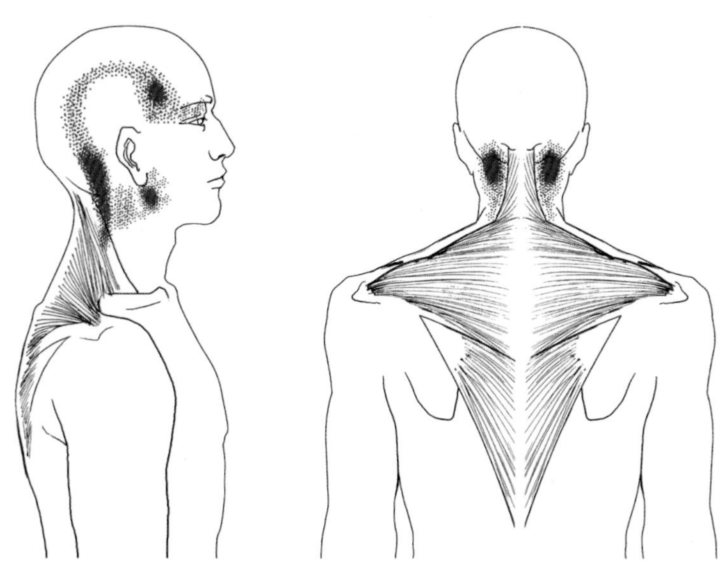

图2-3-2 斜方肌解剖位置及体表反应点示意图

二、损伤机制

（1）急性损伤：急性暴力性钝挫伤或顿挫性颈背扭挫伤，如挥鞭样损伤或运动中突然转侧等致伤。

（2）慢性劳损：因颈椎、胸椎长时间处于前屈位致伤，如长时间伏案工作、长时间侧颈听电话等。

三、急性损伤期治疗（图2-3-3）

（1）患者取坐位，头偏向患侧，术者立于其身后。

（2）术者一手固定患者头部，另一手拇指由患者后发迹向下至肩峰处推按，继而由患者肩峰向其后正中线第5颈椎至第12胸椎节段推按斜方肌的肌肉纤维，两手动作配合同时进行。

（3）术者施力在患者结节处停留3～5秒，反复3～5次，力度由小到大，速度宜慢。

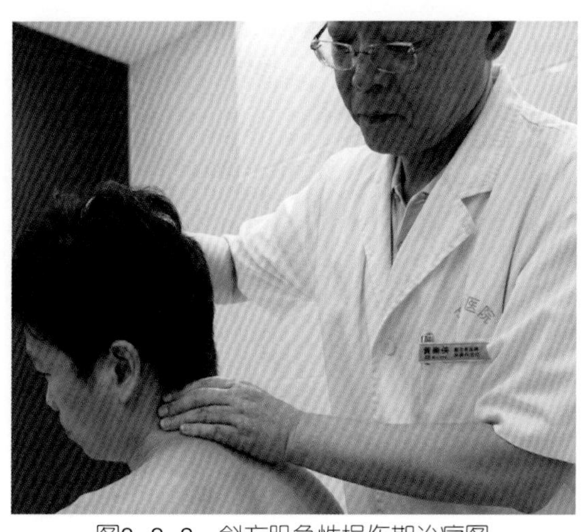

图2-3-3 斜方肌急性损伤期治疗图

四、激痛点治疗

（1）患者取坐位，其头颈处中立位，术者立于其身后。

（2）术者一手固定患者头部，另一手拇指于斜方肌上部肌束之颈肩交界处、中部肌束之冈上窝、下部肌束之冈下窝处触及激痛点并标记后，拇指指腹由患者结节的一侧开始缓缓加力并向结节中央推移，当结节全部处于指腹下时停止加力，并维持3～5秒。然后徐徐减力，并推移至结节的另一侧。

（3）上述动作反复3～5次。

五、缓解期治疗

（1）患者取坐位，头偏向健侧并缓缓前屈，术者立于其身后。

（2）术者一手固定患者头部，另一手拇指于患者肩峰向上推按上部肌束至后发迹，并颈椎前屈至尽头，由第5颈椎至第12胸椎的棘突向肩峰推按水平纤维及下纤维，并患侧肩关节缓缓前屈。

（3）术者施力在患者结节处停留3～5秒，反复3～5次，力度由小到大，速度宜慢。

六、功能锻炼

（1）患者坐位，双手交叉于胸前， 将颈椎胸椎由中立位开始缓缓极度前屈，使斜方肌有紧张牵拉感，停留5秒，反复3次，逐次加大幅度，然后将双手交叉置于颈后，使颈椎由中立位后仰并胸椎扩胸，于颈椎后仰并胸椎扩胸过程中进行对抗，停留3秒。

（2）患者坐位，双手交叉于胸前， 将颈椎胸椎由中立位开始缓缓极度前屈，并向对侧侧屈同侧旋转，使患侧斜方肌有紧张牵拉感，停留5秒，反复3次，逐次加大幅度，然后将双手交叉置于患侧头后外侧，使颈椎由中立位后仰并胸椎扩胸，并向同侧侧屈对侧微旋转，于颈椎后仰、侧屈、旋转及胸椎扩胸过程中进行对抗，停留3秒。

第二节　颈夹肌损伤

一、解剖（图2-3-4、图2-3-5）

（1）起自上6个胸椎的棘突和棘上韧带，止于第2～3颈椎横突后结节。

（2）神经支配：由颈神经支配，属第2～5颈神经节段。

（3）功能：使头头后仰或向同侧旋转。

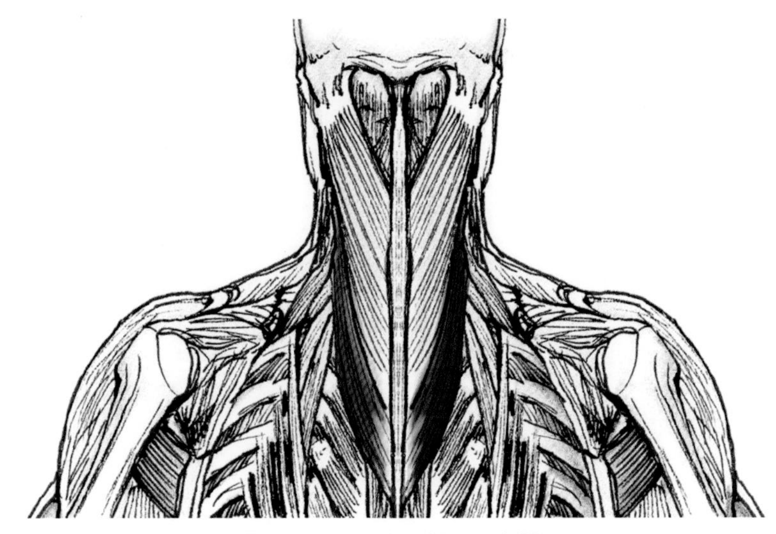

图2-3-4　颈夹肌解剖示意图

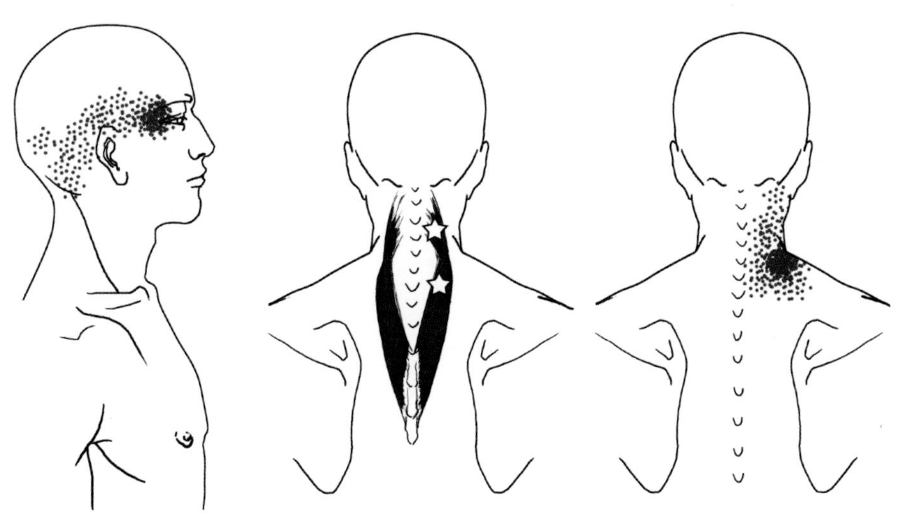

图2-3-5　颈夹肌解剖位置及体表反应点示意图

二、损伤机制

（1）急性损伤：急性暴力性钝挫伤或顿挫性颈背扭挫伤，如挥鞭样伤或运动中突然转侧受伤。

（2）慢性劳损：因颈椎胸椎长时间前屈致伤，如长时间伏案工作、长时间侧颈听电话等。

三、急性损伤期治疗（图2-3-6）

（1）患者取坐位，术者立于其身后。

（2）术者一手固定患者头部，同时使其颈部缓缓前屈并下颌转向患侧，另一手拇指由患者第1～2颈椎横突沿肌纤维向下进行推按。

（3）术者两手动作配合同时进行，在患者结节处停留3～5秒，反复3～5次，力度由小到大，速度宜慢。

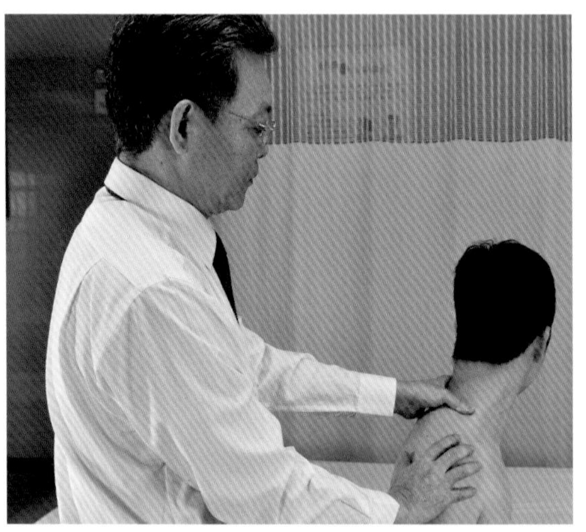

图2-3-6　颈夹肌急性损伤期治疗图

四、激痛点治疗

（1）患者取坐位，颈微屈，术者立于其身后。

（2）术者一手将患者头部固定于中立位，另一手拇指沿患者肌纤维触诊，于患者第3、4颈椎横突及第7颈椎棘突旁触及激痛点并标记后，拇指指腹由患者结节的一侧开始缓缓加力并向结节中央推移，当结节全部处于指腹下时停止加力，并维持3～5秒，然后徐徐减力，并推移至结节的另一侧。

（3）上述动作反复3～5次。

五、慢性损伤治疗

（1）患者取坐位，术者立于其身后，一手固定其头部同时使其颈部缓缓前屈且下颌转向患侧，另一手由患者的第4～6胸椎棘旁沿肌纤维向上推按。

（2）术者两手协调用力，在患者结节处停留3～5秒，反复3～5次，力度由小到大，速度宜慢。

六、功能锻炼

（1）患者坐位，双手交叉于胸前， 将颈椎胸椎由中立位开始缓缓极度前屈，使颈夹肌有紧张牵拉感，停留5秒，反复3次，逐次加大幅度，然后将双手交叉置于颈后，使颈椎由中立位后仰并胸椎扩胸，于颈椎后仰并胸椎扩胸过程中进行对抗，停留3秒。

（2）患者坐位，双手交叉于胸前， 将颈椎胸椎由中立位开始缓缓极度前屈，并向对侧侧屈同侧旋转，使患侧颈夹肌有紧张牵拉感，停留5秒，反复3次，逐次加大幅度，然后将双手交叉置于患侧头后外侧，使颈椎由中立位后仰并胸椎扩胸，并向同侧侧屈对侧微旋转，于颈椎后仰、侧屈、旋转及胸椎扩胸过程中进行对抗，停留3秒。

第三节　头夹肌损伤

一、解剖（图2-3-7、图2-3-8）

（1）起自下5个颈椎的项韧带，止于乳突及上项线的外侧半。

（2）神经支配：由颈神经支配，属第2～5颈神经节段。

（3）功能：使头头后仰或向同侧旋转。

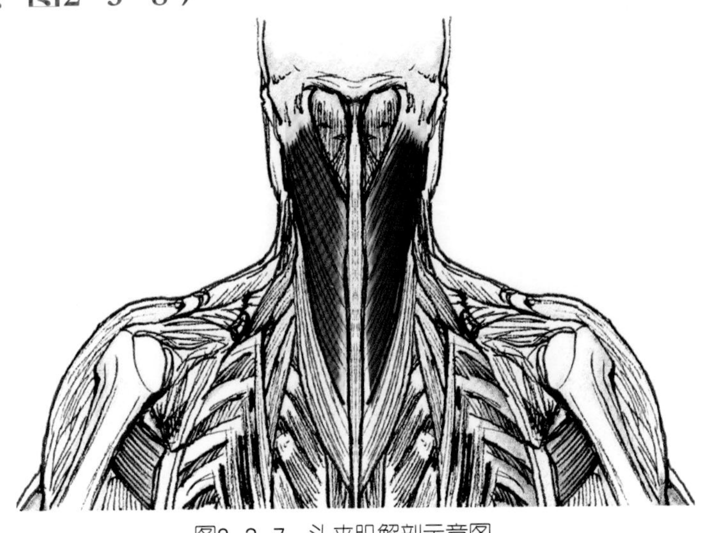

图2-3-7　头夹肌解剖示意图

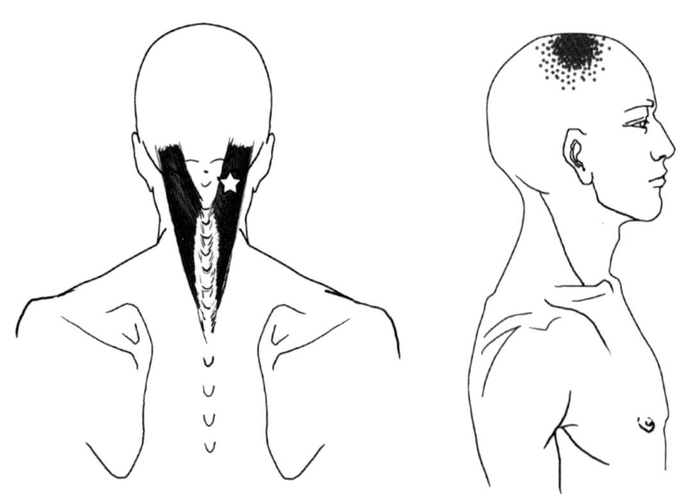

图2-3-8　头夹肌解剖位置及体表反应点示意图

二、损伤机制

（1）急性损伤：急性暴力性钝挫伤或顿挫性颈背扭挫伤，如挥鞭样伤或运动中突然转侧等致伤。

（2）慢性劳损：颈椎胸椎长时间前屈致伤，如长时间伏案工作、长时间侧颈听电话等。

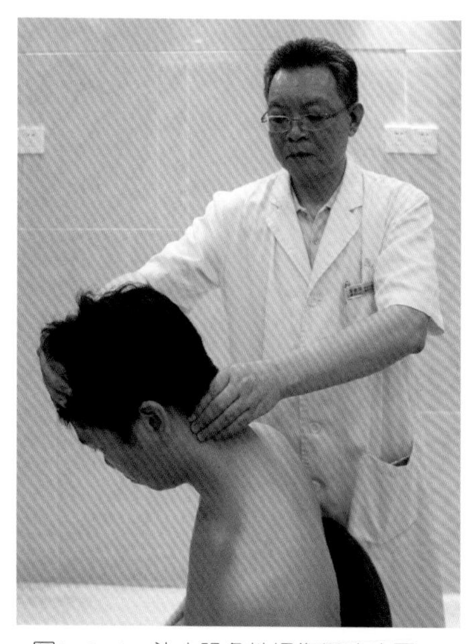

图2-3-9　头夹肌急性损伤期治疗图

三、急性损伤期治疗（图2-3-9）

（1）患者取坐位，术者立于其后方。

（2）术者一手固定患者头部，并使其颈部缓缓前屈并下颌转向患侧，另一手拇指由患者乳突沿肌纤维向下进行推按。

（3）术者两手动作配合同时进行，在患者结节处停留3～5秒，反复3～5次，力度由小到大，速度宜慢。

四、激痛点治疗

（1）患者取坐位并颈微屈，术者立于其身后。

（2）术者一手将患者头部固定于中立位，另一手拇指沿患者肌纤维触诊，于患者乳突下两横指处触及激痛点并标记后，拇指指腹由患者结节的一侧开始缓缓加力并向结节中央推移，当结节全部处于指腹下时停止加力，并维持3～5秒。然后徐徐减力，并推移至结节的另一侧。

（3）上述动作反复3～5次。

五、缓解期治疗

（1）患者取坐位，术者立于其身后。

（2）术者一手固定患者头部，并使其颈部缓缓前屈且下颌转向患侧，另一手从患者第6颈椎至第4胸椎棘旁沿肌纤维向上推按。

（3）术者两手协调用力，在患者结节处停留3～5秒，反复3～5次，力度由小到大，速度宜慢。

六、功能锻炼

（1）患者坐位，双手交叉于胸前， 将颈椎胸椎由中立位开始缓缓极度前屈，使头夹肌有紧张牵拉感，停留5秒，反复3次，逐次加大幅度，然后将双手交叉置于颈后，使颈椎由中立位后仰，于颈椎后仰并胸椎扩胸过程中进行对抗，停留3秒。

（2）患者坐位，双手交叉于胸前， 将颈椎胸椎由中立位开始缓缓极度前屈，并向对侧旋转，使患侧头夹肌有紧张牵拉感，停留5秒，反复3次，逐次加大幅度，然后将双手交叉置于患侧头后外侧，使颈椎由中立位后仰并胸椎扩胸，并向同侧旋转，于颈椎后仰、旋转及胸椎扩胸过程中进行对抗，停留3秒。

第四节　颈最长肌损伤

一、解剖（图2-3-10）

（1）起自第4～5胸椎横突的顶端，止于第2～6颈椎横突后结节。

（2）神经支配：由脊神经后支支配。

（3）功能：竖立躯干、后伸脊柱、头后仰。

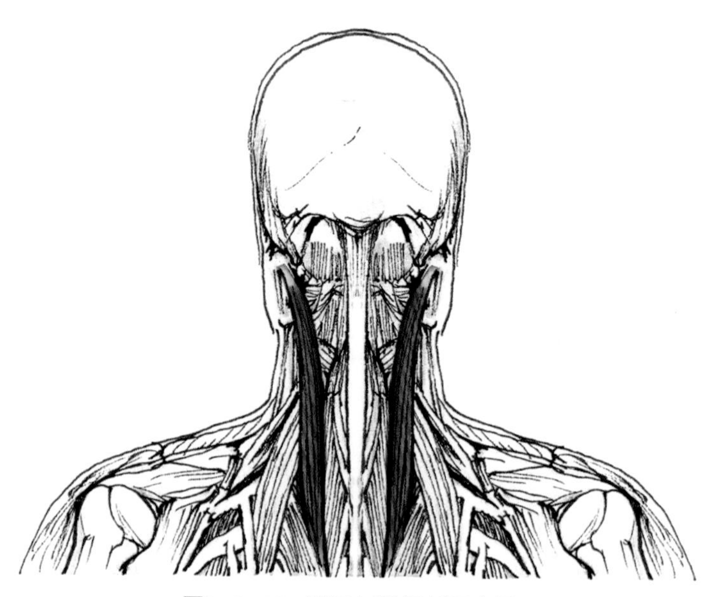

图2-3-10　颈最长肌解剖示意图

二、损伤机制

（1）急性损伤：急性暴力性钝挫伤或顿挫性颈背扭挫伤，如挥鞭伤或运动中突然转侧等致伤。

（2）慢性劳损：因颈椎胸椎长时间前屈致伤，见于长时间伏案、长时间侧颈听电话者等。

三、急性损伤期治疗（图2-3-11）

（1）患者取坐位，术者立于其身后。

（2）术者一手固定患者头部，并使其颈部缓缓前屈且下颌转向患侧，另一手拇指由患者乳突沿肌纤维方向进行推按。

（3）术者两手动作配合同时进行，在患者结节处停留3～5秒，反复3～5次，力度由小到大，速度宜慢。

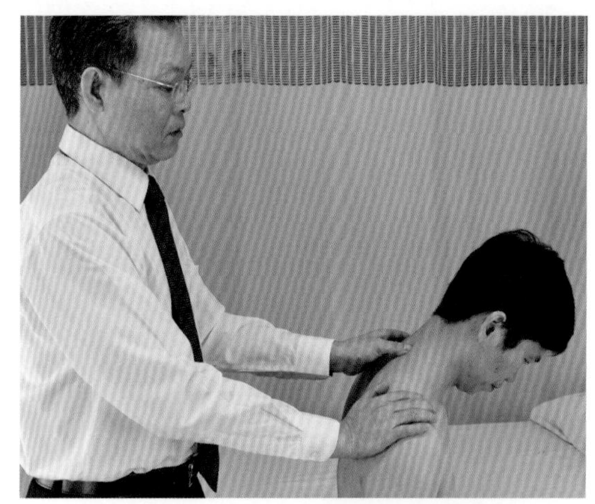

图2-3-11　颈最长肌急性损伤期治疗图

四、慢性损伤期治疗

（1）患者取坐位，术者立于其身后。

（2）术者一手固定患者头部，并使其颈部缓缓前屈且下颌转向患侧，另一手自患者第4～6胸椎棘突旁沿肌纤维向上推按。

（3）术者两手协调用力，结节处停留3～5秒，反复3～5次，力度由小到大，速度宜慢。

五、功能锻炼

（1）患者坐位，双手交叉于胸前，将颈椎胸椎由中立位开始缓缓极度前屈，使颈最长肌有紧张牵拉感，停留5秒，反复3次，逐次加大幅度，然后将双手交叉置于颈后，使颈椎由中立位后仰并胸椎扩胸，于颈椎后仰并胸椎扩胸过程中进行对抗，停留3秒。

（2）患者坐位，双手交叉于胸前，将颈椎胸椎由中立位开始缓缓极度前屈，并向患侧侧屈、健侧旋转，使患侧颈最长肌有紧张牵拉感，停留5秒，反复3次，逐次加大幅度，然后将双手交叉置于患侧头后外侧，使颈椎由中立位后仰并胸椎扩胸，并向同侧侧屈、对侧微旋转，于颈椎后仰、侧屈、旋转及胸椎扩胸过程中进行对抗，停留3秒。

第五节 胸锁乳突肌损伤

一、解剖（图2-3-12、图2-3-13）

（1）起自胸骨柄前面和锁骨的胸骨端，肌束斜向后上方，止于颞骨的乳突。

（2）神经支配：由副神经支配。

（3）功能：两侧收缩使头后仰；单侧收缩使头屈向同侧，面转向对侧。

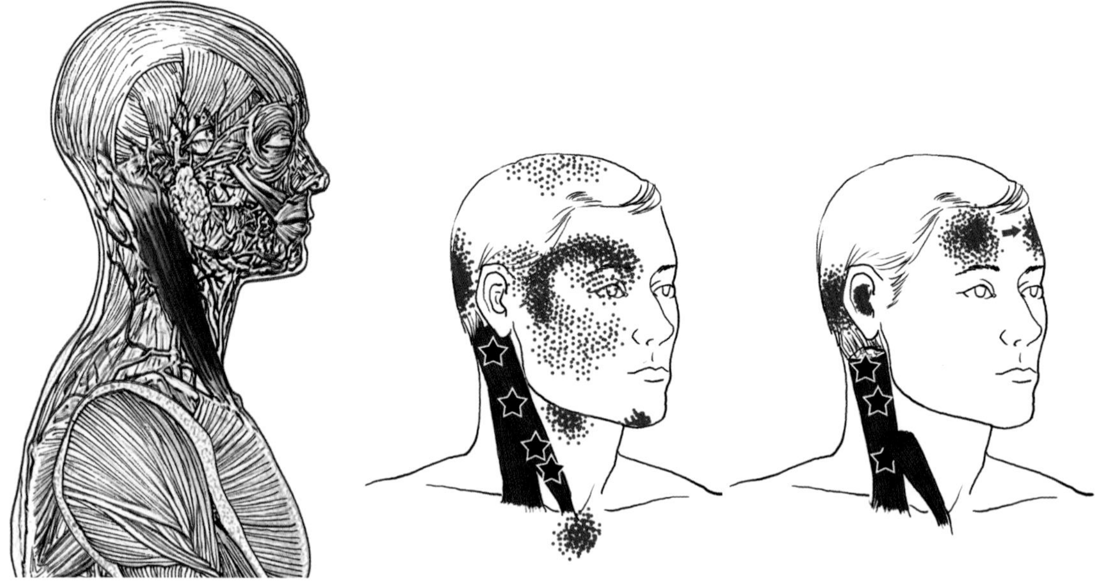

图2-3-12 胸锁乳突肌解剖示意图

图2-3-13 胸锁乳突肌解剖位置及体表反应点示意图

二、损伤机制

（1）急性损伤：急性暴力性钝挫伤或顿挫性颈背扭挫伤，如挥鞭样伤或运动中突然转侧等致伤。

（2）慢性劳损：因颈椎胸椎长时间前屈致伤，见于先天性斜颈、单侧颈椎负重超负荷或长时间侧颈听电话者。

三、急性损伤期治疗（图2-3-14）

（1）患者取坐位，术者立于其身后。

（2）术者一手固定患者头部，并使其头缓缓后仰且下颌偏向患侧，另一手拇指指腹或中指指腹由患者乳突向前下沿肌纤维方向推按，在结节处停留6秒。

（3）上述动作反复3～5次，力度由小到大，速度宜慢。

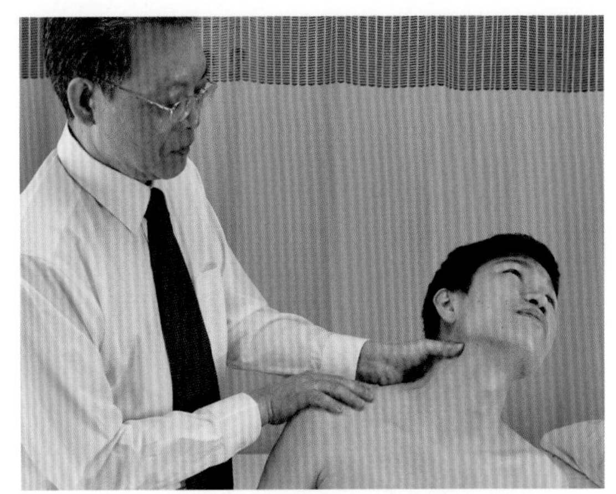

图2-3-14 胸锁乳突肌急性损伤期治疗图

四、激痛点治疗

（1）患者取坐位，术者立于其身后。

（2）术者一手将患者头部固定于中立位，另一手拇指沿患者肌纤维触诊，触及激痛点并标记后，拇指指腹由结节的一侧开始缓缓加力并向结节中央推移，当结节全部处于指腹下时停止加力，并维持3～5秒。然后徐徐减力，并推移至结节的另一侧。

（3）上述动作反复3～5次。

五、缓解期治疗

（1）患者取坐位，术者立于其身后。

（2）术者一手固定患者头部于中立位，并使其头缓缓后仰且下颌偏向患侧，另一手拇指由患者胸锁关节起沿肌纤维方向向上推按。

（3）术者两手协调用力，在结节处停留6秒，反复3～5次，力度由小到大，速度宜慢。

六、功能锻炼

（1）患者坐位，双手交叉于胸前， 将颈椎胸椎由中立位开始缓缓极度前屈，使胸锁乳突肌有紧张牵拉感，停留5秒，反复3次，逐次加大幅度，然后将双手交叉置于颈后，使颈椎由中立位后仰并胸椎扩胸，于颈椎后仰并胸椎扩胸过程中进行对抗，停留3秒。

（2）患者坐位，双手交叉于胸前，将颈椎胸椎由中立位开始缓缓极度前屈，并向对侧侧屈同侧旋转，使患侧胸锁乳突肌有紧张牵拉感，停留5秒，反复3次，逐次加大幅度，然后将双手交叉置于患侧头后外侧，使颈椎由中立位后仰并胸椎扩胸，并向同侧侧屈对侧微旋转，于颈椎后仰、侧屈、旋转及胸椎扩胸过程中进行对抗，停留3秒。

第六节　肩胛提肌损伤

一、解剖（图2-3-15、图2-3-16）

（1）起自上4个颈椎横突，肌束向外下方，止于肩胛骨上角。

（2）神经支配：由肩胛背神经支配，属第2～6颈神经节段。

（3）功能：上提肩胛骨，如肩胛骨固定，可使颈屈向同侧。

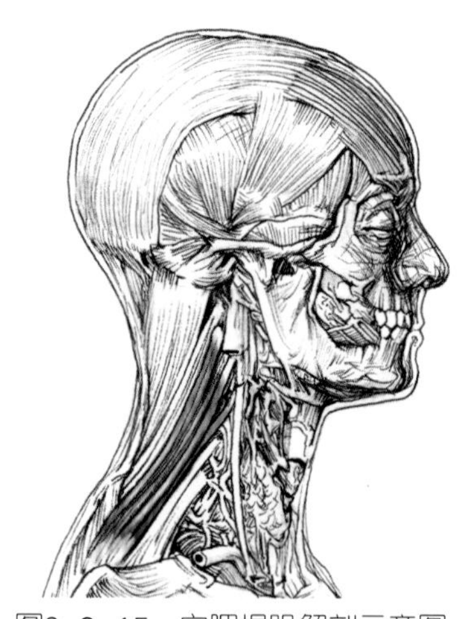

图2-3-15　肩胛提肌解剖示意图

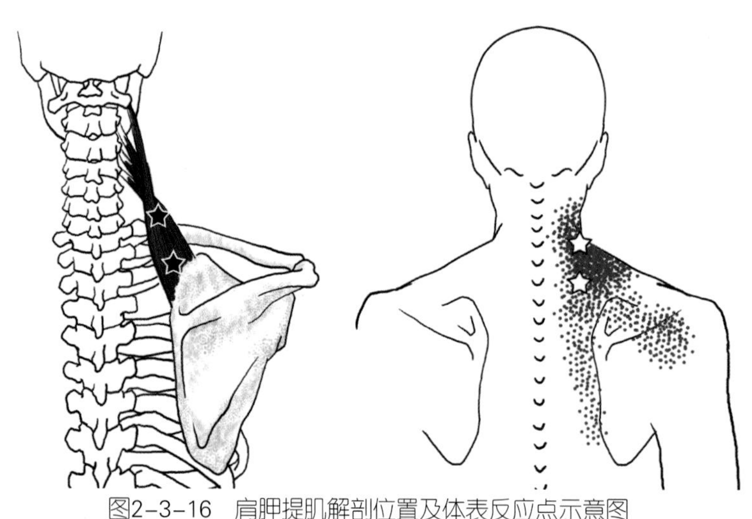

图2-3-16　肩胛提肌解剖位置及体表反应点示意图

二、损伤机制

（1）急性损伤：急性暴力性钝挫伤或顿挫性颈背扭挫伤，如挥鞭样伤或运动中突然转侧等致伤。

（2）慢性劳损：因颈椎胸椎长时间前屈致伤，如长时间伏案工作、长时间侧颈听电话或侧卧睡觉时枕头过低等。

三、急性损伤期治疗（图2-3-17）

（1）患者取坐位，术者立于其后方。

（2）术者一手固定患者头部，使其颈部缓缓前屈并头转向对侧，另一手拇指从患者第2～4颈椎横突沿肌纤维向下进行推按，两手动作配合同时进行。

（3）术者施力在患者结节处停留3～5秒，反复3～5次，力度由小到大，速度宜慢。

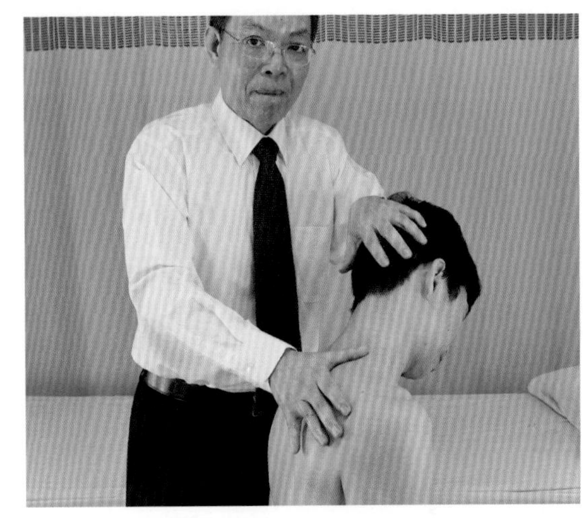

图2-3-17　肩胛提肌急性损伤期治疗图

四、激痛点治疗

（1）患者取坐位颈微屈，术者立于其身后。

（2）术者一手将患者头部固定于中立位，另一手拇指沿患者肌纤维触诊，于患者肩胛内上角及颈肩交界处触及激痛点并标记后，拇指指腹由患者结节的一侧开始缓缓加力并向结节中央推移，当结节全部处于指腹下时停止加力，并维持3～5秒。然后徐徐减力，并推移至结节的另一侧。

（3）上述动作反复3～5次。

五、缓解期治疗

（1）患者取坐位，术者立于其身后。

（2）术者一手固定患者头部，并使其颈部缓缓前屈且下颌转向患侧，另一手由患者肩胛内上角及肩胛内侧缘上1/3沿肌纤维向上推按。

（3）术者两手协调用力，在患者结节处停留3～5秒，反复3～5次，力度由小到大，速度宜慢。

六、功能锻炼

（1）患者坐位，双手交叉于胸前， 将颈椎胸椎由中立位开始缓缓极度前屈，使肩胛提肌有紧张牵拉感，停留5秒，反复3次，逐次加大幅度，然后将双手交叉置于颈后，使颈椎由中立位后仰并胸椎扩胸，于颈椎后仰并胸椎扩胸过程中进行对抗，停留3秒。

（2）患者坐位，双手交叉于胸前， 将颈椎胸椎由中立位开始缓缓极度前屈，并向对侧侧屈同侧旋转，使患侧肩胛提肌有紧张牵拉感，停留5秒，反复3次，逐次加大幅度，然后将双手交叉置于患侧偏头后外侧，使颈椎由中立位后仰并胸椎扩胸，并向同侧侧屈对侧微旋转，于颈椎后仰、侧屈、旋转及胸椎扩胸过程中进行对抗，停留3秒。

第七节　斜角肌损伤

一、解剖（图2-3-18、图2-3-19）

（1）前斜角肌起自第3～6颈椎横突前结节，止于第1肋骨斜角肌结节；中斜角肌起自第3～7颈椎横突后结节，止于第1肋骨中部上面；后斜角肌起自第5～6颈椎横突后结节，止于第二肋骨外侧的肋粗隆。

（2）神经支配：前斜角肌由颈神经前支支配，属第5～7颈神经节段；中斜角肌由颈神经前支支配，属第2～8颈神经节段；后斜角肌由颈神经前支支配，属第5～6颈神经节段。

（3）功能：前斜角肌使颈部侧屈（同侧）、转颈（对侧）、屈颈（双侧），上提第1肋；中斜角肌使颈部侧屈（同侧）、转颈（对侧）、屈颈（双侧），上提第1肋；后斜角肌使颈部侧屈（同侧）、转颈（对侧）、屈颈（双侧），上提第2肋。

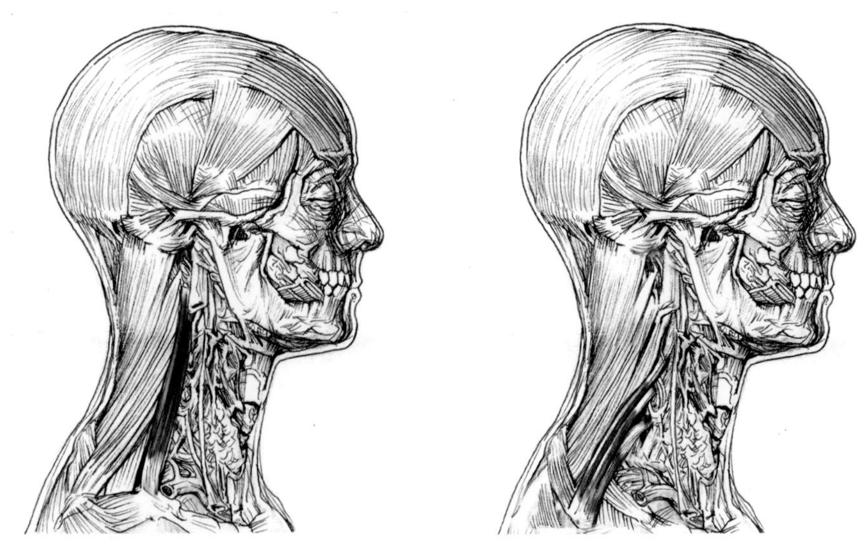

图2-3-18 斜角肌解剖示意图

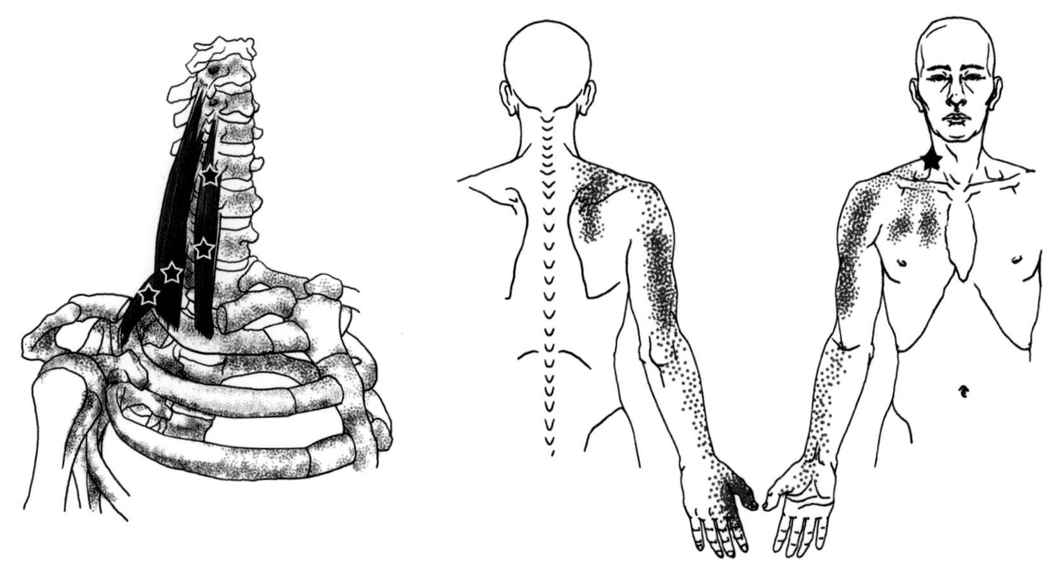

图2-3-19 斜角肌解剖位置及体表反应点示意图

二、损伤机制

（1）急性损伤：急性暴力性钝挫伤或顿挫性颈背扭挫伤，如挥鞭样伤或拔河、举重等剧烈运动等致伤。

（2）慢性劳损：因颈椎胸椎长时间前屈致伤，如长时间伏案工作、持续咳嗽、长时间侧颈听电话或侧卧睡觉时枕头过高等。

三、急性损伤期治疗（图2-3-20）

（1）患者取坐位，术者立于其后方。

（2）术者一手固定患者头部，并使其颈部缓缓前屈后仰并头侧向对侧，另一手拇指由患者第2～4颈椎横突沿肌纤维向下进行推按。

（3）术者两手动作配合同时进行，在患者结节处停留3～5秒，反复3～5次，力度由小到大，速度宜慢。

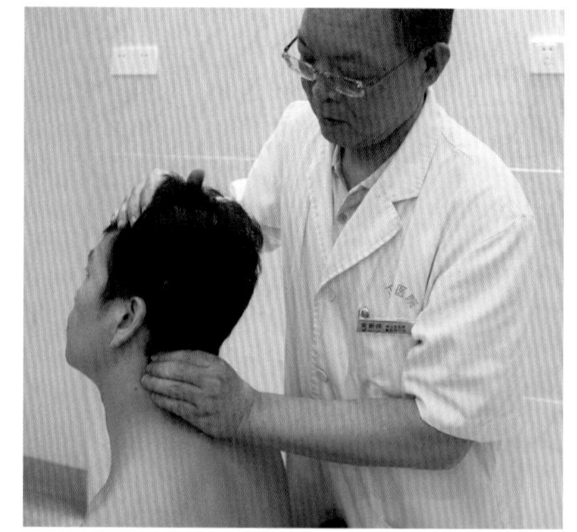

图2-3-20　斜角肌急性损伤期治疗图

四、激痛点治疗

（1）患者取坐位，颈微屈，术者立于其身后。

（2）术者一手将患者头部固定于中立位，另一手拇指沿患者的肌纤维进行触诊，于患者第4、5颈椎横突前方水平及颈肩交界处前方触及激痛点并标记后，拇指指腹由结节的一侧开始缓缓加力并向结节中央推移，当结节全部处于指腹下时停止加力，并维持3～5秒。然后徐徐减力，并推移至结节的另一侧。

（3）上述动作反复3～5次。

五、慢性损伤期治疗

（1）患者取坐位，术者立于其身后。

（2）术者一手固定患者头部，并使其颈部缓缓前屈且头侧向健侧，另一手从患者的锁骨上方沿肌纤维向上推按。

（3）术者两手协调用力，在患者结节处停留3～5秒，反复3～5次，力度由小到大，速度宜慢。

六、功能锻炼

（1）患者取坐位，术者一手固定其肩部，一手固定其前额，将患者颈椎由中立位开始缓缓极度后仰，使其斜角肌有紧张牵拉感，停留5秒，反复3次，逐次加大幅度，然后患者将其双手交叉置于前额，使颈椎由中立位到前屈，于颈椎前屈过程中进行对抗，停留3秒。

（2）患者取坐位，双手交叉于胸前， 将颈椎由中立位开始缓缓极度后仰，并向对侧侧屈，使患侧斜角肌有紧张牵拉感，停留5秒，反复3次，逐次加大幅度，然后将双手交叉置于头前额部，使颈椎由中立位到前屈，并向同侧侧屈，于颈椎前屈、侧屈过程中进行对抗，停留3秒。

第八节　枕后小肌群损伤

一、解剖（图2-3-21、图2-3-22）

（1）头上斜肌起自寰椎横突，止于枕骨粗隆下的上项线；头下斜肌起自枢椎棘突，止于寰椎横突；头后大直肌起自枢椎棘突，止于枕骨上项线；头后小直肌起自寰椎后结节，止于枕骨上项线。

（2）神经支配：枕后肌群由枕下神经支配，属第1颈神经节段。

（3）功能：头上斜肌两侧收缩使头后仰，单侧收缩使头向对侧屈；头下斜肌使头向后侧旋转；头后大直肌两侧收缩使头后仰，单侧收缩使头向同侧旋转；头后小直肌两侧收缩使头后仰。

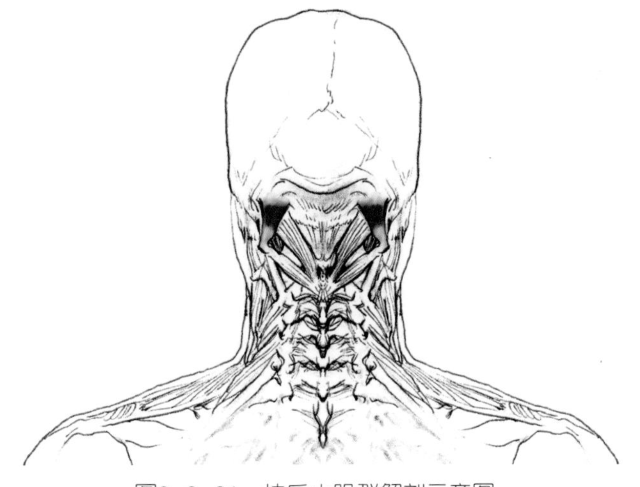

图2-3-21　枕后小肌群解剖示意图

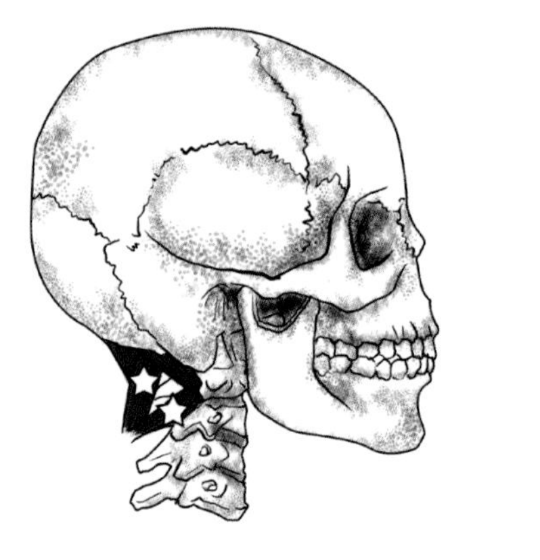
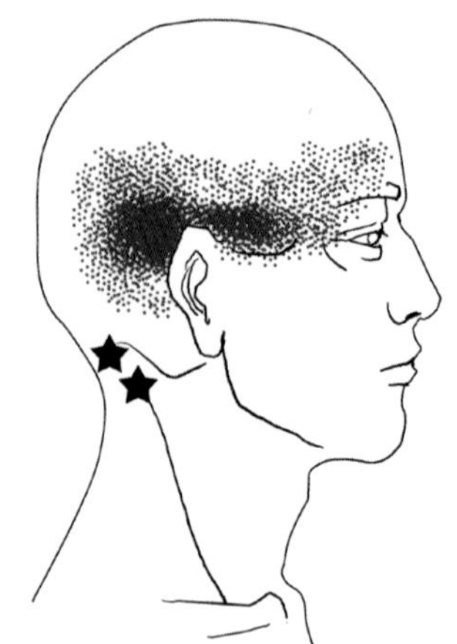

图2-3-22 枕后小肌群解剖位置及体表反应点示意图

二、损伤机制

（1）急性损伤：急性暴力性钝挫伤或顿挫性颈背扭挫伤，如挥鞭样伤或运动中突然转侧等致伤。

（2）慢性劳损：因颈椎胸椎长时间过伸致伤，如长时间仰头等。

三、急性损伤期治疗（图2-3-23）

（1）患者取坐位，术者立于其身后。

（2）术者一手固定患者头部并缓缓加深其颈部低头及旋转的角度，另一手拇指由患者枕后上项线中点向两侧进行推按，在结节处停留3～5秒

（3）术者两手协调用力，速度宜缓，力度由小到大，反复3～5次。

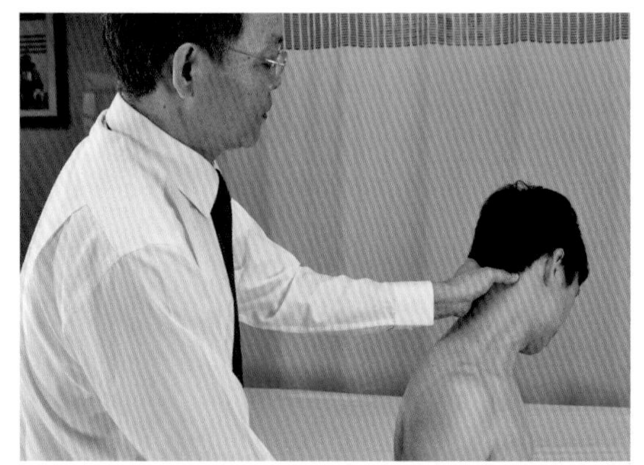

图2-3-23 枕后小肌群急性损伤期治疗图

四、激痛点治疗

（1）患者取坐位，颈微屈，术者立于其身后。

（2）术者一手将患者头部固定于中立位，另一手拇指沿患者肌纤维进行触诊，于患

者枕下区和寰椎横突之间触及激痛点并标记后，拇指指腹由患者结节的一侧开始缓缓加力并向结节中央推移，当结节全部处于指腹下时停止加力，并维持3～5秒。然后徐徐减力，并推移至结节的另一侧。

（3）上述动作反复3～5次。

五、缓解期治疗

（1）患者取坐位，术者立于其身后。

（2）术者一手固定患者头部，并使其颈部缓缓前屈且头侧屈并转向健侧，另一手由患者乳突下方向后正中线沿下项线进行推按。

（3）术者两手协调用力，在患者结节处停留3～5秒，反复3～5次，力度由小到大，速度宜慢。

六、功能锻炼

患者取坐位，保持下颈段固定，将头由中立位开始缓缓极度前屈、左右旋转，使枕后小肌群有紧张牵拉感，停留5秒，反复3次，逐次加大幅度，然后将双手交叉置于患侧头后外侧，使头由中立位后仰及左右旋转，于颈椎后仰及旋转过程中进行对抗，停留3秒。

第九节　腰方肌损伤

一、解剖（图2-3-24、图2-3-25）

（1）起自髂嵴，止于第12肋及第1～4腰椎横突。

（2）神经支配：由腰神经前支支配，属第12胸神经至第3腰神经节段。

（3）功能：下降和固定第12肋，并使脊柱腰部侧屈。

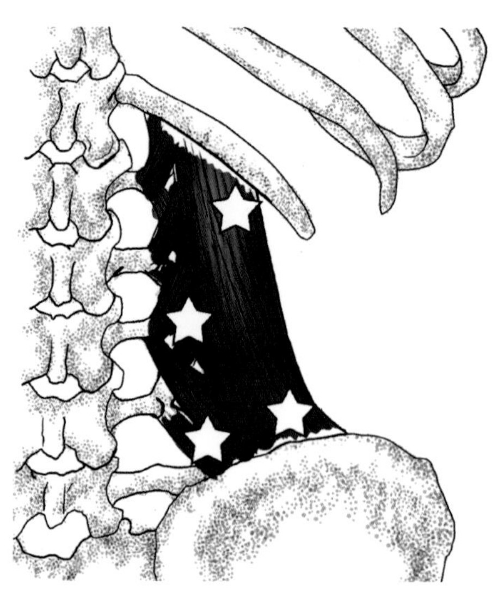

图2-3-24 腰方肌解剖示意图

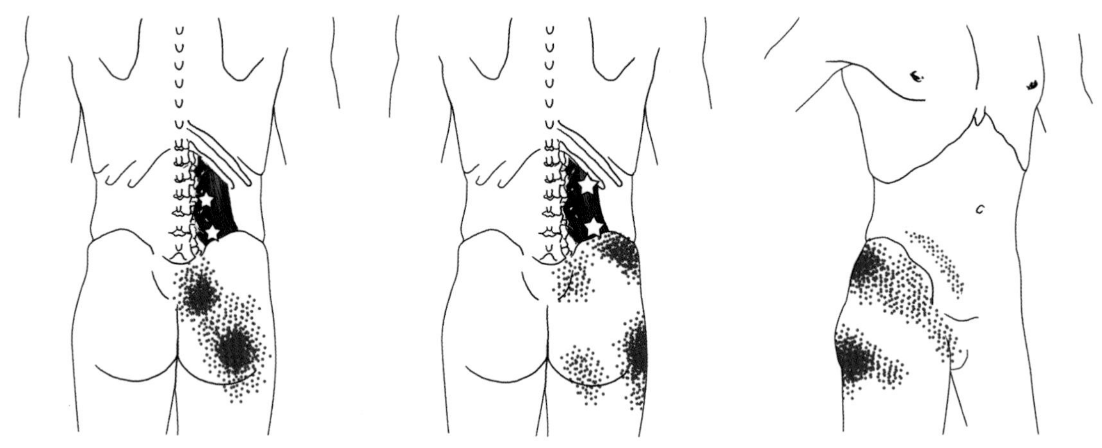

图2-3-25 腰方肌解剖位置及体表反应点示意图

二、损伤机制

（1）急性损伤：急性暴力性钝挫伤或顿挫性腰背扭挫伤，如急性腰扭伤或运动中突然转侧等致伤。

（2）慢性劳损：长期过度侧屈腰部致伤。

三、急性损伤期治疗（图2-3-26）

（1）根据单侧损伤或双侧损伤确定患者的体位。单侧损伤时，患者取侧卧位，患侧向上，腰下垫枕；双侧损伤时，患者取俯卧位，术者立于其身后。

（2）术者一手掌根固定患者髂翼，另一手拇指由患者髂嵴内1/4处向上进行推按至第3腰椎横突及肋弓下缘。

（3）术者两手动作配合同时进行，在结节处停留3～5秒，反复3～5次，力度由小到大，速度宜慢。

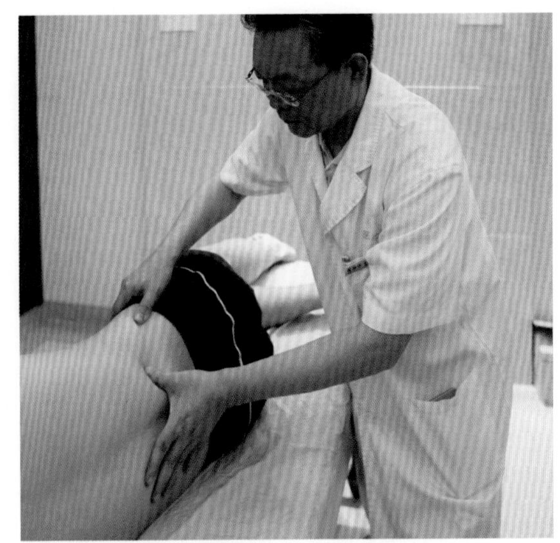

图2-3-26　腰方肌急性损伤期治疗图

四、激痛点治疗

（1）根据单侧损伤或双侧损伤确定患者的体位。单侧损伤时，患者患侧上位侧卧，腰下垫枕；双侧损伤时，患者取俯卧位，术者立于其身后。

（2）术者一手拇指沿患者肌纤维进行触诊，于第3～5横突旁开两横指处触及激痛点并标记后，拇指指腹由患者结节的一侧开始缓缓加力并向结节中央推移，当结节全部处于指腹下时停止加力，并维持3～5秒。然后徐徐减力，并推移至结节的另一侧。

（3）上述动作反复3～5次。

五、缓解期治疗

（1）根据单侧损伤或双侧损伤确定患者的体位。单侧损伤时，患侧上位侧卧，腰下垫枕；双侧损伤时，患者俯卧位，术者立于其身后。

（2）术者一手固定患者肋弓，另一手由患者肋弓及第3腰椎横突沿肌纤维向下推按。

（3）术者两手协调用力，在患者结节处停留3～5秒，反复3～5次，力度由小到大，速度宜慢。

六、功能锻炼

（1）患者俯卧， 双手支撑床面，骨盆贴紧床面，将腰由中立位开始缓缓极度后仰，使腰方肌有紧张牵拉感，停留5秒，反复3次，逐次加大幅度，然后将双手交叉置于床面，使腰椎缓慢前屈于中立位，于腰椎前屈过程中进行对抗，停留3秒。

（2）患者坐位，双手叉腰， 将腰椎由中立位开始缓缓极度侧屈，使患侧腰方肌有紧张牵拉感，停留5秒，反复3次，逐次加大幅度，然后将一手支撑住患侧，使腰椎由侧屈回归中立位，于腰椎运动过程中进行对抗，停留3秒。

第十节　肋间肌损伤

一、解剖（图2-3-27）

（1）肋间外肌起自上位肋骨下缘，止于下位肋骨上缘；肋间内肌起自下位肋骨上缘，止于上位肋骨下缘；肋间最内肌起自下位肋中部上缘，止于上位肋中部下缘。

（2）神经支配：由肋间神经支配，属第1～11胸神经节段。

（3）功能：肋间外肌提肋、助吸气；肋间内肌降肋、助吸气；肋间最内肌降肋、助吸气。

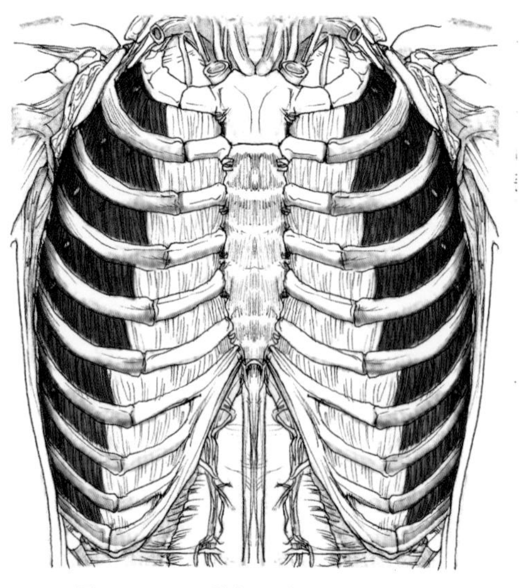

图2-3-27　肋间肌解剖示意图

二、损伤机制

（1）急性损伤：急性暴力性钝挫伤，如肋骨骨折或胸胁部挫伤致伤。

（2）慢性劳损：长期咳嗽等。

三、急性损伤期治疗（图2-3-28）

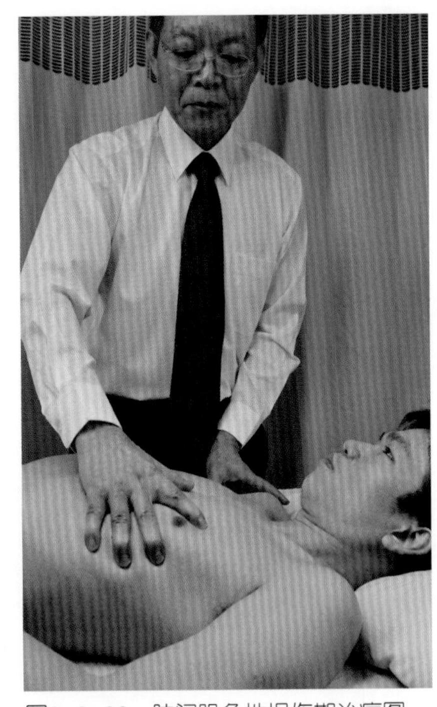

图2-3-28 肋间肌急性损伤期治疗图

（1）患者患侧仰卧位或坐位，术者立于其身后。

（2）术者一手固定患者胸廓，另一手食指、中指、无名指自然分开，食指、无名指分别固定患者患处上下相邻两肋骨，中指置于两肋骨中间的肌肉，由患者腋后线向前进行推按，两手动作配合同时进行，患者同时要配合做吸气动作。

（3）术者施力在患者结节处停留3～5秒，反复3～5次，力度由小到大，速度宜慢。

四、激痛点治疗

（1）患者患侧上卧位或坐位，术者立于其身后。

（2）术者将患者胸廓固定，另一手中指沿患者肌纤维进行触诊，于患者枕肋间隙之间触及激痛点并标记后，中指指腹由患者结节的一侧开始缓缓加力并向结节中央推移，当结节全部处于指腹下时停止加力，并维持3～5秒。然后徐徐减力，并推移至结节的另一侧。

（3）上述动作反复3～5次。

五、缓解期治疗

（1）患者患侧上卧位或坐位，术者立于其身后。

（2）术者一手固定患者并保持稳定，另一手食指、中指、无名指自然分开，术者食指、无名指分别固定患者患处上下相邻两肋骨，中指置于两肋骨中间的肌肉，由前正中线沿肋间隙向后进行推按，两手动作配合同时进行，患者同时要配合做呼气动作。

（3）术者施力在患者结节处停留3～5秒，反复3～5次，力度由小到大，速度宜慢。

六、功能锻炼

患者坐位，双手交叉，深呼吸和扩胸运动交替反复进行。

第十一节　多裂肌、回旋肌损伤

一、解剖（图2-3-29、图2-3-30）

（1）多裂肌起自第4～7颈椎的关节突、全部胸椎的横突、全部腰椎的乳突、骶骨下部的后面、竖脊肌腱的深面，止于第5腰椎至第2颈椎所有椎体的棘突；长回旋肌起自各椎体的横突，向上跨一个椎体后止于棘突的基底部；短回旋肌起自各椎体的横突，止于上一椎体棘突的基底部。

（2）神经支配：多裂肌、回旋肌均由脊神经后支支配。

（3）功能：多裂肌双侧收缩可使脊柱后伸，尤其是头颈部，控制向收缩侧的屈曲，单侧收缩时向对侧旋转椎体。回旋肌双侧收缩使脊柱伸直，单侧收缩使脊柱转向对侧。

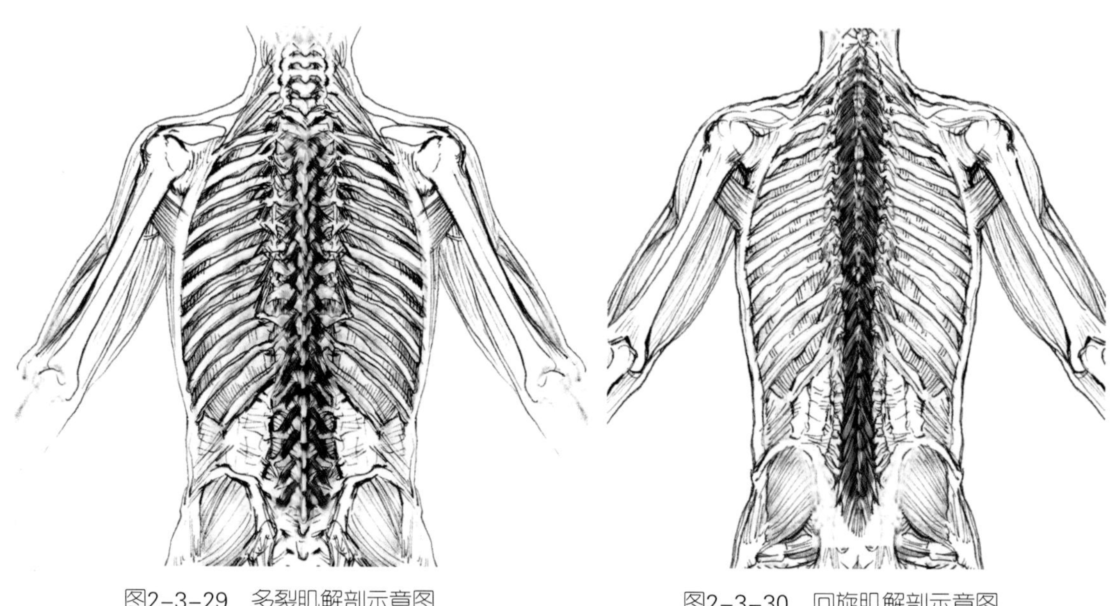

图2-3-29　多裂肌解剖示意图　　图2-3-30　回旋肌解剖示意图

二、损伤机制

（1）急性损伤：急性暴力性钝挫伤或顿挫性颈背扭挫伤，如挥鞭样伤或运动中突然转侧等致伤。

（2）慢性劳损：因颈椎胸椎长时间前屈致伤，如长时间伏案工作、长时间侧颈听电话或办公桌、电脑键盘位置过低等。

三、急性损伤期治疗（图2-3-31）

（1）患者俯卧，术者立于其腰际旁。

（2）术者一手固定患者臀部，另一手由患者髂后上棘起沿棘突旁开2厘米线向上推按至病变部位的上3个椎体平面。术者操作时，力的方向是向下向棘突方向。

（3）术者两手动作配合同时进行，在患者结节处停留3～5秒，反复3～5次，力度由小到大，速度宜慢。

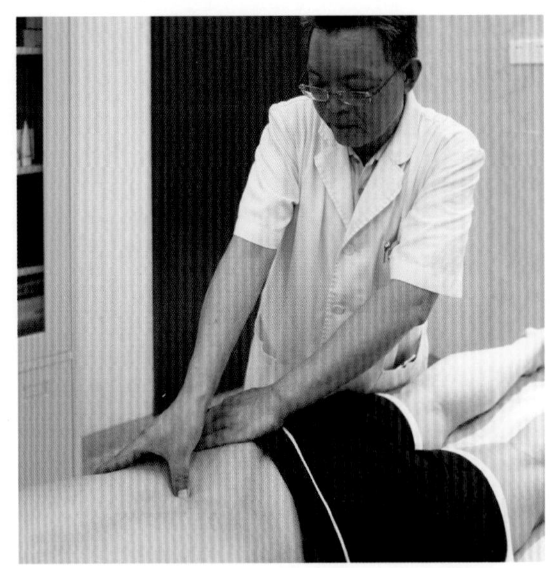

图2-3-31　多裂肌、回旋肌急性损伤期治疗图

四、慢性损伤期治疗

（1）患者俯卧，腰下垫枕，术者立于患者腰际旁。

（2）术者嘱患者放松，一手固定病变位置上3个椎体的棘突旁，另一手沿棘突旁2厘米向下推按，力的方向向下向棘突根部。

（3）术者两手协调用力，在患者结节处停留3～5秒，反复3～5次，力度由小到大，速度宜慢。

五、激痛点治疗

（1）患者俯卧，术者立于其腰际旁。

（2）术者一手拇指沿患者肌纤维进行触诊，于患者腰椎棘突和椎体横突之间触及激痛点并标记后，拇指指腹由患者结节的一侧开始缓缓加力并向结节中央推移，当结节全部处于指腹下时停止加力，并维持3～5秒，然后徐徐减力，并推移至结节的另一侧。

（3）上述动作反复3～5次。

六、功能锻炼

患者双侧肘关节、双侧足尖同时着地，使脊柱处于水平状态，坚持30秒。

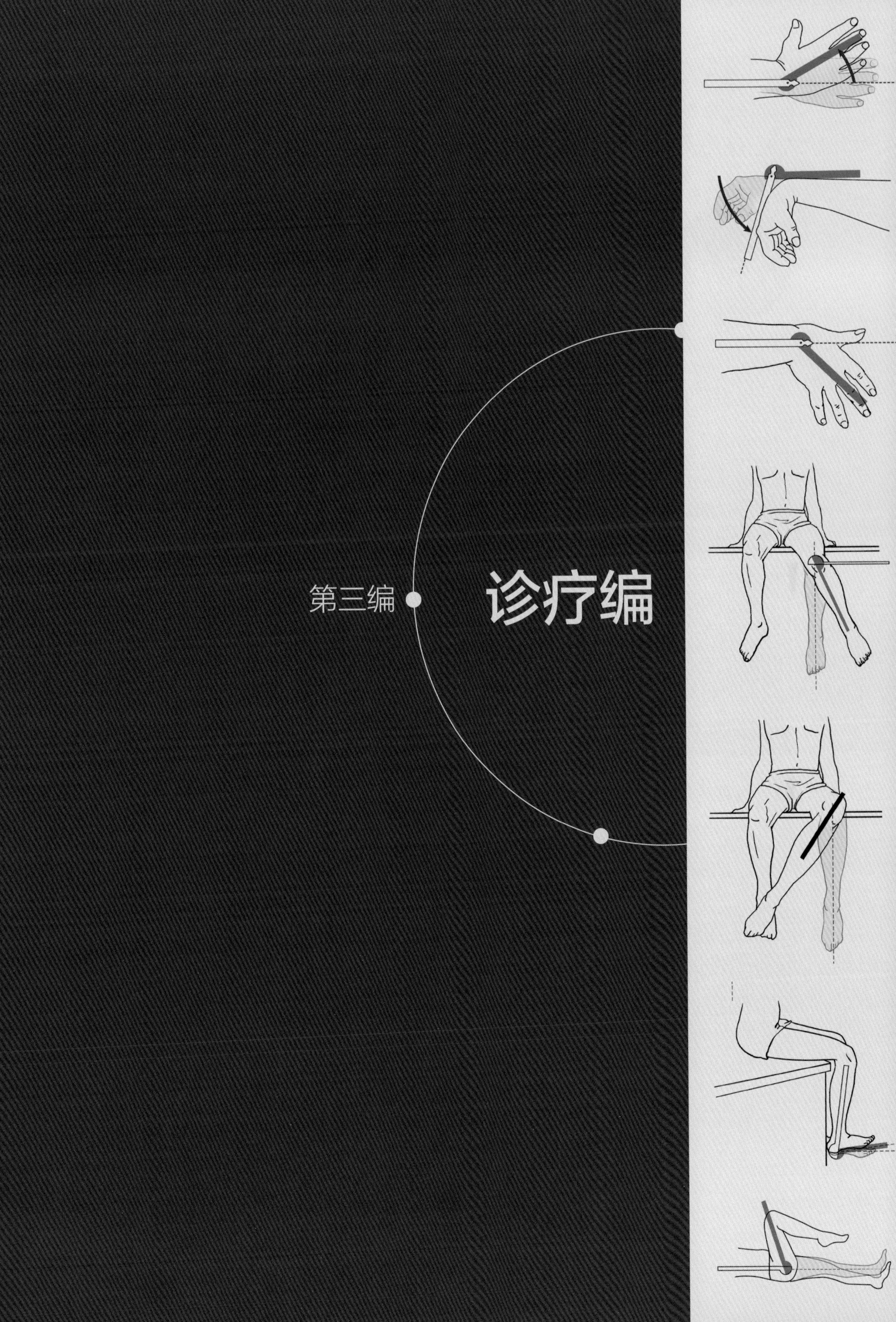

第三编

诊疗编

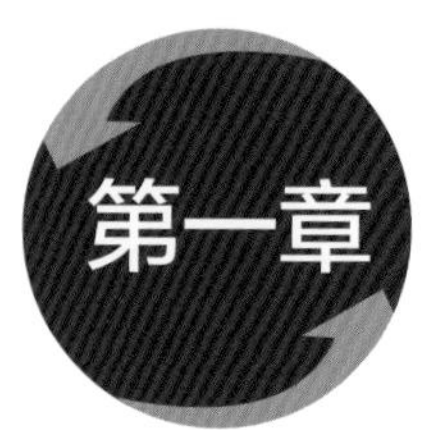

第一章 上肢筋伤病变

本章讲述的上肢筋伤病变主要围绕肩、肘、腕三个关节展开。肩关节是人体活动最灵活的关节，其可作各种大幅度的动作。除了可进行屈伸、外展、内收及旋内、旋外活动外，肩关节还可进行环转活动，使上肢的活动范围大大增加。同时配合肘、腕关节的较大活动范围的协同运动，可使上肢完成许多日常的劳作和运动。因此，当运动不慎或长期、反复进行工作、劳动时，容易造成上肢的各种急、慢性筋伤病变。

肩、肘、腕关节各方向活动相关肌肉如下表：

	屈伸	侧屈	旋转	内收、外展
肩	前屈：三角肌前部、喙肱肌、胸大肌、肱二头肌 后伸：背阔肌、大圆肌、三角肌后部、肱三头肌长头	—	外旋：冈下肌、小圆肌、三角肌后部 内旋：肩胛下肌、背阔肌、胸大肌、三角肌前部、大圆肌	外展：三角肌、冈上肌 内收：胸大肌、背阔肌、大圆肌、肩胛下肌、喙肱肌、肱三头肌长头
肘	屈：肱二头肌、肱肌、肱桡肌、旋前圆肌、桡侧腕屈肌、指浅屈肌 伸：肱三头肌、旋后肌	—	旋后：旋后肌、肱二头肌 旋前：旋前圆肌、旋前方肌	—
腕	伸：桡侧腕长伸肌、桡侧腕短伸肌、尺侧腕伸肌、指伸肌 屈：桡侧腕屈肌、尺侧腕屈肌、掌长肌、指浅屈肌、指深屈肌、拇长屈肌	腕桡偏：桡侧腕伸肌、桡侧腕屈肌 腕尺偏：尺侧腕伸肌、尺侧腕屈肌	旋后：旋后肌、肱二头肌 旋前：旋前圆肌、旋前方肌	—

第一节 肩周炎

一、概述

肩周炎即肩关节周围炎的简称，是指肩关节及其周围软组织退行性改变所引起的肌肉、肌腱、滑囊、关节囊等肩关节周围软组织的广泛慢性炎症反应，以肩部疼痛及肩关节活动障碍为主要特征的一种疾病。由于发病者以50岁左右者居多，所以又称五十肩。又因为患病后肩关节僵硬、功能活动受限，像被冻结了一样，故又称为冻结肩或肩凝症。一般女性患者居多。肩周炎为自愈性疾病，自愈时间六个月至两年不等。

二、解剖

肩关节活动障碍是肩周炎的主要特征之一。肩关节可进行屈、伸、旋内、旋外、内收、外展、环转等活动，是人体活动范围最大、最灵活的关节，这些活动由肩部肌肉群的伸缩来完成。发病时肩部活动障碍，其肌群的伸缩也受到影响。肩部肌群主要包括以下肌肉：

三角肌：起于锁骨外侧段、肩峰和肩胛冈，向外下方集中，止于肱骨体外侧面的三角肌粗隆，使肩关节外展、前屈、后伸、旋内（前部肌束）和旋外（后部肌束）。

肱三头肌：长头起于肩胛骨关节盂下方，外侧头起于肱骨后面桡神经沟外上方，内侧头起于桡神经沟内下方，三头会合后向下止于尺骨鹰嘴，使肩关节伸及内收（长头）。

肱二头肌：长头起于肩胛骨关节盂上方，经关节囊沿结节间沟下降，短头起于肩胛骨喙突，与长头会合后向下经肘关节前，止于桡骨粗隆。

大圆肌：在小圆肌下方，起于肩胛骨外侧缘和下角，向外上绕至肱骨之前，止于肱骨小结节嵴，使肩关节内收、旋内、后伸。

小圆肌：在冈下肌下方，起于肩胛骨外侧缘后面，向外上跨过肩关节后方，止于肱骨大结节下部，使肩关节旋外。

胸大肌：起于锁骨内侧半、胸骨和第1～6肋软骨，向外止于肱骨大结节嵴，使肩关节内收、旋内及前屈。

冈下肌：起于冈下窝骨面，向外跨过肩关节后方，止于肱骨大结节中部，使肩关节旋外。

冈上肌：起于冈上窝，向外经肩峰深面，跨过肩关节之上，止于肱骨大结节上部，使肩关节外展。

喙肱肌：起于肩胛骨喙突，止于肱骨中部内侧，使肩关节前屈、内收。

背阔肌：起于第7～12胸椎棘突、腰椎棘突、骶正中嵴和髂嵴后部，向外上走行，止于肱骨小结节嵴，使肩关节后伸、内收及旋内。

三、病因病机

肩周炎多发于中老年人群，其中诱发因素包括以下三种。

1. 感受风寒湿邪

天气寒冷或出汗后直接吹冷气或风扇，易导致局部血管收缩，血流变缓，肩部组织循环减弱，影响局部新陈代谢，代谢产物堆积引发炎症，肌肉组织粘连，造成肩周炎。

2. 劳损造成的关节退变

局部软组织的退行性改变可引发疼痛，由于疼痛患者会不自觉地自我限制肩关节的运动，久之则造成肩周炎。最常见导致肩周炎的软组织退行性疾病是肌腱炎和腱鞘炎，其次是撞击综合征和肩峰下损害。

3. 创伤

肩关节受到创伤的中后期或上肢骨折长期固定后，因肩关节活动减少，无菌性炎症因子积聚使关节囊及软组织粘连，从而造成肩周炎。

本病是以肝肾亏虚、气血不足为本，疼痛功能受限为标，属本虚标实的疾病。其根本病机是素体亏虚，气血不足，筋失所养，复加感邪、劳损或创伤等诱发因素，累及肩部多个肌腱、韧带、滑囊等结构，导致肩关节周围广泛病变而发病。

四、临床表现

肩周炎主要表现为肩部的疼痛、肌肉痉挛，以及肩关节活动受限，可以是某一方向的活动受限，也可以是各方向的活动同时受限，早期多因疼痛所致，后期则可因肌肉组织粘连所致。肩部疼痛多为慢性渐进性的疼痛，部分可见突发的剧烈疼痛，天气变化、劳累等因素可加重症状。

五、诊断

（1）多见于40岁以上中老年人，常有风湿寒邪侵袭史或外伤史。

（2）肩部疼痛及活动痛，夜间加重，可放射到手，但无感觉异常。肩关节活动表现为上举、外展、内旋、外旋受限，出现典型“扛肩”现象。

（3）肩前、后、外侧均有压痛，特别是肱二头肌长头腱沟。肩周肌肉痉挛或肌萎缩。

（4）X线及化验检查一般无异常发现。

六、治疗

首先对肩关节的正常生理活动度与现有活动度进行比对，对健、患侧进行比对。然后根据关节活动受限的程度分析该受限是动力肌群肌力改变所致还是拮抗肌群挛缩所致。动力肌群肌力不够则须加强功能锻炼，拮抗肌群挛缩则须手法纠正。

（一）手法治疗

1. 肩关节前屈功能受限治疗手法（图3-1-1）

肩关节前屈功能的拮抗肌包括肩关节后方的伸展肌群：背阔肌、大圆肌、肩胛下肌、三角肌后纤维。

（1）患者取坐位，患侧手搭于健侧肩上，术者立其身后，一手固定患肢肘关节并缓缓前屈肩关节。

（2）术者一手固定患肢，另一手拇指于肩胛骨内侧缘、肩胛盂下缘向上推按。

（3）在推按中，于肩胛盂下缘下方两横指处、肩峰后下方及肩胛骨外侧缘中下1/3处可触及结节，拇指指腹由结节的一侧开始缓缓加力并向结节中央推移，当结节全部处于指腹下时停止加力，维持3～5秒，然后徐徐减力，并推至结节的另一侧。

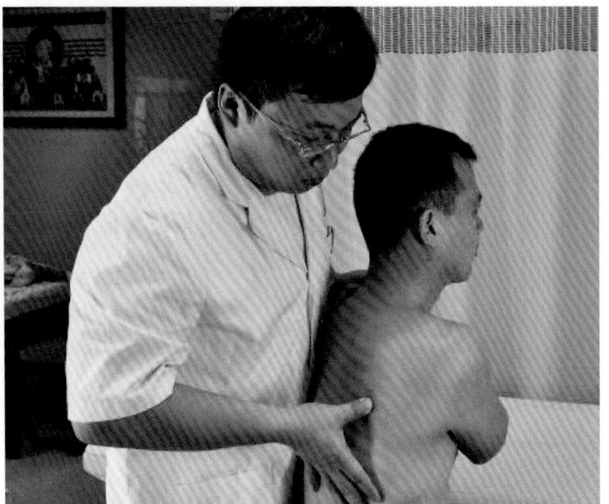

图3-1-1　肩关节前屈功能受限治疗手法

（4）术者两手协调用力，反复3～5次，力度由小到大，速度宜慢。

2. 肩关节背伸功能受限治疗手法（图3-1-2）

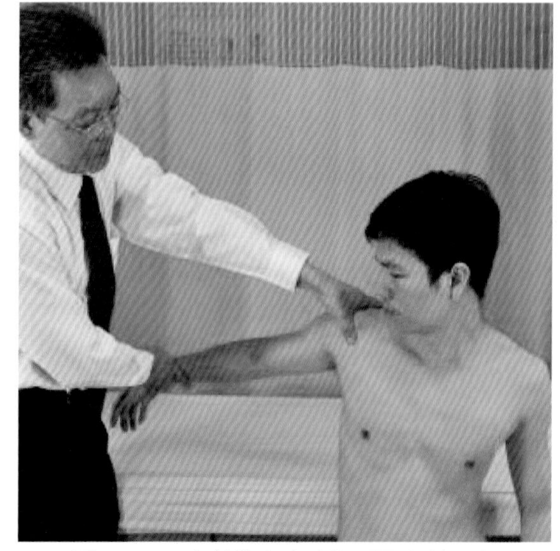
图3-1-2 肩关节背伸功能受限治疗手法

肩关节背伸功能的拮抗肌包括三角肌前纤维、胸大肌锁骨部、喙肱肌及肱二头肌。

（1）患者取坐位，术者立其身侧，一手固定其腕关节，并使其肩关节缓缓背伸。

（2）术者一手固定患肢，另一手拇指置于肩关节前方，分别沿肱二头肌长头及喙肱肌方向向下推按，沿胸大肌胸下肌纤维方向向内下侧推按。

（3）在推按中，于喙突尖、喙突下两横指及喙肱肌肌腹处可触及结节，拇指指腹由结节的一侧开始缓缓加力并向结节中央推移，当结节全部处于指腹下时停止加力，维持3～5秒，然后徐徐减力，并推至结节的另一侧。

（4）术者两手协调用力，反复3～5次，力度由小到大，速度宜慢。

3. 肩关节外展功能受限治疗手法（图3-1-3）

肩关节外展功能的拮抗肌包括背阔肌、胸大肌、喙肱肌及大圆肌。

（1）患者取坐位，患肢在安全范围内外展，术者立其身后，一手托肘关节并使肩关节缓缓外展。

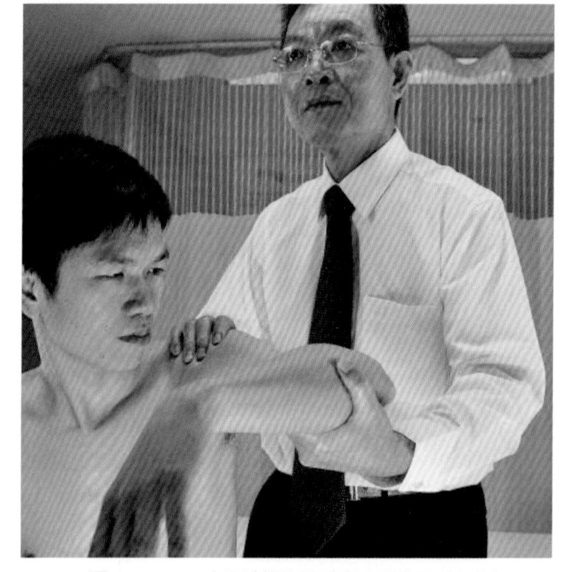
图3-1-3 肩关节外展功能受限治疗手法

（2）术者一手固定患肢，另一手拇指于肩胛骨外侧缘向肩前方的胸大肌、喙肱肌、大圆肌、背阔肌肌纤维方向推按。

（3）在推按中，于锁骨中点下两横指及肩胛骨外侧缘中上1/3处可触及结节，拇指指腹由结节的一侧开始缓缓加力并向结节中央推移，当结节全部处于指腹下时停止加力，维持3～5秒，然后徐徐减力，并推至结节的另一侧。

（4）术者两手协调用力，反复3～5

次，力度由小到大，速度宜慢。

4. *肩关节内收功能受限治疗手法*（图3-1-4）

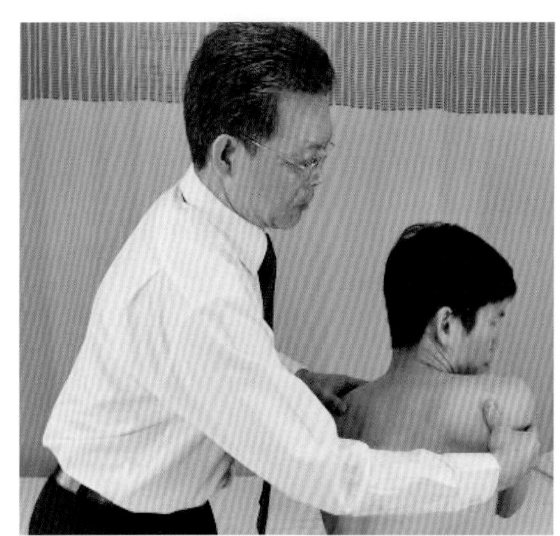
图3-1-4　肩关节内收功能受限治疗手法

肩关节内收功能的拮抗肌包括三角肌、冈上肌、冈下肌及胸大肌。

（1）患者取坐位，术者立其身后，要求患者患侧手搭于健侧肩上，术者固定其上述体位。

（2）术者一手固定，另一手拇指由肩胛骨内上角、肩胛骨内侧缘上1/3处向外水平推按至三角肌结节处。

（3）在推按中，于肩胛冈中点上、下方及肩峰外下方均可触及结节，拇指指腹由结节的一侧开始缓缓加力并向结节中央推移，当结节全部处于指腹下时停止加力，维持3～5秒，然后徐徐减力，并推至结节的另一侧。

（4）术者两手协调用力，反复3～5次，力度由小到大，速度宜慢。

5. *肩关节内旋功能受限治疗手法*（图3-1-5）

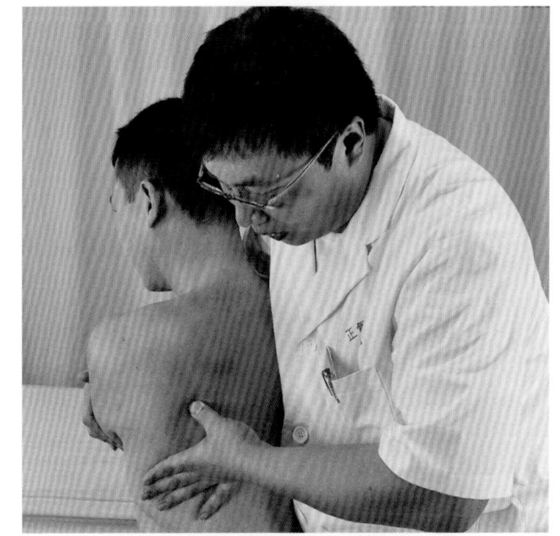
图3-1-5　肩关节内旋功能受限治疗手法

肩关节内旋功能的拮抗肌包括冈下肌、小圆肌。

（1）患者取坐位，术者立其身后，患者患肢内旋，术者一手固定患者患肢，并缓缓加大患肢内旋的角度。

（2）术者一手固定患肢，另一手拇指由肩胛骨内侧缘中1/3处水平向外推按。

（3）推按中，于肩胛冈中点下两横指处近肩胛盂下缘处可触及结节，拇指指腹由结节的一侧开始缓缓加力并向结节中央推移，当结节全部处于指腹下时停止加力，维持3～5秒，然后徐徐减力，并推至结节的另一侧。

（4）术者两手协调用力，反复3～5次，力度由小到大，速度宜慢。

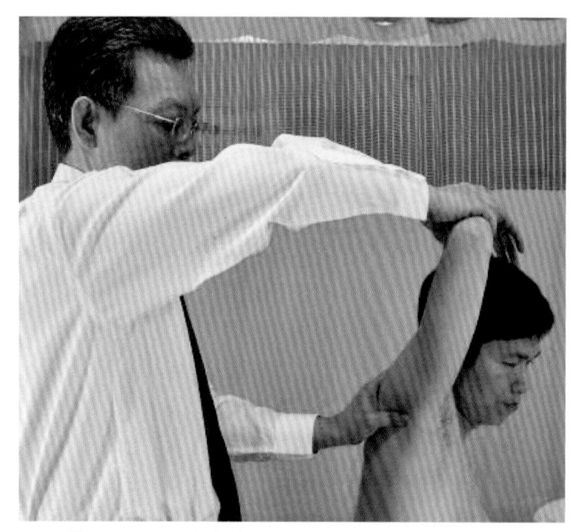
图3-1-6 肩关节外旋功能受限治疗手法

6. 肩关节外旋功能受限治疗手法（图3-1-6）

肩关节外旋功能的拮抗肌包括背阔肌、胸大肌、大圆肌。

（1）患者取坐位，术者立其身后，将患肢外旋并外展，术者一手固定患肢并缓缓加深其外旋角度。

（2）术者一手固定患肢，另一手分别由肩胛骨外侧缘及肩关节下方向肱骨大结节处推按。

（3）推按中，术者一手拇指于肩胛盂下缘及肩峰前下方处可触及结节，拇指指腹由结节的一侧开始缓缓加力并向结节中央推移，当结节全部处于指腹下时停止加力，维持3~5秒，然后徐徐减力，并推移至结节的另一侧。

（4）术者两手协调用力，反复3~5次，力度由小到大，速度宜慢。

7. 平推肩胛骨内侧缘（图3-1-7）

患者侧卧或坐位，将患肢尽量内收固定于胸部，术者由肩胛上角向肩胛下角进行推按，结节处停留6秒，反复3次。

8. 平推肩胛骨外侧缘（图3-1-8）

患者侧卧或俯卧位，将患肢上举或外展，术者由肩胛外侧角向肩胛下角推按，于肩胛骨外侧缘中下1/3处或遇到结节时在结节处停留6秒，反复3次。

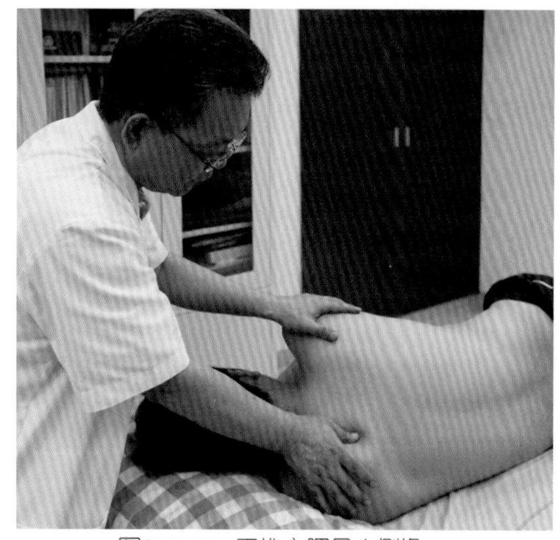
图3-1-7 平推肩胛骨内侧缘

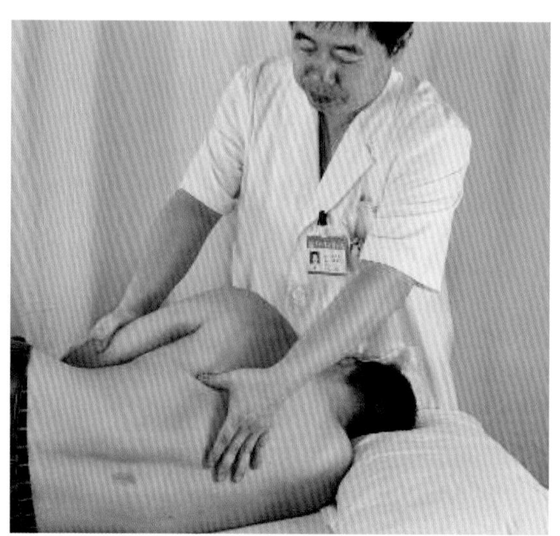
图3-1-8 平推肩胛骨外侧缘

9. 分推肩关节边缘（图3-1-9）

（1）患者取坐位或侧卧位，患侧上肢自然下垂。术者立其身后，并固定其患肢。

（2）术者一手固定其患肢，另一手拇指与其余四指相对，置于肩关节间隙的前后方，由肩峰外侧沿肩关节关节间隙向下推按，推至腋横纹边缘，以肩关节深层感觉疼痛为宜。

（3）术者两手协调用力，反复3～5次，力度由小到大，速度宜慢。

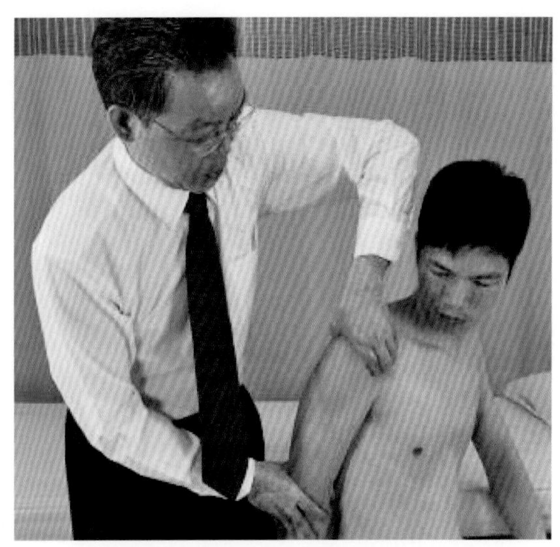
图3-1-9　分推肩关节边缘

（二）功能锻炼

1. 甩手站立

两脚同肩宽，两臂轻轻前后摆，并逐渐增大摆动幅度。每天早晚各一次，每次50～100下。

2. 摸墙

站在墙根，患侧手扶住墙壁，由低向高摸，直至摸到最高点不能再向上摸为止，然后把手放下。反复练习，每次20～30下。

第二节　肩袖损伤

一、概述

肩袖是肩峰与肱骨头之间的一个重要结构，由四个肌腱紧密相连组成，它们是肱骨头上方的冈上肌腱、后方的冈下肌腱和小圆肌腱、前方的肩胛下肌腱，其中以附着于肱骨大结节的冈上肌腱最为重要。这些肌腱包绕着肱骨头，类似袖口，故名“肩袖”，是稳定肱骨头及肩活动的重要结构。

肩袖损伤以肩部疼痛为主要表现，肩关节功能明显受限。其发病与冈上肌腱关系最为密切，由于冈上肌腱与三角肌下滑囊及深层的肩关节纤维囊密切融合，故冈上肌腱炎常累及周边的滑囊或其他肌腱。

二、解剖

肩袖（图3-1-10）是包绕在肱骨头周围的一组肌腱复合体，在肱骨头的前方为肩胛下肌腱，上方为冈上肌腱，后方为冈下肌腱和小圆肌腱，通过肌腱的运动可使肩关节旋内、旋外和上举。

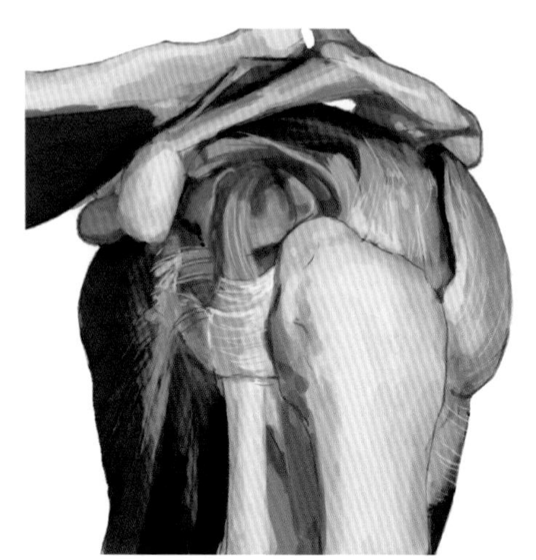
图3-1-10　肩袖解剖示意图

冈下肌：起于冈下窝骨面，向外跨过肩关节后方，止于肱骨大结节中部。

冈上肌：起于冈上窝，向外经肩峰深面，跨过肩关节之上，止于肱骨大结节上部。

小圆肌：在冈下肌下方，起于肩胛骨外侧缘后面，向外上跨过肩关节后方，止于肱骨大结节下部。

肩胛下肌：起于肩胛下窝，向外上经肩关节前方，止于肱骨小结节。

三、病因病机

根据病因及病程，本病的发病机制可分为急性损伤和慢性劳损两种情况。

1. 急性损伤

多见于青壮年患者，如运动员做猛力投掷动作，或者跌倒时上肢外展或手持重物，肩关节突然外展、上举而导致扭伤发病。

2. 慢性劳损

某些工作与体力劳动中，肱骨大结节与肩峰、喙肩韧带反复摩擦，使肌腱纤维发生炎性反应，变得肿胀、粗糙甚至断裂，继而发生退行性改变。

中医认为，本病属本虚标实之证。患者素体亏虚，气血不足，筋脉失养，肩部肌肉筋骨失去濡养，加之长期劳损或外力损伤引发肩袖损伤，从而表现出肩部疼痛、活动受限等症状。

四、临床表现

本病临床上主要表现为肩部的疼痛，并逐渐加重，活动后疼痛症状明显。肱骨大结节、肩峰附近有明显压痛点，肩部外展、上举功能受限，疾病后期可见肩部肌肉不同程度的萎缩。

五、诊断

1. 外伤史

一般有明确的外伤史。急性损伤史以及重复性或累积性损伤史对本病的诊断有参考意义。

2. 肩部症状

多见肩前方痛，位于三角肌前方及外侧。急性期疼痛剧烈，呈持续性；慢性期呈自发性钝痛。在肩部活动后或增加负荷后症状加重，被动外旋肩关节也可使疼痛加重，夜间疼痛加重。

肩袖损伤的压痛点多见于肱骨大结节近侧或肩峰下间隙部位。肩袖大型断裂者，主动肩上举及外展功能均受限，外展与前举范围均小于45°，但被动活动范围无明显受限。病史超过3周以上者，肩周肌肉有不同程度的萎缩，以三角肌、冈上肌及冈下肌较常见。

3. 特殊检查

（1）肩坠落试验（arm drop sign）。被动抬高患臂至上举90°～120°，撤除支持，患臂不能自主支撑而发生臂坠落和疼痛即为阳性。

（2）撞击试验（impingement test）。向下压迫肩峰，同时被动上举患臂，如在肩峰下间隙出现疼痛或伴有上举不能为阳性。

（3）疼痛弧征（pain arc syndrome）。患臂上举60°～120°出现肩前方或肩峰下区疼痛即为阳性，对肩袖挫伤和部分撕裂有一定诊断意义。

（4）影像学检查一般需用CT或MR来检查。受损肌腱在水肿、充血、断裂以及钙盐沉积等方面的不同信号可显示肌腱组织的病理变化。

六、治疗

（一）基础治疗

制动，戴护具，防止负重。

（二）手法治疗

1. 冈上肌基础治疗手法（图3-1-11）

（1）患者侧卧位，肩关节内收，使冈上肌被动拉伸，术者立于患者身后。

（2）术者一手使患侧肩关节内收固定，区分新陈伤，另一手拇指由肩峰（新伤）或肩胛上角（陈旧伤）起，分别向内或向外推按。

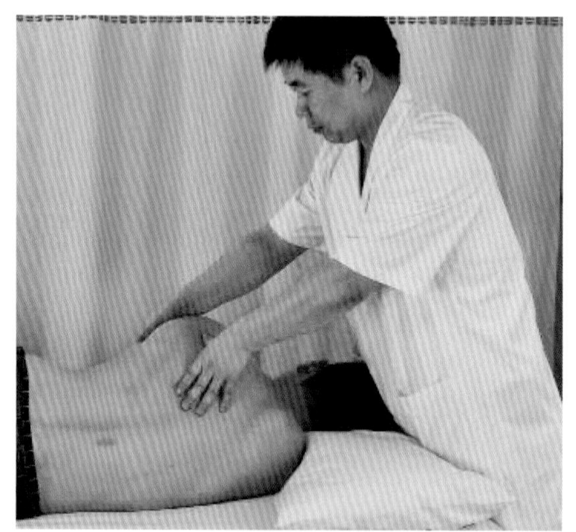
图3-1-11　冈上肌治疗手法

（3）在推按中，于肩胛冈的中点上一横指处及肩峰内侧、肩胛冈与锁骨之间可触及激痛点（结节）并做标记，然后拇指指腹由结节的一侧开始缓缓加力并向结节中央推移，当结节全部处于指腹下时停止加力，维持3～5秒，然后徐徐减力，并推至结节的另一侧。

（4）术者两手协调用力，反复3～5次，力度由小到大，速度宜慢。

2. 冈下肌、小圆肌治疗手法（图3-1-12）

（1）患者取坐位，肩关节内收，患侧手搭于健侧肩关节处。术者立于患者身后，并缓缓加深其肩关节内收角度。

（2）术者一手维持患者患侧肩关节内收，区分新陈伤。另一手拇指于肱骨大结节（新伤）或肩胛骨内侧缘中1/3处（陈旧伤）起，分别向内或向外推按。

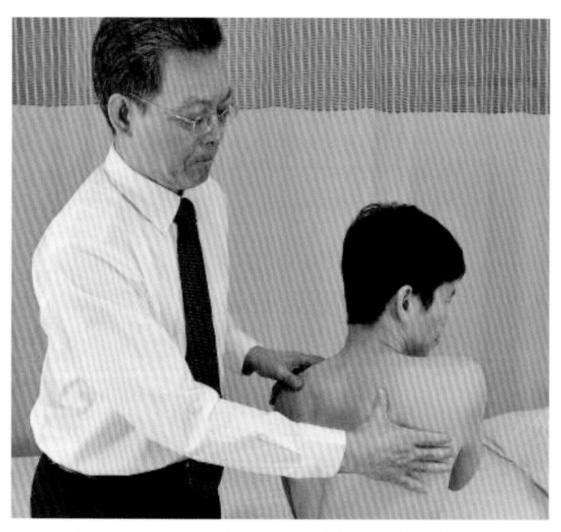
图3-1-12　冈下肌、小圆肌治疗手法

（3）在推按中，于肩胛冈的中央下约两横指处及肩胛下角的上方约三横指处可触及结节，标记后，拇指指腹由结节的一侧开始缓缓加力并向结节中央推移，当结节全部处于指腹下时停止加力，维持3～5秒，然后徐徐减力，并推至结节的另一侧。

（4）术者两手协调用力，反复3～5次，力度由小到大，速度宜慢。

3. 肩胛下肌治疗手法（图3-1-13）

（1）患者取坐位，患侧肩关节上举并外旋，术者立其身后并缓缓加深其上举及外旋的角度。

（2）术者一手固定患者患肢，区分新陈伤，另一手拇指分别于肩胛盂下方（新伤）或肩胛内下角处（陈旧伤）起，沿肩胛外侧缘向下或向上推拿。

（3）在推按中，于肩胛盂下缘下方两横指处可触及结节，拇指指腹由结节的一侧开始缓缓加力并向结节中央推移，当结节全部处于指腹下时停止加力，维持3～5秒，然后徐徐减力，并推至结节的另一侧。

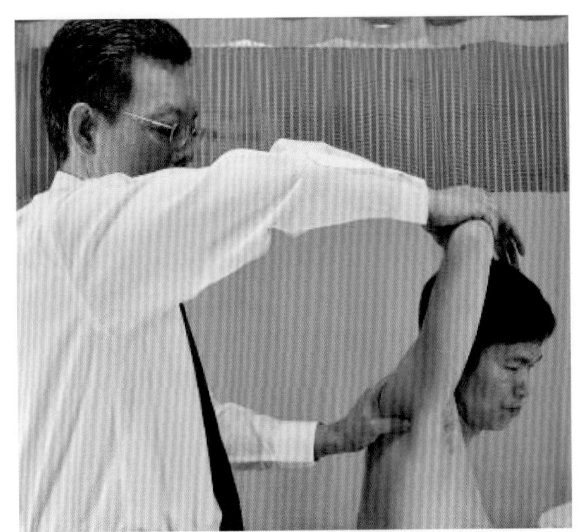

图3-1-13　肩胛下肌治疗手法

（4）术者两手协调用力，反复3～5次，力度由小到大，速度宜慢。

4. 肩关节关节间隙推按（图3-1-14）

（1）患者取坐位或侧卧位，患侧上肢自然下垂。术者立其身后，并固定其患肢。

（2）术者一手固定患者患肢，另一手拇指与其余四指相对，置于肩关节关节间隙的前后方，沿肩关节关节间隙向下推按。

（3）术者两手协调用力，反复3～5次，力度由小到大，速度宜慢。

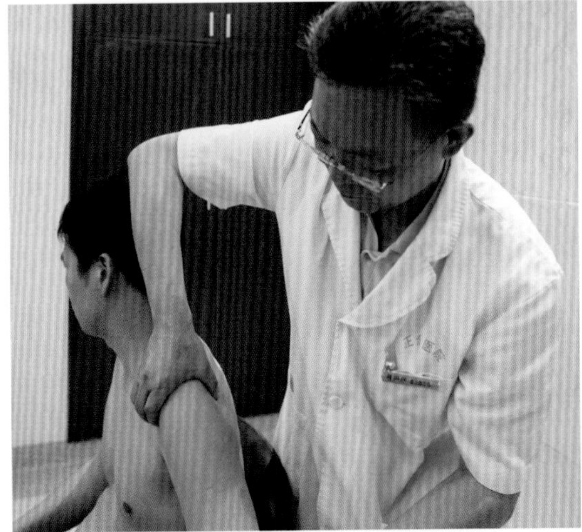

图3-1-14　肩关节关节间隙推按

（三）功能锻炼

早期应尽量肩关节制动，但可以加强肱二头肌及肘关节和腕关节的功能锻炼。中后期缓缓加强肩关节上举及背伸功能的锻炼。

第三节　肱骨外上髁炎

一、概述

肱骨外上髁炎又称网球肘或桡侧伸腕肌肌腱损伤，以肱骨外上髁局部疼痛伴前臂旋转功能和伸腕功能障碍为特征。该病的发病与职业因素相关，多见于需反复用力伸腕活动的成年人，尤其是频繁地用力旋转前臂者，如网球、高尔夫球运动员及小提琴手、瓦木工人等。

二、解剖

肱骨外上髁是前臂伸肌总腱的附着处，炎症发生时可导致前臂旋转及伸腕功能障碍。附着于肱骨外上髁的肌肉有：

肱桡肌：起于肱骨外上髁上方，止于桡骨茎突，使肘关节屈。

旋后肌：起于肱骨外上髁和尺骨上端，止于桡骨近端，使前臂旋后。

前臂肌后群浅层肌群：包括桡侧腕长伸肌、桡侧腕短伸肌、指伸肌、小指伸肌、尺侧腕伸肌，均起于肱骨外上髁，完成伸腕、伸指等动作。

三、病因病机

肱骨外上髁炎的主要病理机制为反复活动腕关节，特别是腕、指的背伸动作及前臂的旋转动作，对前臂肌群造成反复牵拉。肱骨外上髁作为前臂肌群的主要附着点，在反复牵拉下容易造成劳损，产生无菌性炎症，由此发病。同时也存在腕处于背伸状态下，突然受到腕屈肌猛力牵拉而造成肱骨外上髁处急性损伤发病的情况。

肱骨外上髁炎的病理变化特点是早期多局限于伸腕肌起点部分撕裂，产生渗出、血肿、炎症等改变，中晚期常波及周围组织引起粘连、纤维化形成、增生变性等改变，影响前臂的活动功能。

中医认为，本病根本病因在于气血不足，血不荣筋，使肌肉失去温煦，筋骨失于濡养，加之反复的牵拉损伤，筋脉受损而发病。

四、临床表现

本病初期可仅感觉肘关节局部酸痛不适，腕背伸、前臂旋转时加重；后期疼痛逐渐加重，呈持续性的剧烈疼痛，压痛明显，关节活动明显受限。

五、诊断

（1）症状呈逐渐加重，以肘关节外侧疼痛为主要表现。初始为肘外侧轻微疼痛不适，休息后缓解，以后疼痛转为持续性，轻者不敢拧毛巾，重者提物时有突然“失力”现象。前臂旋前或旋后及腕关节屈曲时疼痛加重。疼痛呈持续性酸痛，可放射至前臂、腕部或上臂。部分患者每在肘部劳累、阴雨天时疼痛加重。

（2）肱骨外上髁处压痛明显，并沿腕伸肌行走方向有广泛压痛。

（3）密耳（Mills）试验阳性，即肘、腕、指屈曲，前臂被动旋前并逐渐伸直时，肱骨外上髁部出现疼痛。

（4）放射检查一般无明显异常，病程较长者X线可表现为肱骨外上髁处有毛糙现象。

六、治疗

（一）基础治疗

制动，避免负重，戴护具。

（二）手法治疗

1. 前臂捋按手法（图3-1-15）

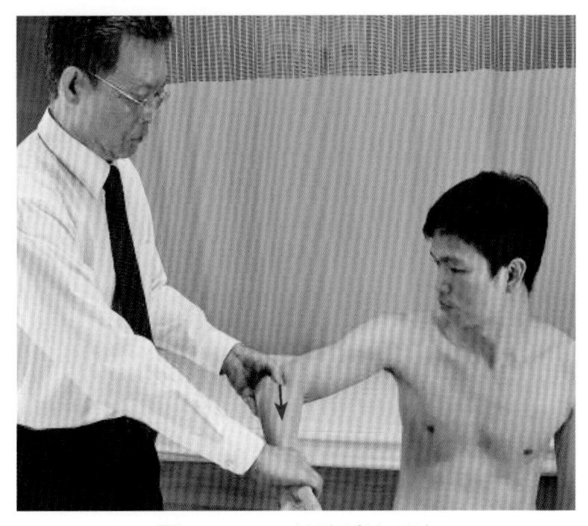
图3-1-15　前臂捋按手法

患者取坐位或卧位，前臂旋前，腕关节屈曲，握拳。术者一手固定腕关节，另一手拇指指腹由肱骨外上髁上约5厘米处沿尺骨、桡骨的体表投影及中线向腕关节进行捋按，至肱骨外上髁处宜柔宜慢，结节处适当停留。力度由轻到重，速度宜慢，反复3～5次。

2. 肱桡关节推按手法（图3-1-16）

患者取坐位或仰卧位，肘关节微屈。术者一手固定腕关节，另一手拇指按压肱桡关节关节间隙，并沿关节间隙进行推按，推至桡骨小头内侧上桡尺关节间隙处，一手拇指向下向桡侧按压，另一手固定腕关节并做被动屈伸活动。反复3～5次，以患者有酸麻胀痛感为宜。

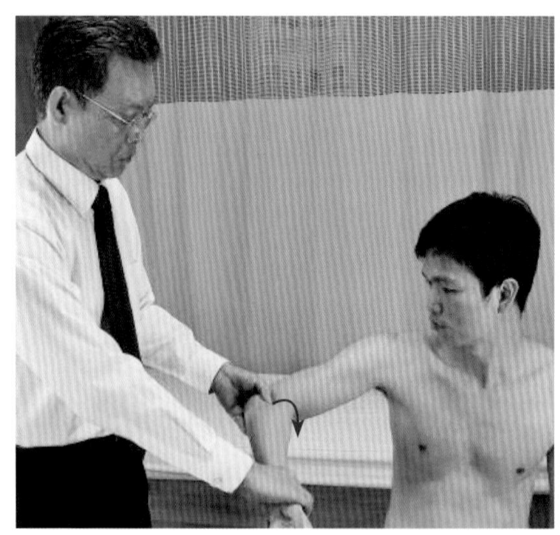

图3-1-16　肱桡关节推按手法

（三）功能锻炼

肘关节、腕关节屈曲，患者一手拇指固定肘关节外侧的痛点，患侧前臂旋前并缓缓伸直，反复3～5次。

第四节　肱骨内上髁炎

一、概述

肱骨内上髁炎，又称前臂屈肌总腱损伤或尺侧屈腕肌损伤。前臂屈肌总腱附着于肱骨内上髁，其炎症与肱骨外上髁炎的病理相似，所不同的是肱骨内上髁炎是以屈指肌、屈腕肌和前臂旋前肌的损伤为主，表现为肱骨内上髁局部疼痛，前臂旋前、屈腕功能受限。

二、解剖

肱骨内上髁是前臂屈肌总腱的附着处，炎症发生时可导致前臂旋前、屈腕功能障碍。附着于肱骨内上髁的肌肉有旋前圆肌、桡侧腕屈肌、掌长肌、尺侧腕屈肌及指浅屈肌，分别止于桡骨中部外侧面、第2掌骨底、掌腱膜、豌豆骨及2～5指中节指骨两侧，可协同完成屈肘、屈腕或前臂旋前等动作。

三、病因病机

多因腕关节背伸、前臂半旋前位时，突然受到使肘外翻的力，使紧张的屈腕肌群突然被动过牵，造成前臂屈肌总腱在肱骨内上髁附着处损伤。或经常用力作屈腕、屈指或前臂旋前动作，屈腕肌和旋前圆肌反复紧张收缩，使肱骨内上髁附着处长期受牵拉，从而发生疲劳性损伤。急性损伤常见于前者，慢性损伤多见于后者。

与肱骨外上髁炎的病因病机相似，本病根本的病因在于机体的气血不足，脉络空虚，肌肉、肌腱失于濡养，在肌肉受到反复的牵拉损伤或突然的外力挫伤情况下，使经脉受损，气滞血瘀，发为此病。

四、临床表现

本病临床上主要表现为肘部后内侧酸痛，一般缓慢起病，随病情发展疼痛可逐渐加重，并放射至前臂掌侧。屈腕、前臂旋前时疼痛加重，休息后减轻，与天气变化相关。由于局部疼痛，故前臂旋前、屈腕等动作受限，同时肱骨内上髁处有明显压痛。

五、诊断

（1）一般无急性受伤史，多缓慢发病。

（2）早期常表现为肘内侧疼痛或酸痛不适，重复损伤动作时疼痛加重，休息后则疼痛减轻。以后逐渐发展为肱骨内上髁部持续性疼痛，肘关节不能充分伸展或过屈，伤肢酸软，屈腕无力，小指、无名指可出现间歇性麻木感。

（3）检查可见损伤局部轻微肿胀，肘内侧可触及钝厚或粗硬之肌腱，肱骨内上髁部压痛。握拳抗阻力屈腕试验、抗阻力前臂内旋试验及旋臂伸腕试验，肱骨内上髁部均出现明显疼痛。

（4）X线检查一般无异常显示。少数病例后期可显示肱骨内上髁处骨膜增厚。

六、治疗

（一）基础治疗

制动，戴护具。

（二）手法治疗（图3-1-17）

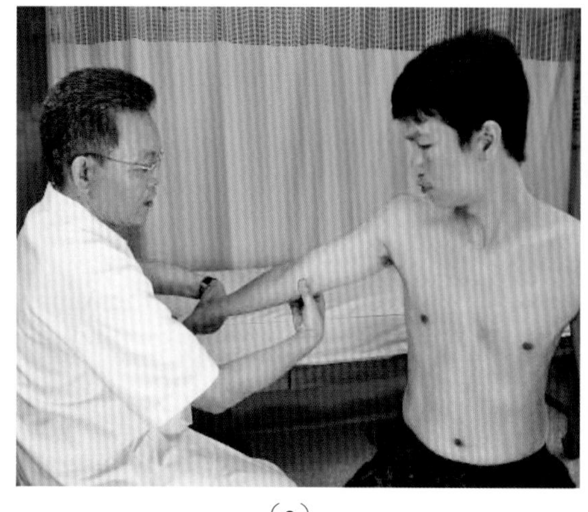

（a）

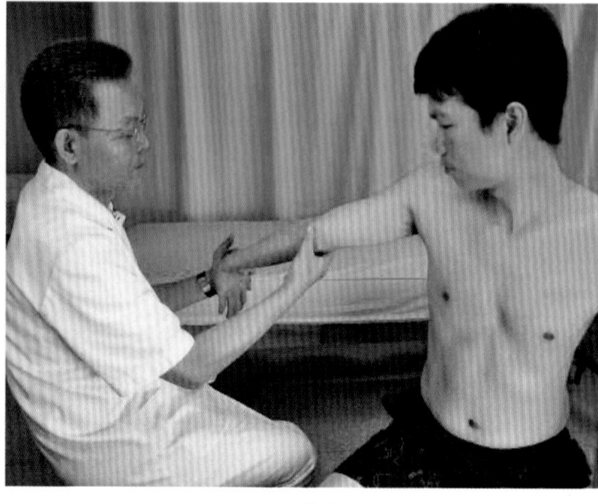

（b）

图3-1-17　肱骨内上髁炎治疗手法

（1）患者取坐位或仰卧位，腕关节及指间关节背伸，前臂旋后，术者立其身侧并固定腕关节。

（2）术者一手固定患肢末端，并缓缓加深前臂旋后的角度，至肱骨内上髁处疼痛可忍受为度。另一手拇指由肘关节尺侧5厘米处沿尺侧向近心端推按，推至患者肱骨内上髁疼痛加重时，停留3～5秒。

（3）术者两手协调用力，反复3～5次，力度由小到大，速度宜慢。

第五节　桡骨茎突狭窄性腱鞘炎

一、概述

桡骨茎突部位的肌腱在腱鞘内较长时间地过度摩擦或反复损伤后，滑膜出现水肿、渗出，发生无菌性炎症，引起腱鞘管壁增厚、粘连或狭窄，在桡骨茎突处产生肿胀、疼痛，称为桡骨茎突狭窄性腱鞘炎。好发于画家、包装工人、哺乳期女性等人群。因多发于哺乳期女性，故又被称为“抱仔手”。

二、解剖

桡骨茎突腱鞘沟浅而狭窄，沟底面不平，沟面覆盖有伸肌支持带，形成骨纤维性鞘管。拇长展肌和拇短伸肌共同通过鞘管，两肌腱出鞘管后折成一定角度分别止于第1掌骨及拇指。

三、病因病机

由于桡骨茎突特殊的生理结构特点，当拇指及腕部活动时，拇长展肌和拇短伸肌的肌腱在共同的腱鞘中来回磨动，日久劳损，肌腱局部变粗，腱鞘管壁变厚，从而发生损伤性炎症，造成纤维管的充血、水肿、管腔变窄，肌腱在管腔内滑动困难从而出现相应的症状。

中医认为，本病为劳损、外伤后局部瘀血滞留，气滞血瘀，使腱鞘狭窄，或素体亏虚，肝肾不足，气血化生无源，使血不荣筋，筋失濡养，久之则筋膜变硬，腱鞘增厚、狭窄。

四、临床表现

临床上主要表现为腕部桡侧的疼痛，初期疼痛较轻，后逐渐加重，并可放射至全手及肘部。局部有轻微肿胀，压痛明显。腕部桡偏动作及拇指背伸、外展动作受限。

五、诊断

（1）起病缓慢，腕关节有外伤史或反复劳损病史。

（2）以腕关节桡侧疼痛为主要表现，腕关节或拇指活动时疼痛加重，休息后缓解。

（3）桡骨茎突处压痛明显，局部可见有小的隆起，并能触及小的硬结。

（4）握拳尺偏试验阳性：患者拳握拇指，并尽量尺偏，桡骨茎突处出现疼痛。

六、治疗

（一）基础治疗

为减少肌腱与骨面、韧带所形成“隧道”之间的摩擦，避免继续造成损伤，应适当制动。

（二）手法治疗

1. 拇指直推（图3-1-18）

（1）患者取坐位，前臂呈中立位，拇指屈曲内收，术者立其身侧，固定患者体位。

（2）术者一手固定患者患侧拇指，并缓缓加深拇指屈曲内收的角度，同时腕关节尺偏，另一手拇指由第一掌骨头处起沿肌纤维方向向近端推按至桡骨茎突下，力的方向为尺侧向上，持续5～10秒，然后跨过桡骨茎突推至肌腹，至桡骨茎突最高点时力度宜缓宜柔。

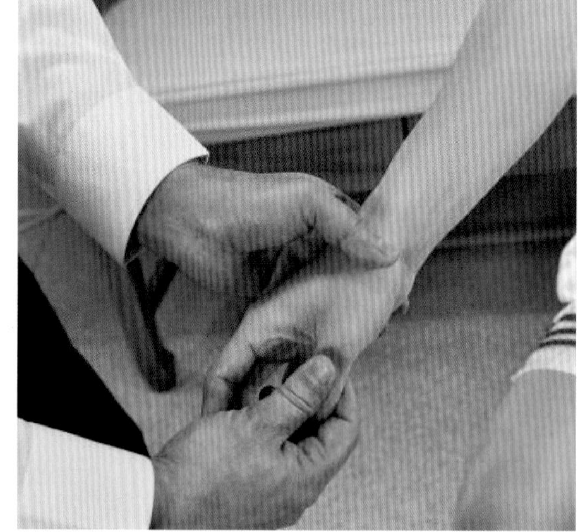

图3-1-18 拇指直推

（3）推按中，于桡骨茎突处及拇长展肌、拇短伸肌肌腹处可触及结节，拇指指腹由结节的一侧开始缓缓加力并向结节中央推移，当结节全部处于指腹下时停止加力，维持3～5秒，然后徐徐减力，并推至结节的另一侧。

（4）术者两手协调用力，反复3～5次，力度由小到大，速度宜慢。

2. 拇指横推（图3-1-19）

（1）患者取坐位或仰卧位，前部中立位，腕关节背伸及尺偏，术者立其身侧并固定患者体位。

（2）术者一手握住患侧手掌并缓缓加深手掌背伸尺偏的角度，另一手拇指由掌侧腕横纹中央绕过桡骨茎突推按至背侧腕横纹中央。

（3）推按中于桡骨茎突处可触及结节，拇指指腹由桡骨茎突的一侧开始缓缓加力并向结节中央推移，当结节全部处于指腹下时停止加力，维持3～5秒，然后徐徐减力，并推至结节的另一侧。

（4）术者两手协调用力，反复3～5次，力度由小到大，速度宜慢。

（三）功能锻炼

患者手握拇指，使其屈曲内收，腕关节尺偏，以桡骨茎突处酸痛为宜，持续3～5分钟。

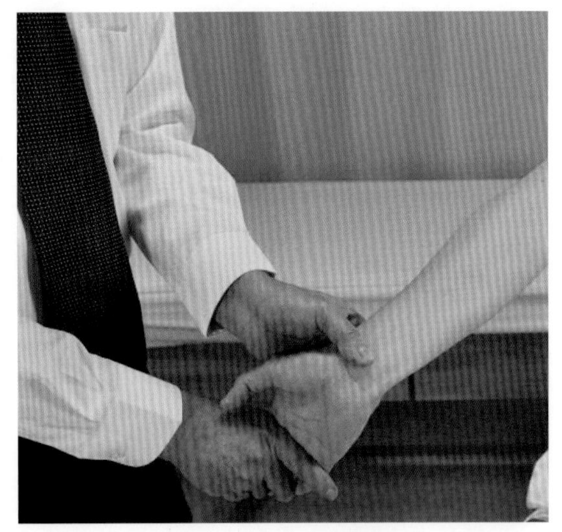

图3-1-19　拇指横推

第六节　三角纤维软骨复合体损伤

一、概述

三角纤维软骨复合体损伤主要表现为腕尺侧疼痛，并可引起上肢功能丧失。

二、解剖

三角纤维软骨复合体是一个纤维软骨结构，它包括三角纤维软骨（关节盘）、掌侧和背侧桡尺韧带、半月板同系物、尺侧副韧带、尺侧腕伸肌肌腱腱鞘。尺侧副韧带起于尺骨茎突基底部，是一个不够充分确定的关节囊结构。半月板同系物从三角纤维软骨复合体的盘状部分延伸到三角骨、月骨和第5掌骨。三角纤维软骨复合体的血供由前后骨间动脉的终端部分供给，周围血供良好，但中央和桡侧部分血供较差。三角纤维软骨复合体的主要作用是维持下尺桡关节的稳定，在腕骨和尺骨力传导时起衬垫和缓冲作用。

三、病因病机

三角纤维软骨复合体急性损伤是跌倒时手掌撑地、腕关节过度背伸、前臂旋前或向尺侧偏斜等扭转挤压的暴力致伤。软骨盘挤压于尺骨和三角骨及月骨之间而发生破裂或撕脱。慢性损伤是由腕部做过多的支撑固定动作时，反复背伸、旋转挤压引起。另外三角纤维软骨复合体损伤还和三角软骨的退行性改变相关，腕关节重复抓握、旋转、持重物可造成软骨退行性改变，随着年龄增长，退行性改变加重，三角纤维软骨变薄，轻微的外伤就会导致三角纤维软骨复合体损伤。

中医认为，本病的病因病机是外力损伤导致局部的经脉受损，筋骨挫伤，气滞血瘀而发病；或肝肾亏虚，气血不足，筋骨失于濡养，加之劳损损伤，亦可发为此病。

四、临床表现

本病临床表现以腕部尺侧疼痛为主，一般向手背部放射，或平时疼痛不明显，在旋转手腕、握物时诱发疼痛，且在腕尺偏、腕过伸和前臂旋转时疼痛加重，伴有腕关节弹响声，拧毛巾、用力撑床等动作完成欠佳。

五、诊断

（1）一般腕关节有外伤史或反复劳损病史。

（2）腕关节尺侧疼痛为其主要症状，前臂旋转并且腕关节尺侧偏斜时疼痛加重。腕关节尺侧轻度肿胀，局部压痛，关节活动无力或不稳。

（3）尺骨小窝征阳性：在尺骨茎突、尺侧腕屈肌、尺骨头掌侧面、豌豆骨之间的软点是三角纤维软骨复合体最好的触诊点，这个区域的疼痛可能预示着尺三角韧带撕裂或中心凹断裂。若合并有尺骨撞击综合征，体检时被动尺偏以及腕关节固定尺骨头加压均有疼痛。

（4）X线可发现尺骨茎突骨折、关节切迹骨折、下尺桡关节不稳等间接征象。关节造影及MRI检查有助于明确诊断。

六、治疗

（一）基础治疗

制动，戴护腕护具。

（二）手法治疗

旋前、旋后极度推按（图3-1-20）。

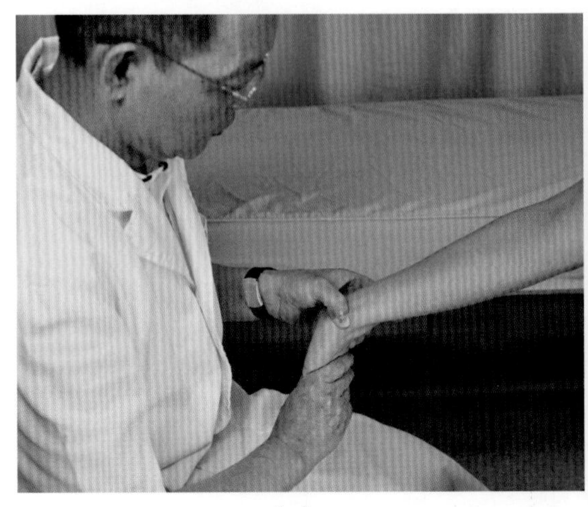
（a）

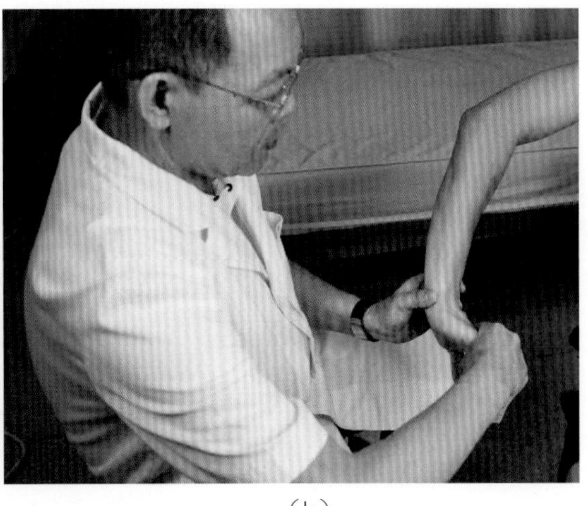
（b）

图3-1-20　三角纤维软骨复合体损伤治疗手法

（1）患者取坐位或仰卧位，腕关节及指间关节背伸，术者立其身侧并固定腕关节。

（2）术者一手固定患侧上肢末端，并缓缓极度旋前或旋后前臂，加深腕关节及指间关节背伸的角度，以腕关节疼痛可忍受为度，另一手拇指由腕关节尺侧腕横纹下方向近端推按，推至尺骨茎突疼痛加重时，停留3～5秒。

（3）两手协调用力，反复3～5次，力度由小到大，速度宜慢。

第七节　扳　机　指

一、概述

手指屈肌腱鞘炎，又名弹响指、扳机指，或称拇长屈肌、指深浅屈肌狭窄性腱鞘炎，以手指屈伸时疼痛，并出现弹跳动作为主要症状，多发生于中年女性。

二、解剖

掌骨颈和掌指关节掌侧的沟与鞘状韧带组成骨纤维管道，屈指肌腱从中通过，拇长屈肌、指深屈肌止于远节指骨底，指浅屈肌止于中节指骨底。腱鞘分为两层，外层为纤维性鞘膜，内层为滑液膜。

三、病因病机

本病常发生于拇长屈肌肌腱或指屈肌肌腱的掌骨头处。掌骨头的掌侧面正是屈指肌腱骨性纤维管的近端开口部，整个肌腱的滑动部分在其周围均有滑动的腱旁膜。屈指肌腱通过狭窄的腕管进入掌部时尚无明显的狭窄部，进入手指部分即在狭窄的纤维管内滑动，其中纤维管的开口部最为狭窄。

由于手指经常屈伸活动，屈拇肌腱和屈指肌腱与骨性纤维管反复摩擦，或指深浅屈肌腱本身的相互摩擦，或手掌用力握持硬物，使骨性纤维管受到硬物与掌骨头的挤压，长期的机械刺激使局部受到微细损伤，骨性纤维管发生水肿、增厚，进而纤维软骨发生退行性变或钙化，使管腔变狭窄，影响屈指肌腱的活动。屈指肌腱因受压而变细，两端膨大呈葫芦状。手指屈伸时，肌腱膨大部通过狭窄的鞘管发生困难，产生疼痛及弹跳动作，肌腱亦失去原有的光泽，变为暗黄色。

中医认为，本病的根本病因在于手指经常性的屈伸活动，累积下来形成慢性的肌腱劳损，同时由于气血亏虚，手指肌腱失于濡养，已形成的劳损不能及时得到气血的濡养修复，久之劳损不断产生，使肌腱变性、管腔狭窄，形成“弹响指”。

四、临床表现

本病初期疼痛不明显，后可逐渐加重，用力屈伸手指时疼痛尤为明显，严重者出现弹跳动作，或需要健手帮助患指屈伸。在掌指关节的掌侧面可触及硬结，硬结可随关节屈伸滑动，并有压痛。

五、诊断

（1）本病多为逐渐形成，偶有因一次过度用力而发病者。

（2）本病的早期症状是手指活动不利，掌指关节部的掌面酸痛不适，尤以早晨起床或劳累后症状明显，握硬物时疼痛加重。勉强伸直手指时，在某一角度会出现交锁或弹响。患手喜热怕冷，热水浴后稍有舒适感。

（3）检查可在患指掌面的掌骨头处触及因腱鞘肥厚而出现的硬结，压痛明显。用一手拇指放于患指掌指关节的掌面，余指置之背侧，嘱病人屈伸伤指，可触及肌腱的膨大部在皮下滑动或有弹动感（或闻及弹响声）。如管腔严重狭窄，膨大部不能通过，则不能触及肌腱的滑动，但有压痛，手指末节不能全屈与伸直。

六、治疗

（一）基础治疗

制动，保暖，戴护具。

（二）手法治疗（图3-1-21）

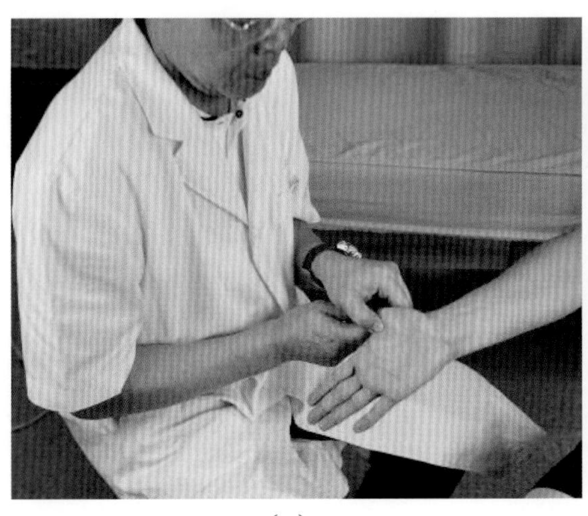
（a）

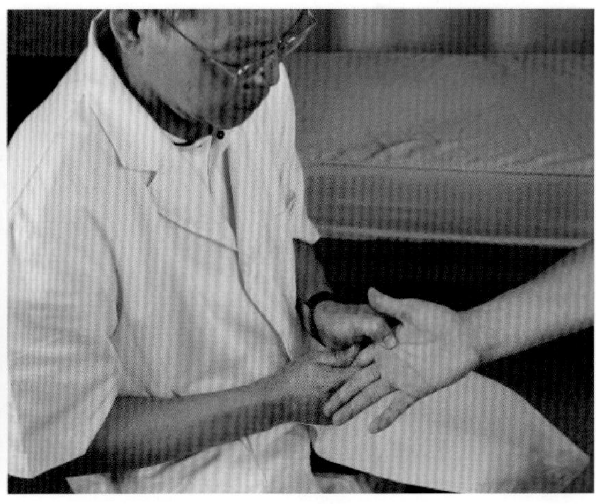
（b）

图3-1-21　扳机指治疗手法

（1）患者取坐位或仰卧位，腕关节及指间关节背伸，术者立其身侧并固定腕关节。

（2）术者一手固定患者患侧手指近节指骨，并缓缓加深腕关节及指间关节背伸的角度，至掌指关节疼痛可忍受为度，另一手拇指由近节指骨向掌心方向推按，推至掌指关节掌侧的结节且症状加重时，停留3～5秒。

（3）术者两手协调用力，反复3～5次，力度由小到大，速度宜慢。

第八节　腕管综合征

一、概述

腕管综合征是因正中神经在腕管内受压而引起的以手指麻木为主要表现的疾病。当局部骨折脱位、韧带增厚或管内的肌腱肿胀、膨大引起腕管相对变窄，致使腕部正中神经慢性损伤即可引起腕管综合征。此病常见于常用手抓握及揉搓的人群，女性多见。另还常见于创伤后期。

二、解剖

腕管为一骨性纤维管，三面骨一面韧带，其内有丰富的滑膜组织。其桡侧为舟状骨及大多角骨，尺侧为豌豆骨及钩状骨，背侧为头骨、舟状骨、月骨及小多角骨，掌侧为腕横韧带。拇长屈肌腱、4根屈指浅肌腱、4根屈指深肌腱及正中神经通过此管进入手部。

三、病因病机

腕管综合征的发病与慢性损伤有关，手及腕劳动强度过大时容易发病。慢性损伤可致腕管内的肌腱、滑膜及神经水肿，出现无菌性炎症，继发纤维增生。腕横韧带肥厚、腕管内组织水肿、纤维增生均可造成对正中神经的压迫。此外，腕部骨折、脱位、畸形愈合使腕管容积减小，腕管内肿物如腱鞘囊肿、血管瘤、脂肪瘤等，均能压迫正中神经，引起腕管综合征。

本病属中医学“筋伤”范畴，主要由于筋骨损伤，瘀阻经络，或外邪入侵，闭塞经脉，气血运行受阻而发病。

四、临床表现

腕管综合征的临床表现主要为正中神经受压，食指、中指和无名指麻木、刺痛或呈烧灼样痛，白天劳动后及夜间加剧，甚至睡眠中痛醒；轻者仅在夜间或持续劳作时出现手指异常感，一般运动障碍不明显。

五、诊断

（1）一般有腕部劳损史或外伤史。

（2）患手桡侧3个半手指感觉异常，麻木、刺痛或呈烧灼样痛。后期可出现鱼际肌萎缩，握力减弱，拇指不能掌侧外展。

（3）检查可见腕关节僵硬。手指运动力量减弱，对掌功能、拇指外展功能受限。桡侧3个半手指痛觉减退，少数可见痛觉敏感，温度觉、触觉正常。

（4）特殊检查。

Tinel征：检查者手指轻叩腕部正中神经处，该神经支配区麻木为阳性，提示正中神经受卡压。

Phalen试验：患者双腕完全屈曲1~2分钟，正中神经支配区出现麻木或麻木加剧为阳性，提示腕管综合征。阳性率为70%。

止血带试验：于上臂结扎止血带，一分钟后松解，患侧手出现充血且疼痛加剧为阳性。

（5）放射诊断排除腕关节肿瘤、结核、骨折或脱位后期。肌电图检查可见正中神经腕部损害表现。

六、治疗

（一）基础治疗

制动，避免负重，戴护具。

（二）手法治疗

1. 拇指横推（图3-1-22）

（1）患者取坐位或仰卧位，腕关节及指间关节背伸，术者立其身侧并固定腕关节。

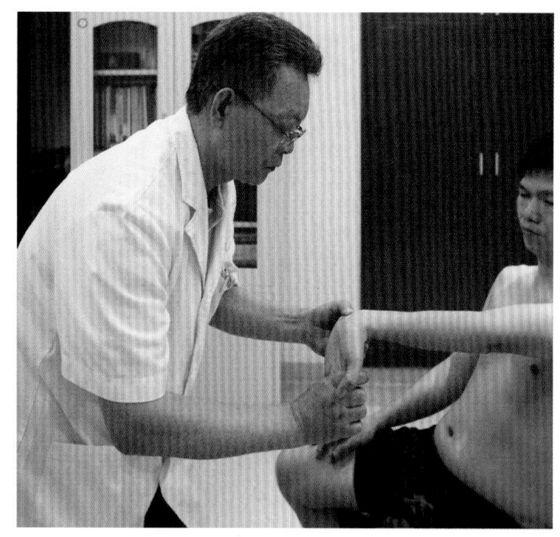

图3-1-22　拇指横推

（2）术者一手固定患者患侧上肢末端，并缓缓加深腕关节及指间关节背伸的角度，至食指、中指、无名指麻木疼痛可忍受为度，另一手拇指由腕横纹的桡侧向尺侧推按，推至手指症状加重时，停留3～5秒。

（3）术者两手协调用力，反复3～5次，力度由小到大，速度宜慢。

2. **拇指直推**（图3-1-23）

（1）患者取坐位或仰卧位，腕关节及掌指关节、指间关节背伸，术者立其身侧并固定腕关节。

（2）术者一手固定患者患侧手掌并缓缓加深腕关节背伸角度，另一手拇指指腹由掌心纵向向近端推按。当推按至掌侧腕横纹后，拇指指腹逆时针旋转90°以加大接触面积，推按至前臂中部。

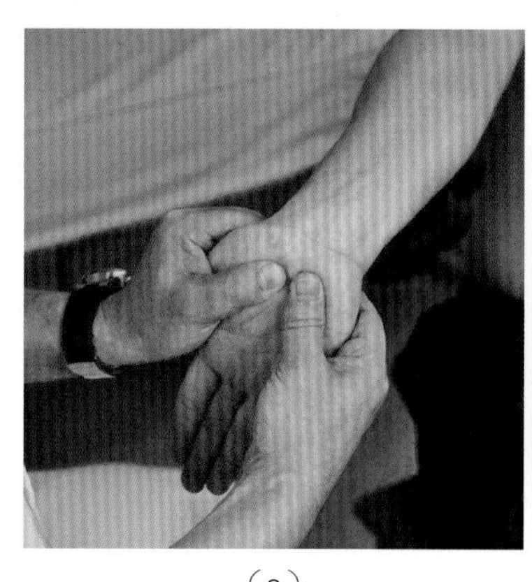

（a）

（b）

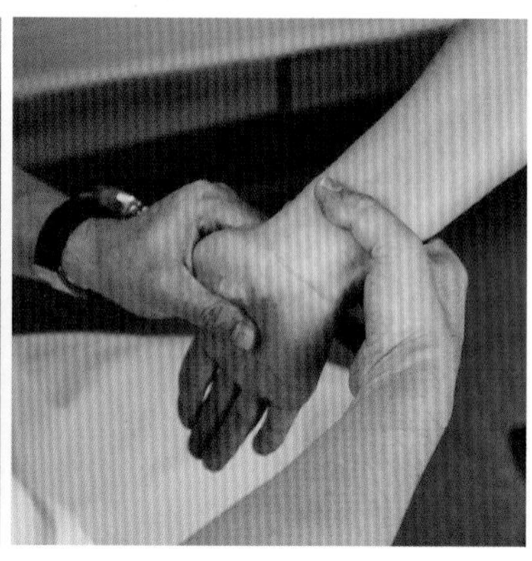

（c）

图3-1-23　拇指直推

（3）推按中，于腕横纹掌侧中央处及腕横纹上四横指处可触及结节，拇指指腹由结节的一侧开始缓缓加力并向结节中央推移，当结节全部处于指腹下时停止加力，维持3～5秒，然后徐徐减力，并推至结节的另一侧。

（4）术者两手协调用力，反复3～5次，力度由小到大，速度宜慢。

（三）功能锻炼

1. 转动手腕

用手表做辅助器械，按顺时针和逆时针各转动手腕25次。

功效：缓解手腕肌肉酸痛感觉。

2. 锻炼腕屈肌

准备一定重量的水瓶，首先手掌向上握水瓶，做从自然下垂到向上抬起动作，然后手掌向下握水瓶，做从下到上的动作，各25次，锻炼腕屈肌。

功效：防治腕关节骨刺增生，增强手腕力量。

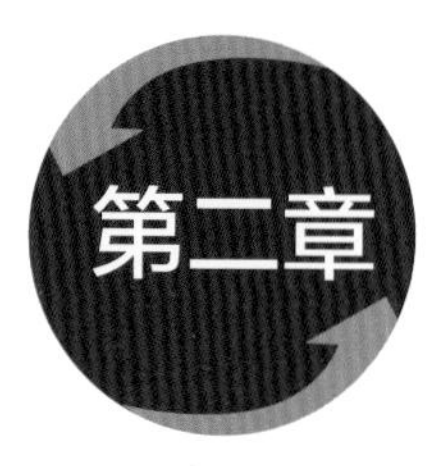

第二章 下肢筋伤病变

下肢的主要功能为维持人体直立姿势、支持体重和进行行走相关运动。与上肢相比，下肢的关节运动范围较小，灵活度较差，但其稳固性强，肌肉也较上肢肌肉粗壮强大，这与人体下肢负重、直立行走等有关。因此，下肢筋伤疾病，特别是与运动损伤相关的下肢筋伤疾病较为常见。

髋、膝、踝关节各方向活动相关肌肉如下表：

	屈伸	侧屈	旋转	内收、外展
髋	前屈：髂腰肌、阔筋膜张肌、缝匠肌、股四头肌 后伸：臀大肌、股二头肌、半腱肌、半膜肌	—	外旋：髂腰肌、梨状肌、上孖肌、下孖肌、股方肌、闭孔内肌、闭孔外肌、臀大肌、臀中肌后部、臀小肌后部 内旋：臀中肌前部、臀小肌前部、阔筋膜张肌	外展：臀中肌、梨状肌、臀小肌 内收：长收肌、短收肌、耻骨肌、股薄肌、大收肌
膝	伸：股四头肌 屈：缝匠肌、股二头肌、半腱肌、半膜肌、腓肠肌、腘肌、股薄肌	—	外旋：股二头肌 内旋：缝匠肌、半腱肌、半膜肌	—
踝	背屈：胫骨前肌、拇长伸肌、趾长伸肌 跖屈：腓骨长肌、腓骨短肌、腓肠肌、比目鱼肌、趾长屈肌、胫骨后肌、拇长屈肌	内翻：胫骨前肌、胫骨后肌 外翻：腓骨长肌、腓骨短肌	—	—

第一节　梨状肌综合征

一、概述

梨状肌综合征是由梨状肌损伤、痉挛、变性引起坐骨神经的梨状肌出口狭窄，从而使通过该孔的坐骨神经、骶丛神经及血管受到牵拉，导致以骶髂关节区疼痛以及坐骨切迹和梨状肌痛，并放射到大腿后外侧，引起行走困难、跛行为主要表现的综合征。本病是引起干性坐骨神经痛的主要原因。

二、解剖

梨状肌起于骶骨第2～4骶椎前面，向外经坐骨大孔，止于股骨大转子。梨状肌将坐骨大孔分为上、下两个空隙，分别称为梨状肌上孔和梨状肌下孔，均有血管、神经通过。坐骨神经多从梨状肌下孔穿出，部分可从梨状肌上孔或从梨状肌中穿过（图3-2-1）。因此当梨状肌痉挛时，梨状肌上、下孔及肌间隙变窄，从而压迫坐骨神经和血管。

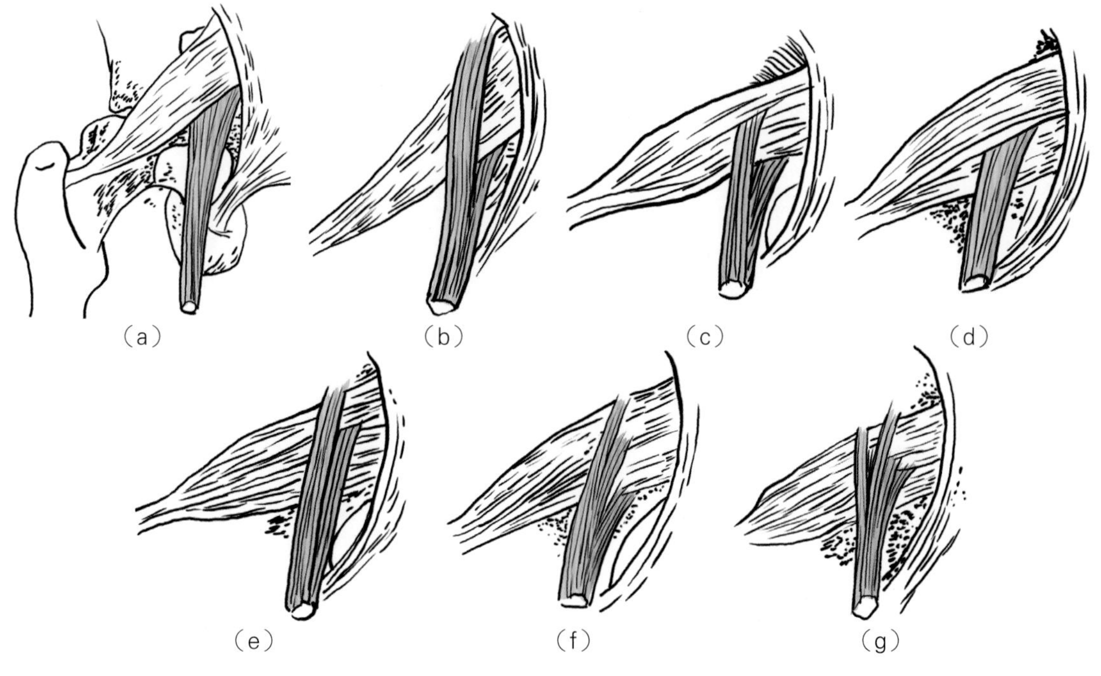

图3-2-1　梨状肌和坐骨神经正常变异解剖关系示意图

三、病因病机

梨状肌综合征的发病机制主要是梨状肌因各种原因受到损伤，肌组织发生充血、水肿、渗出，使肌肉产生保护性痉挛、粘连和挛缩，该肌间隙或该肌上、下孔变狭窄，挤压其间穿出的坐骨神经、血管，从而导致症状发生。其原因主要包括以下四个方面：

（1）温度下降。因外界温度下降，如久坐寒冷地面等，容易引起梨状肌收缩痉挛，局部充血、水肿，引发无菌性炎症，压迫刺激坐骨神经等结构。

（2）外伤。髋部的急性扭挫伤，特别是髋关节的急剧内收、内旋，使梨状肌遭受突然的牵拉而损伤，导致梨状肌水肿、充血、挛缩而致病。

（3）炎症浸润。盆腔炎、腹膜炎、髋关节炎等疾病迁延不愈，其炎症因子浸润至邻近的梨状肌，使梨状肌产生无菌性炎症。

（4）先天变异。由于变异使坐骨神经从梨状肌肌腹或梨状肌上孔穿出，或者坐骨神经在高位便分支为腓总神经和胫神经，腓总神经从梨状肌肌腹穿出。由于这些变异因素的存在，当梨状肌受损时，坐骨神经更容易受到压迫刺激。

中医方面，本病属于经筋病范畴，由于扭挫伤或风寒湿邪侵袭，导致臀部肌筋损伤，经脉不通，气滞血瘀，肌肉痉挛，不通则痛，且疼痛可沿经脉走行放射。

四、临床表现

本病临床表现为臀部的酸胀疼痛，大腿后侧及小腿后外侧放射性疼痛、麻木，并可引起行走困难、跛行，休息后可稍缓解。梨状肌投影点压痛明显。

五、诊断

（1）可有髋部扭伤史或受凉史。

（2）患侧臀部疼痛，疼痛从臀部经大腿后方向小腿和足部放射，可因症状较重而影响行走。急性损伤者疼痛较严重，可呈牵拉样、灼烧样或刀割样疼痛，可出现痛性跛行；慢性损伤常感到患侧下肢酸胀麻痛，劳累时疼痛加重，休息则缓解。部分患者可以出现皮肤麻木、感觉减退、肌肉萎缩。

（3）查体时在梨状肌体表投影区域可触及条索状硬结。

梨状肌体表投影：髂后上棘与尾骨尖连线中点的上2厘米、下1.5厘米各取一点，以股骨大转子尖为一点，三点连线所成尖向外的三角形区域即为梨状肌体表投影。

（4）特殊检查。

直腿抬高试验：直腿抬高在60°以前出现疼痛为试验阳性，因为梨状肌被拉长至紧张状态，损伤的梨状肌对坐骨神经的压迫刺激更加严重，所以疼痛明显，但超过60°，梨状肌不再被继续拉长，疼痛反而减轻。

梨状肌紧张试验：患者仰卧于检查床上，患肢伸直，做内收内旋动作，如坐骨神经有放射性疼痛，再迅速将患肢外展外旋，疼痛随即缓解，即为梨状肌紧张试验阳性。

大腿内旋抗阻试验阳性。

六、治疗

（一）基础治疗

适当卧床休息。

（二）手法治疗

1. 拇指推按（图3-2-2）

（1）患者患侧卧位，健侧下肢伸直，患侧屈髋屈膝。

（2）术者立于患者身前，大腿抵住患者患侧膝关节，患者患侧大腿内侧及踝关节内侧垫枕。术者一手拇指由骶椎外侧缘中段向股骨大转子推按，同时利用大腿使患者髋关节屈曲并外旋。

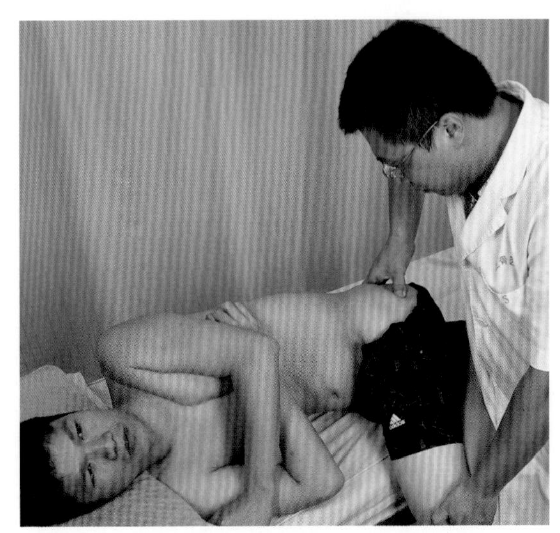

图3-2-2　拇指推按

（3）推按中，于髂后上棘、尾椎连线中1/3处与股骨大转子连线的中内1/3处可触及结节，拇指指腹由结节的一侧开始缓缓加力并向结节中央推移，当结节全部处于指腹下时停止加力，并维持3～5秒，然后徐徐减力，并推移至结节的另一侧。

（4）术者两手协调用力，反复3～5次，力度由小到大，速度宜慢。

2. 掌根推按（图3-2-3）

（1）患者患侧卧位，健侧下肢伸直，患侧屈髋屈膝。

（2）术者立于患者身后，一手固定其患肢体位，另一手掌根由骶骨外侧缘向股骨大转子方向推按，以理顺浅深筋膜。

（3）术者两手协调用力，反复3～5次，力度由小到大，速度宜慢。

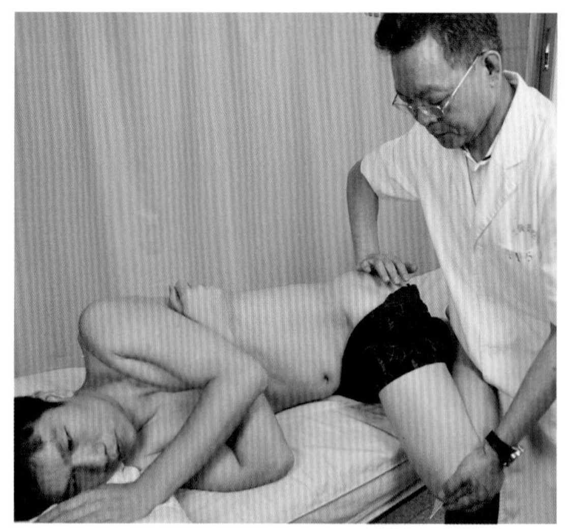

图3-2-3　掌根推按

第二节　股四头肌损伤

一、概述

股四头肌损伤是常见的运动损伤疾病之一，以大腿前侧疼痛或酸痛为主要临床表现，甚者可以见有髋关节及膝关节的功能障碍，多见于田径、举重及登山等运动损伤。

二、解剖

股四头肌为全身体积最大的肌，起端有四个头，可分为股直肌、股内侧肌、股外侧肌、股中间肌，分别起于髂前下棘、股骨粗线内侧唇和外侧唇、股骨体，四个头向下形成一个腱，包绕髌骨的前面和两侧缘，并向下延续为髌韧带，止于胫骨粗隆。其作用为伸膝关节和屈髋关节，当小腿屈曲时，叩击髌韧带可引出膝跳反射。

三、病因病机

股四头肌损伤多见于运动损伤，根据其病因及发病的病程可分为以下两种情况：

（1）急性损伤。多见于运动损伤，当极度加速或起跑、起跳时，大腿前侧的肌肉极度收缩或过度牵伸，使股四头肌受伤。

（2）慢性劳损。负重情况下下坡、起立或频繁地屈伸膝关节，如踩单车等，很容易使股四头肌疲劳而产生劳损。

中医认为，本病由于扭挫损伤致局部经脉损伤，气滞血瘀，不通则痛；或感受寒湿邪气，如运动后出汗受风寒或久居湿地，邪气侵袭，湿邪重滞，寒邪收引，从而使机体经脉受阻，同样不通则痛，发为此病。

四、临床表现

本病的临床表现为大腿前方的疼痛，其中急性损伤者可表现为剧痛、刺痛或刀割、烧灼样疼痛，慢性损伤者多表现为酸胀痛。活动时疼痛加重，可因疼痛而表现为髋、膝关节活动功能障碍。

五、诊断

（1）有外伤史或反复屈伸膝关节、髋关节病史。

（2）疼痛以大腿前方疼痛为主，可传导至膝关节上方。急性损伤表现为刺痛，慢性损伤以酸痛、胀痛为主。

（3）功能障碍。急性损伤可呈屈髋屈膝痛性保护体位，慢性损伤主要在伸膝抬腿时疼痛加重，病甚者不能完全伸直膝关节，屈膝下蹲时髋关节处疼痛加重。

（4）放射诊断一般无明显阳性改变。

六、治疗

（一）基础治疗

制动休息。

（二）手法治疗

1. 掌根推按（图3-2-4）

（1）患者仰卧，下肢自然伸直，膝下垫枕，术者立其身侧。

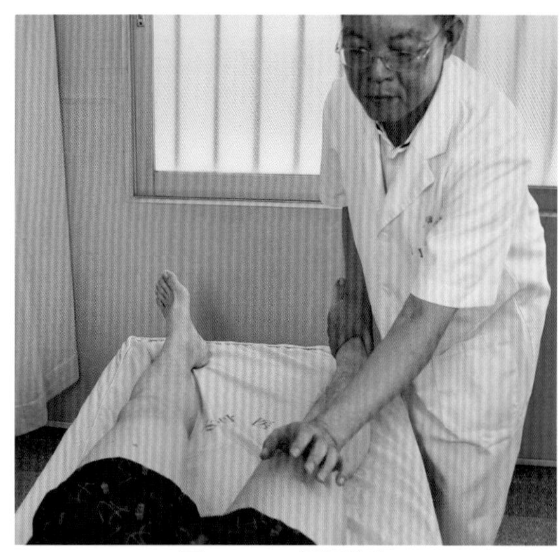
图3-2-4 掌根推按

（2）术者一手固定膝关节，另一手掌根由髌骨上缘向腹股沟方向推按，分内、中、外三线。

（3）术者两手协调用力，反复3～5次，力度由小到大，速度宜慢。

2. **拇指推按**（图3-2-5）

（1）患者仰卧于床边，患肢自然下垂，膝关节屈曲90°，术者立其身侧。

（2）术者一手固定髋关节，另一手拇指由大腿近端向髌骨方向沿内、中、外三线进行推按，同时要求患者尽量屈曲患侧膝关节。

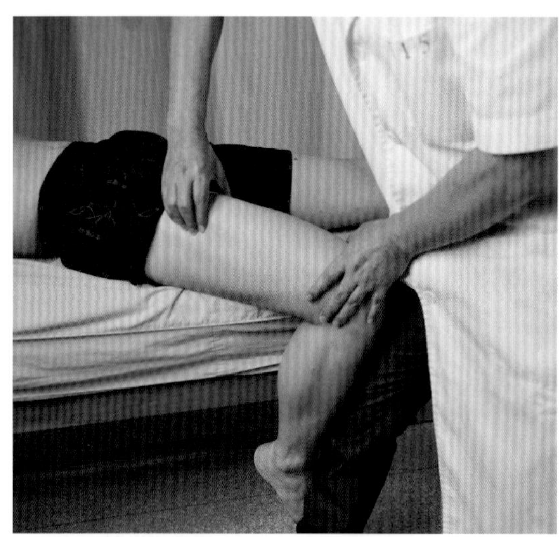
图3-2-5 拇指推按

（3）推按中，分别于股内侧肌胫骨上缘内侧上四横指处、股外侧肌髌骨外上缘四横指处、股中间肌髂前上棘与髌骨上缘中间，以及股直肌痛点下方可触及结节，术者拇指指腹由结节的一侧开始缓缓加力并向结节中央推移，当结节全部处于指腹下时停止加力，维持3～5秒，然后徐徐减力，并推移至结节的另一侧。

（4）术者力度由小到大，速度宜慢，反复3～5次。

3. **推按胫骨结节**（图3-2-6）

（1）患者仰卧，膝关节屈曲，术者立其身侧。

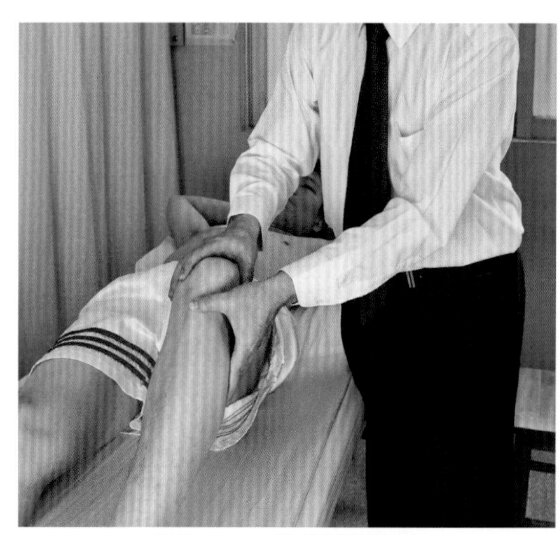
图3-2-6 推按胫骨结节

（2）术者一手固定膝关节，并使其缓缓加深屈曲角度，另一手拇指垂直于胫骨结节骨面方向推按，拇指指腹由结节的一侧开始缓缓加力并向结节中央推移，当结节全部处于指腹下时停止加力，维持3～5

秒，然后徐徐减力，并推移至结节的另一侧。

（3）术者两手协调用力，反复3～5次，力度由小到大，速度宜慢。

第三节　腘绳肌损伤

一、概述

位于大腿后侧、起自坐骨结节的肌肉群总称腘绳肌，包括股二头肌长头、半腱肌和半膜肌，这三组股后群长肌共同起于坐骨结节，抵于小腿骨，作用均为伸大腿、屈小腿并使小腿旋转，其损伤主要表现为大腿后侧疼痛，髋、膝关节活动障碍。

二、解剖

大腿后侧肌群的股二头肌长头、半腱肌和半膜肌统称为腘绳肌，其作用为伸大腿、屈小腿并使小腿旋转。股二头肌位于大腿后面外侧，有长、短两头，长头起于坐骨结节，短头起于股骨粗线，会合后止于腓骨头。半腱肌位于股二头肌内侧，起于坐骨结节，止于胫骨上端内侧，因其肌腱较长而得名。半膜肌位于半腱肌深面，起于坐骨结节，止于胫骨内侧髁后面，因其扁平的腱膜较大而得名。

三、病因病机

腘绳肌损伤是常见的运动损伤疾病之一，常见于短跑或需高速跑动的运动中。位于大腿后方的腘绳肌群与大腿前方的股四头肌相拮抗，而腘绳肌的肌力相对较弱。如果腘绳肌的肌力不足股四头肌的60%，股四头肌的过度用力就极易造成腘绳肌损伤。与其他运动损伤疾病相似，腘绳肌损伤的发病机制分为以下两种：

（1）急性损伤。由于暴力、间接暴力外伤或大腿发力不当、过度用力，使腘绳肌极度收缩或过度牵伸而造成损伤。

（2）慢性劳损。长期端坐或长时间骑车、骑马者，坐骨结节所受压力及腘绳肌所受牵拉力较大而容易受到劳损。

本病的病因病机主要分为两种：一是劳逸失当或运动不慎，损伤筋脉，气血运行不畅，气血瘀滞，瘀阻经脉，不通则痛；二是由于劳累汗出，受到寒湿之邪侵袭，寒邪侵入经脉，寒邪凝敛收引，可引起经脉受阻，经脉气血留滞，凝涩不畅，形成此病。

四、临床表现

腘绳肌损伤主要表现为大腿后方的疼痛、痉挛，活动时加重，休息后可稍缓解。局部可出现肿胀、瘀青，髋、膝关节活动受限。

五、诊断

（1）可能有外伤、久坐或受寒等病史。与特殊职业相关。

（2）急性损伤者，可以表现为大腿后侧剧烈疼痛，且其髋关节及膝关节痛性交锁固定；慢性劳损者，大腿后侧有牵拉感、压痛，疼痛放射至膝关节下方，但坐骨神经无压痛。髋关节背伸及外展功能受限。

（3）特殊检查：膝关节屈曲抗阻试验阳性。

六、治疗

（一）基础治疗

制动休息。

（二）手法治疗

1. 急性损伤期治疗手法（图3-2-7）

（1）患者俯卧位，膝关节自然伸直，踝关节自然屈曲，术者立其患侧。

（2）术者一手固定膝关节，另一手掌根或拇指由腘横纹向上分内、中、外三线推按至坐骨结节。

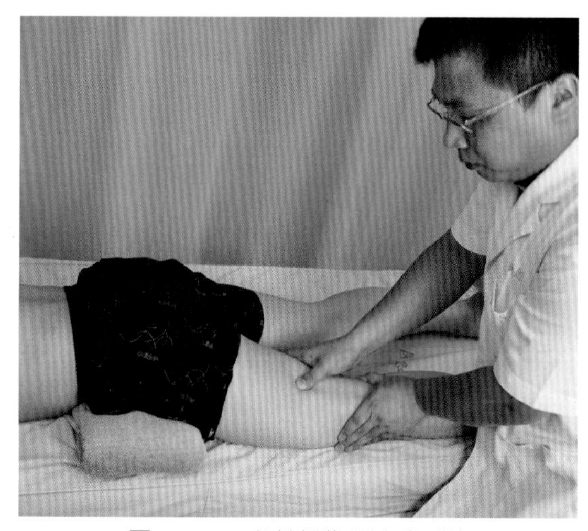

图3-2-7　急性损伤期治疗手法

（3）术者两手协调用力，反复3～5次，力度由小到大，速度宜慢。

2. 慢性劳损期治疗手法（图3-2-8）

（1）患者俯卧位，患肢伸直，髋关节前方垫枕。或侧卧位，患侧髋关节前屈并外展，大腿内侧垫枕，膝关节过伸。

（2）患者俯卧位时，术者一手固定坐骨结节，另一手拇指或掌根由坐骨结节向膝关节内侧、外侧及中央分三条线推按。患者侧卧位时，术者一手固定患肢，另一手拇指或掌根由坐骨结节向膝关节内侧、外侧及中央分三条线推按。

（3）推按中，于坐骨结节与股骨内外侧髁连线的中点处可触及结节，术者拇指指腹由结节的一侧开始缓缓加力并向结节中央推移，当结节全部处于指腹下时停止加力，维持3～5秒，然后徐徐减力，并推移至结节的另一侧。

（4）术者两手协调用力，反复3～5次，力度由小到大，速度宜慢。

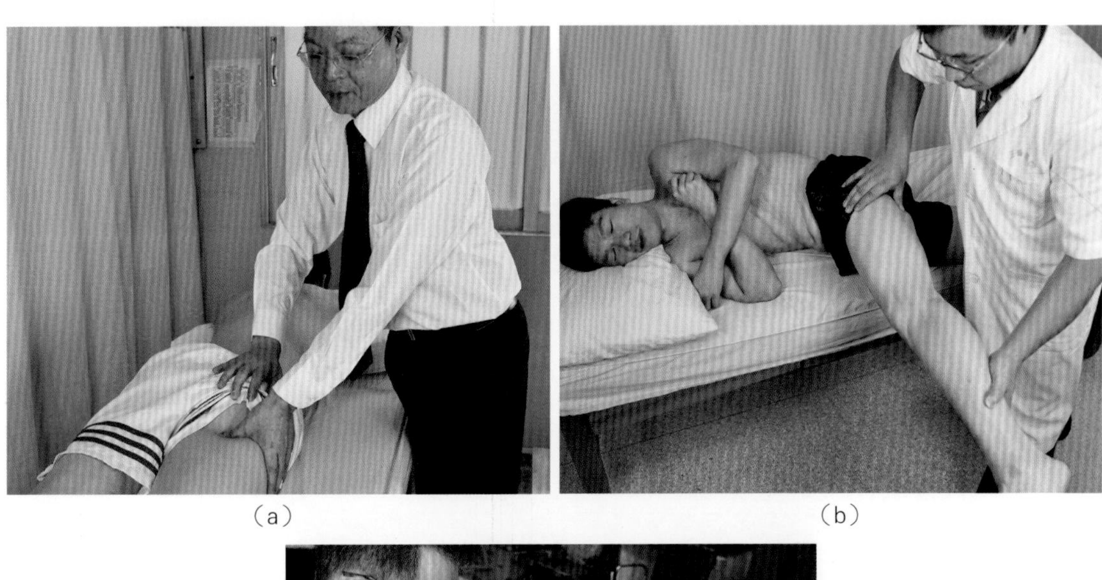

（a）　（b）

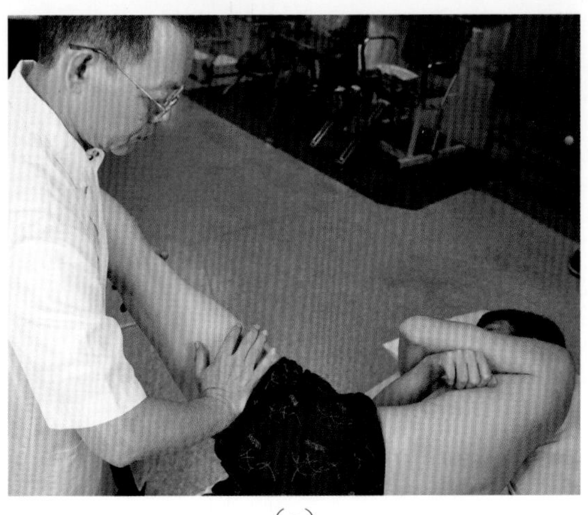

（c）

图3-2-8　慢性劳损期治疗手法

第四节　膝关节筋伤

一、概述

膝关节炎是膝关节的常见疾病，主要包括软骨退行性病变和关节边缘骨赘的形成，以膝关节周围疼痛为主要表现，伴有肿胀、功能障碍等。目前有研究证实，膝关节炎的治疗主要是修复软骨及消除膝关节周围软组织的无菌性炎症。手法治疗的主要作用是后者。

二、解剖

膝关节是人体最大最复杂的关节，由股骨内、外侧髁，胫骨内、外侧髁及髌骨组成。膝关节关节囊内外均有韧带连接，囊外有髌韧带、胫侧副韧带和腓侧副韧带加强关节稳定性，其中髌韧带为股四头肌的延续，自髌骨至胫骨粗隆。囊内有前交叉韧带和后交叉韧带，连接股骨和胫骨，两者交叉排列，前交叉韧带伸膝时紧张，防止胫骨前移，后交叉韧带屈膝时紧张，防止胫骨后移，当韧带损伤时胫骨可被动前、后移动，称为“抽屉现象”。股骨与胫骨相对的内、外侧髁之间均有纤维软骨构成内侧半月板和外侧半月板，可加深关节窝，使关节更加稳固，并可缓冲运动时的震荡。在膝关节周围有许多滑膜囊，可减少肌腱运动时与骨面的摩擦，滑膜囊发生炎症时可导致膝关节疼痛、肿胀。

膝关节可作屈、伸运动，并可在屈膝状态下做轻微的旋内、旋外运动。与此功能相关的肌肉主要有股四头肌、腓肠肌、半腱肌、半膜肌和股二头肌。

三、病因病机

本病的病因及其发病机制尚未完全清楚，目前一般认为与膝关节积累性机械损伤和退行性变相关。长期、超负荷的刺激会使膝关节关节腔逐渐变窄，其内容物相互摩擦、挤压，刺激周围的血管神经，产生无菌性炎症。同时随着年龄的增长，人体内软骨基质的黏多糖减少，纤维成分增加，产生退行性改变、骨质增生，也会刺激周围软组织产生炎症。膝关节炎的具体病因包括以下5种：

（1）慢性劳损。长期姿势不良、负重用力，可导致膝关节损伤。

（2）肥胖。体重的增加和膝关节骨关节炎的发病成正比，肥胖亦是病情加重的因素，研究显示肥胖者的体重下降可以减少膝关节骨关节炎的发病。

（3）骨密度。当软骨下骨小梁变薄、变僵硬时，其对压力的耐受性就减弱，因此，骨质疏松者出现膝关节骨关节炎的概率较正常人高。

（4）外伤和力的承受不平衡。经常性的膝关节损伤，如骨折以及软骨、韧带的损伤可导致本病。异常状态下的关节，如在髌骨切除术后膝关节处于不稳定状态时，当关节承受肌力不平衡并加上局部压力，就会出现软骨的退行性变。正常的关节在活动甚至剧烈运动后是不会出现骨关节炎的。

（5）遗传因素。不同种族的关节耐受情况是各不相同的。性别亦有影响，本病在女性较多见。

中医认为，膝关节为诸筋之会，女性七七肾衰，肝肾亏虚。肝主筋，肝亏则筋弛；肾主骨，肾虚则骨疏。加之起居不慎，或感受外邪，侵袭膝部，发为痹症，筋挛拘急，气血不通，屈伸不利。

四、临床表现

本病初起时疼痛不明显，仅感觉膝部乏力，长时间、剧烈活动时可感到疼痛。后期疼痛逐渐加重，呈持续性疼痛，负重行走、上下楼梯时明显，严重时膝关节可表现为肿胀，活动受限，屈伸不利。

五、诊断

（1）有反复劳损或创伤史。

（2）膝关节疼痛和发僵，早晨起床时较明显，活动后减轻，活动多时又加重，休息后症状缓解。后期疼痛持续，关节活动明显受限，股四头肌萎缩，膝关节肿胀、关节腔积液，甚至出现畸形和关节内游离体。

（3）膝关节间隙有深压痛。活动功能受限，屈伸活动时可闻及摩擦音。

（4）影像学检查：膝关节正、侧位照片，显示髌骨、股骨髁、胫骨平台关节缘呈唇样骨质增生，胫骨髁间隆起变尖，关节间隙变窄，软骨下骨质致密，有时可见关节内游离体。

六、治疗

（一）基础治疗

注意休息，加强功能练习。

（二）手法治疗

首先对膝关节的正常生理活动度与现有活动度进行对比，健、患侧进行对比。然后根据关节活动受限的程度分析该功能受限是动力肌群肌力改变还是拮抗肌群挛缩所致。动力肌群肌力不够则加强功能锻炼，拮抗肌群挛缩则手法纠正。

1. 膝关节伸直功能受限治疗手法（图3-2-9）

膝关节伸直功能的拮抗肌包括半膜肌、半腱肌、股二头肌、腓肠肌、腘肌、缝匠肌、股薄肌。

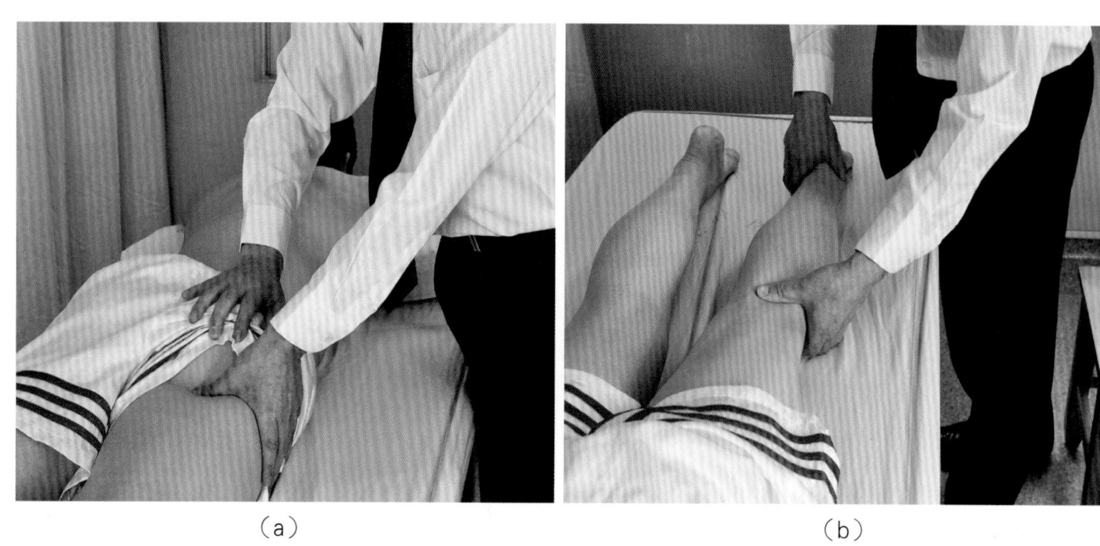

（a）　　（b）

图3-2-9　膝关节伸直功能受限治疗手法

（1）患者俯卧位，膝关节伸直，术者立其身侧。

（2）术者分别由坐骨结节及跟腱处向膝关节推按。患者髋下垫枕，术者一手固定坐骨结节，另一手拇指或掌根由坐骨结节向膝关节腘横纹中央推按，然后踝关节下方垫枕，术者一手固定踝关节，另一手拇指由跟腱起分别向膝关节腘横纹中央、胫骨内外侧髁推按。

（3）推按中，分别于坐骨结节与腘横纹中央连线的中点、胫骨内外侧髁下三横指处及腘横纹中点周围可触及结节，拇指指腹由结节的一侧开始缓缓加力并向结节中央推移，当结节全部处于指腹下时停止加力，维持3～5秒，然后徐徐减力，并推移至结节的另一侧。

（4）术者两手协调用力，反复3～5次，力度由小到大，速度宜慢。

2. 膝关节屈曲功能受限治疗手法（图3-2-10）

膝关节屈曲功能的拮抗肌是股四头肌。

（1）患者仰卧于床边，患肢自然下垂，膝关节屈曲90°，术者立其身侧。

（2）术者一手固定髋关节，另一手拇指由大腿近端向髌骨方向沿内、中、外三线进行推按，同时要求患者尽量屈曲患侧膝关节。

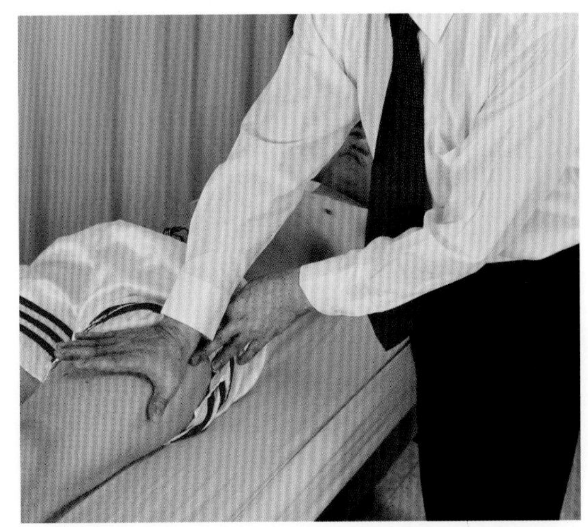
图3-2-10 膝关节屈曲功能受限治疗手法

（3）推按中，分别于股内侧肌胫骨上缘内侧上四横指处、股外侧肌髌骨外上缘四横指处、股中间肌髂前上棘与髌骨上缘中间，以及股直肌激痛点下方可触及结节，拇指指腹由结节的一侧开始缓缓加力并向结节中央推移，当结节全部处于指腹下时停止加力，维持3～5秒，然后徐徐减力，并推移至结节的另一侧。

（4）术者两手协调用力，力度由小到大，速度宜慢，反复3～5次。

3. 膝关节内旋功能受限治疗手法（图3-2-11）

膝关节内旋功能拮抗肌是髂筋束、股二头肌及腓肠肌外侧头。

（1）患者侧卧位，屈髋屈膝，患肢微悬于床边，术者立其身侧。

（2）术者一手固定髋关节，另一手掌根或拇指由髋关节外侧及后侧分别向下推按至膝关节。

（3）推按中，于大腿后外侧股骨外上髁与坐骨结节及股骨大转子连线的中点处

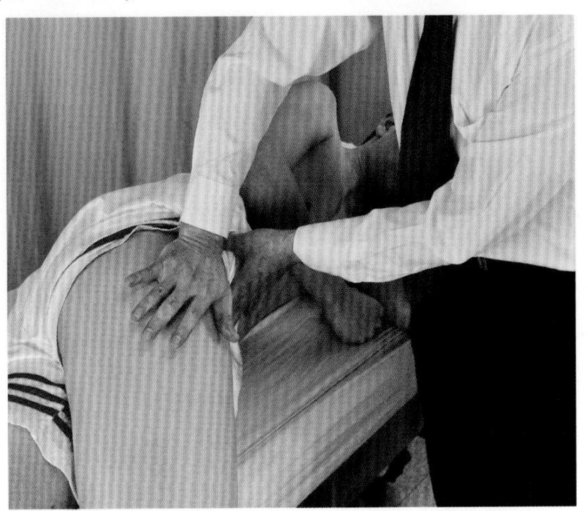
图3-2-11 膝关节内旋功能受限治疗手法

可触及结节，拇指指腹由结节的一侧开始缓缓加力并向结节中央推移，当结节全部处于指腹下时停止加力，维持3～5秒，然后徐徐减力，并推移至结节的另一侧。

（4）术者两手协调用力，反复3～5次，力度由小到大，速度宜慢。

4. **膝关节外旋功能受限治疗手法**（图3-2-12）

膝关节外旋功能拮抗肌是缝匠肌、半腱肌、半膜肌及腓肠肌内侧头。对于该组肌肉，均可以前述章节手法操作之。同时，应以推按之按法对膝关节内侧、外侧副韧带区域做重点治疗。

（1）患者俯卧位，膝关节伸直，术者立其患侧。

（2）术者一手固定踝关节，一手由跟腱沿腓肠肌内侧纤维向上推按至胫骨内侧髁，然后一手固定髋关节，另一手拇指由坐骨结节向股骨内侧髁推按。

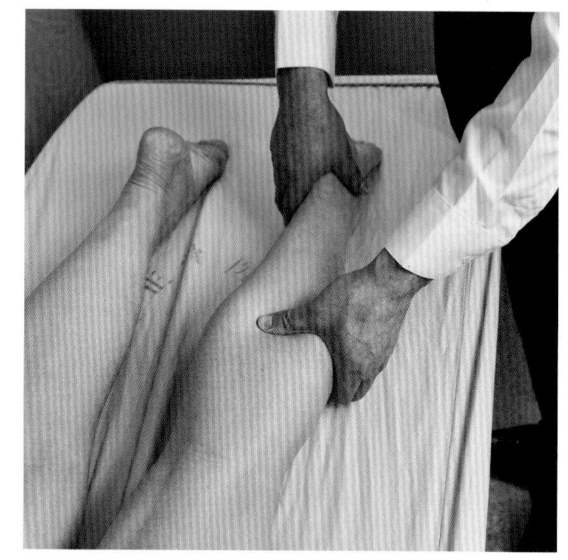
图3-2-12　膝关节外旋功能受限治疗手法

（3）推按中，于胫骨内侧髁下方三横指处及股骨内侧髁与坐骨结节连线的中点处可触及结节，拇指指腹由结节的一侧开始缓缓加力并向结节中央推移，当结节全部处于指腹下时停止加力，维持3～5秒，然后徐徐减力，并推移至结节的另一侧。

（4）术者两手协调用力，反复3～5次，力度由小到大，速度宜慢。

5. **膝关节两侧推按**（图3-2-13）

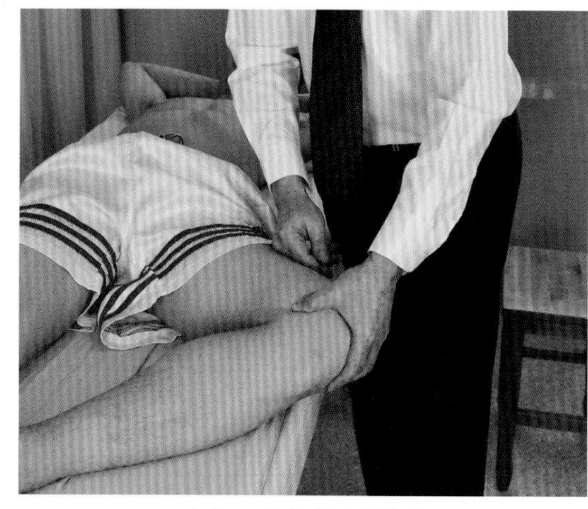
（a）　膝关节内侧推按

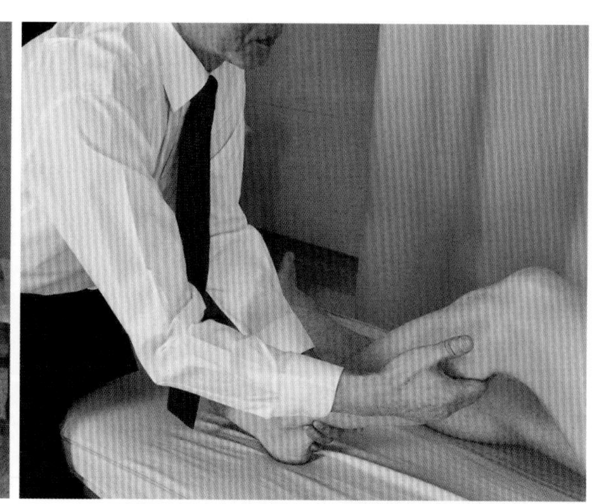
（b）　膝关节外侧推按

图3-2-13　膝关节两侧推按

（1）患者仰卧，膝关节屈曲，术者立于患者患侧并固定膝关节使之处于屈曲位。

（2）术者一手固定患者下肢体位，另一手拇指分别由胫骨内、外侧髁下方向上推按至股骨内、外侧髁上方，推按至疼痛加剧处停留3～5秒。

（3）术者两手协调用力，反复3～5次，力度由小到大，速度宜慢。

6. 髌骨周围推按（图3-2-14）

（1）患者仰卧位，膝关节微屈，术者立于患者患侧。

（2）术者一手拇指、食指成八字固定髌骨的顶端，并向下方推移，使髌骨的边缘突起，另一手拇指沿髌骨下缘推按。然后用同样的方法分别推按上、内、外侧边缘，以疼痛感分别向小腿前外侧及膝关节间隙传导为度。

（3）术者两手协调用力，反复3～5次，力度由小到大，速度宜慢。

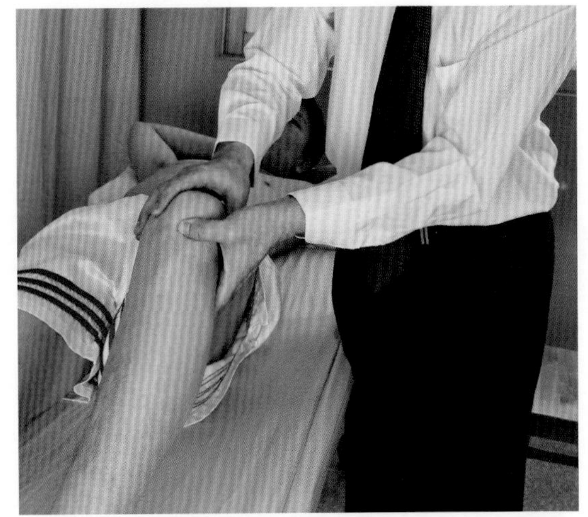

图3-2-14 髌骨周围推按

7. 髌骨关节面研磨（图3-2-15）

（1）患者仰卧，膝关节微屈。

（2）术者单手或双手置于髌骨的内、外侧缘，呈钳式抓住髌骨。首先沿髌骨内、外侧缘上下移动，然后左右摇摆髌骨，使其关节面间相互研磨。

（3）反复3次，以患者能忍受为度。

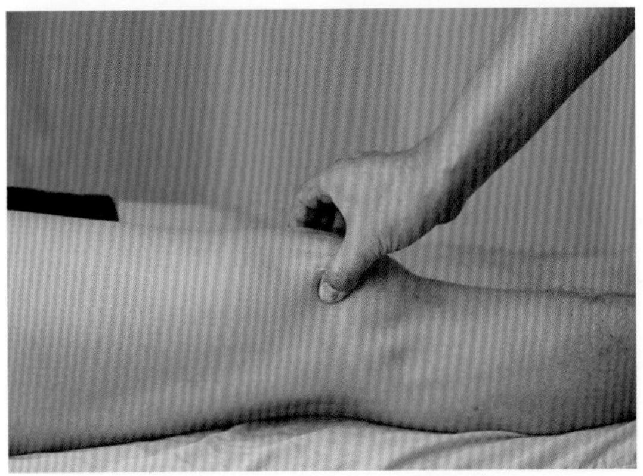

图3-2-15 髌骨关节面研磨

七、预防

（1）尽量避免穿高跟鞋或增高鞋，以防膝关节压力过重。

（2）控制体重。

（3）注意保暖防寒。

（4）加强功能锻炼，如空踢腿或踢水。

第五节　腓肠肌损伤

一、概述

腓肠肌损伤是骨科的常见病、多发病，主要表现为腓肠肌痉挛、疼痛，俗称“小腿抽筋”。临床上多见急性发病，若治疗失当，可迁延至慢性劳损。

二、解剖

腓肠肌位于小腿后方浅层，起于股骨内、外侧髁的后上方，向下与比目鱼肌会合，共同参与跟腱的组成，止于跟骨后方。其作用是屈膝关节和屈距小腿关节，并且在站立时可固定膝关节和距小腿关节，维持人体站立姿势。

三、病因病机

临床上，本病发病机制可具体分为以下四个方面：

（1）寒冷。当外界温度较低，如游泳时水温过低，可使周围血管收缩，腓肠肌因循环血液供应减少而发病。

（2）过度疲劳。剧烈运动或长途旅行、登山等运动后，小腿积聚了大量糖类代谢产物而发病。

（3）钙缺乏。中老年人血中钙含量低于正常值时，肌肉应激性增高，可表现为腓肠肌的收缩痉挛。

（4）睡眠姿势不当。如长时间仰卧，被子压在脚面上，或长时间俯卧，脚面抵在床铺上，造成踝关节长时间被动跖屈，均可引起腓肠肌的被动挛缩。

祖国医学认为，本病因平素肝肾阴虚，筋失濡养，久立远行，姿势不当，加之突受刺激，使筋络弛纵失常而发作，或感受寒湿之邪，壅滞经络，气机失调，气血运行受阻而发作。

四、临床表现

本病临床上主要表现为小腿后侧腓肠肌的收缩痉挛、疼痛，多突然发病。发病时小腿腓肠肌痉挛收缩，踝关节被动跖屈，不能活动，伴剧烈疼痛。临床上亦可见部分患者呈慢性、反复发作的腓肠肌痉挛、疼痛，但其程度较轻，休息后可缓解。

五、诊断

（1）多发生在剧烈运动时或突受寒邪之后。

（2）小腿后侧肌肉牵掣拘挛，痛如扭转，常于夜间睡眠时或运动时发生，临床以一侧或两侧小腿突然抽搐剧痛为特点，发作时间几十秒至数分钟不等。

（3）急性期在股骨内、外侧髁的后方或跟骨后方可找到明显的压痛点。急性迁延的病人，在腓肠肌中部可触及明显压痛的结节。

（4）放射检查无特殊。

六、治疗

（一）基础治疗

制动休息。

（二）手法治疗

1. 急性期治疗手法（图3-2-16）

（1）患者俯卧，膝关节伸直，踝关节自然跖屈，术者立其患侧。

（2）术者一手固定踝关节并固定于跖屈位，另一手由跟骨后方向膝关节沿腓肠肌肌纤维进行推按，结节处停留3～5秒。

（3）术者两手协调用力，反复3～5次，力度由小到大，速度宜慢。

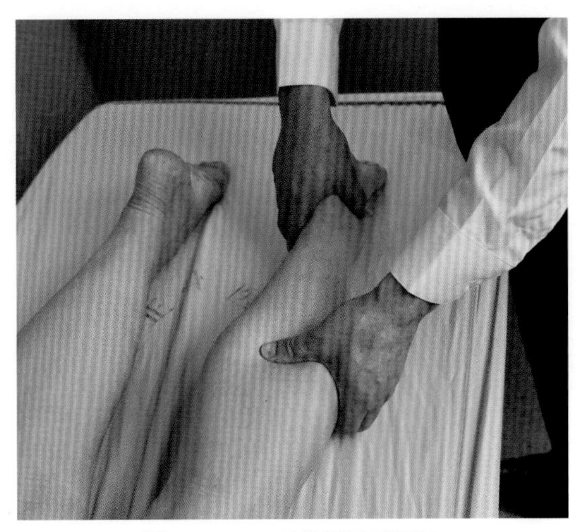

图3-2-16　急性期治疗手法

2. 慢性期治疗手法（图3-2-17）

（1）患者俯卧，膝关节伸直，踝关节

极度背伸，术者立于患者患侧。

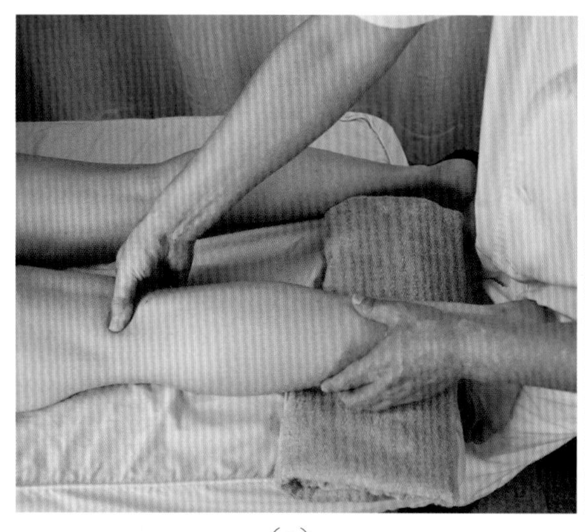
（a）

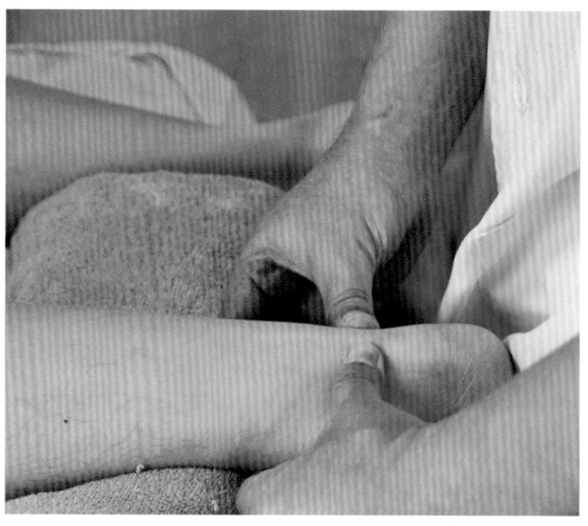
（b）

图3-2-17　慢性期治疗手法

（2）术者一手固定踝关节并缓缓加深其背伸角度，另一手自腘横纹沿肌纤维向下推按至跟骨后方，然后双手拇指方向相对，沿跟腱与内外踝之间的间隙向下推按至跟腱附着处。

（3）推按中，于胫骨内、外侧髁下三横指处可触及结节，拇指指腹由结节的一侧开始缓缓加力并向结节中央推移，当结节全部处于指腹下时停止加力，维持3～5秒，然后徐徐减力，并推移至结节的另一侧。

（4）术者两手协调用力，反复3～5次，力度由小到大，速度宜慢。

第六节　小腿外侧肌群筋伤

一、概述

小腿外侧肌群筋伤以小腿外侧疼痛（刺痛或酸痛）为主要表现，可有痛性跛行的表现，休息后可缓解。急性损伤多见于踝关节扭挫伤，慢性损伤多见于剧烈运动过后或久立久行人群。发病年龄无明显特异性。

二、解剖

小腿外侧肌群包括腓骨长肌、腓骨短肌，均位于腓骨外侧，其作用是使足外翻并跖屈。腓骨长肌起于腓骨外侧面，其肌腱经外踝后方，斜向前内越过足底至第1跖骨底；腓骨短肌起于腓骨外侧面，位于腓骨长肌深面，其肌腱经外踝后方，止于第5跖骨底。

三、病因病机

小腿外侧肌群筋伤的发病机制可分为急性损伤和慢性劳损两种情况，具体如下：

（1）急性损伤。多见于踝关节、膝关节扭挫伤，以及胫腓骨骨折等疾病。

（2）慢性劳损。多见于久行久立的人群，由于久行久立时小腿外侧肌群长期处于紧张挛缩的状态，使肌肉内部积聚大量酸性物质而发病。

中医认为，本病的病机有二：一是跌仆损伤，经络、筋肉受损，气血壅滞，经脉拘急，气血不通而痛；二是肝肾亏虚，筋络弛缓，筋肉失养，加之久立远行，姿势不当，损伤筋肉，发为本病。

四、临床表现

本病以小腿外侧区域疼痛为主要表现。其中急性损伤者疼痛程度较重，多表现为刺痛，严重者可呈痛性跛行；慢性劳损者疼痛程度较轻，多呈酸痛、胀痛，不影响日常活动，休息后症状可缓解。

五、诊断

（1）本病诊断需注意其病程长短，有无明显外伤史。

（2）急性损伤小腿外侧疼痛为刺痛或剧痛，行走时呈痛性跛行，患侧下肢纵叩痛阴性；慢性损伤以小腿外侧胀痛、酸痛为主要表现，基本不会影响行走，病程较长，反复发作，休息后可缓解。

（3）放射诊断排除骨折及骨病。

（4）鉴别诊断：此病属慢性损伤致病者，应与血栓闭塞性脉管炎相鉴别。此病早期症状可以表现为疼痛，但一般会伴有患肢麻木、发凉、酸胀、间歇性跛行、足背动脉或胫后动脉搏动减弱或消失，到了后期，疼痛转为持续性的静息痛，夜间疼痛剧烈，不能入睡，并出现肢体营养障碍的一系列症状。除了症状鉴别外，必要时可用血管超声检查进行鉴别诊断。

六、治疗

（一）基础治疗

制动，充分休息。

（二）手法治疗

1. 急性损伤治疗手法（图3–2–18）

（1）患者仰卧位，踝关节中立位，术者立于患者患侧。

（2）术者一手固定踝关节，另一手拇指由外踝分别沿胫骨前缘外侧及小腿正外侧向上进行推按，结节处停留3～5秒。

（3）术者两手协调用力，反复3～5次，力度由小到大，速度宜慢。

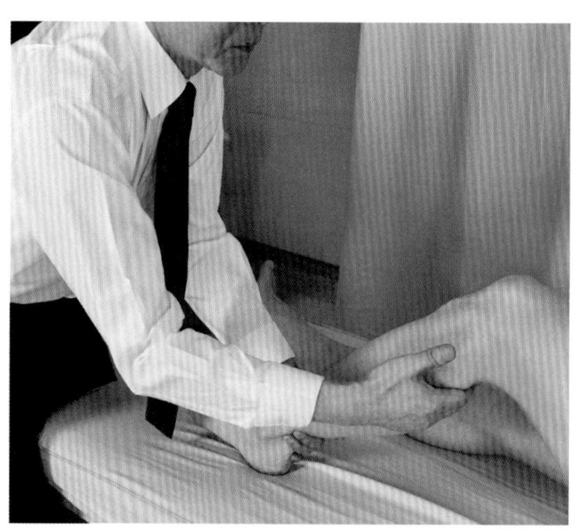
图3–2–18　急性损伤治疗手法

2. 慢性损伤治疗手法（图3–2–19）

（1）患者仰卧位，踝关节内翻，术者立于患者患侧并固定踝关节于内翻位。

（2）术者一手固定踝关节，另一手由髌骨下缘水平沿胫骨前缘至小腿外侧分三线向外踝进行捋按。

（3）捋按中，于踝关节的前方及其上三横指处可触及结节，拇指指腹由结节的一侧开始缓缓加力并向结节中央推移，当结节全部处于指腹下时停止加力，维持3～5秒，然后徐徐减力，并推移至结节的另一侧。

（4）术者两手协调用力，反复3～5次，力度由小到大，速度宜慢。

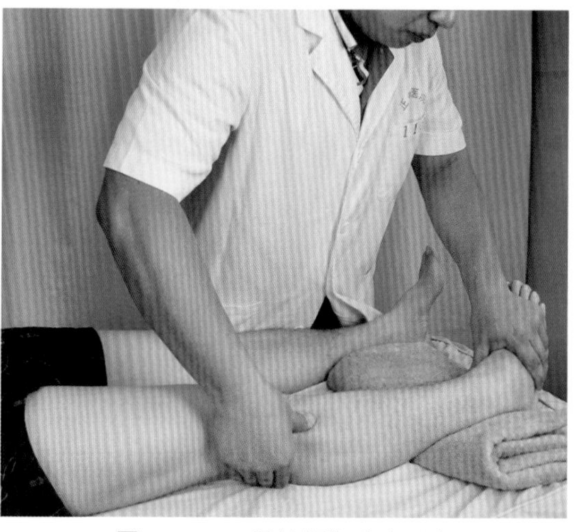
图3–2–19　慢性损伤治疗手法

第七节　足背侧肌膜炎

一、概述

足背侧肌膜炎是因足部的急性扭伤或慢性劳损而导致的以足背部疼痛为主要表现的疾病。

二、解剖

足背侧肌群包括拇短伸肌和趾短伸肌，其作用分别为伸拇趾和伸第2～4趾，因肌群较弱小，故容易发生劳损。与足背侧肌群作用相似的肌肉有拇长伸肌和趾长伸肌，当上述肌群劳损时，均可导致足背侧肌膜炎的发生。

三、病因病机

本病的病因病机可分为急性损伤与慢性劳损两种情况。

（1）急性损伤。多因足部的扭伤或碰撞伤而发病。

（2）慢性劳损。多见于久行久立的人群，久行久立时足背肌群长期处于紧张挛缩的状态，使肌肉内部积聚大量酸性物质而发病。

祖国医学认为，本病急性起病者多属跌仆外伤，致经脉、筋肉受损，脉络壅滞，气滞血瘀，经络不通而致病；或素体亏虚，肝肾不足，气血虚弱，筋肉失养，加之长期劳损，劳逸失当，损伤筋肉而致病。

四、临床表现

本病临床上以足背部疼痛为主要表现，多以一侧为主，少数见双侧发病。

五、诊断

（1）多有外伤史，多见于久行久立人群。

（2）急性损伤后，疼痛以刺痛或剧痛为主要表现，病程较短，有外伤史；慢性劳损者，疼痛以酸痛或胀痛为主要表现，病程较长，可见于急性损伤后期，休息后疼痛可缓解。

（3）放射检查排除骨折及骨病。

六、治疗

（一）基础治疗

制动及充分休息。

（二）手法治疗

1．急性损伤治疗手法（图3-2-20）

（1）患者仰卧或坐位，踝关节背伸，掌趾关节屈曲，术者立于患者患侧。

（2）术者一手固定足趾，另一手拇指由各掌趾关节沿各肌腱方向向上推按至小腿外侧中部。

（3）术者两手协调用力，反复3～5次，力度由小到大，速度宜慢。

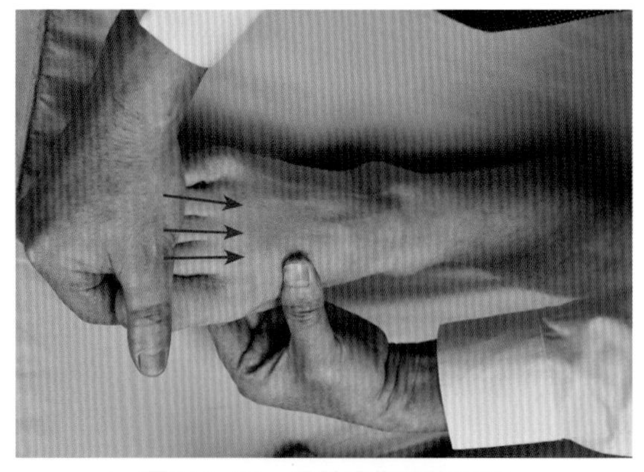

图3-2-20　急性损伤治疗手法

2. 慢性损伤治疗手法（图3-2-21）

（1）患者仰卧或坐位，术者将其踝关节固定于跖屈尽头。

（2）术者一手固定患者踝关节并缓缓加深其跖屈程度，另一手由小腿外侧中部向足背各掌趾关节进行捋按。

（3）捋按中，于足背内外侧边缘及各趾骨间隙可触及结节，拇指指腹由结节的

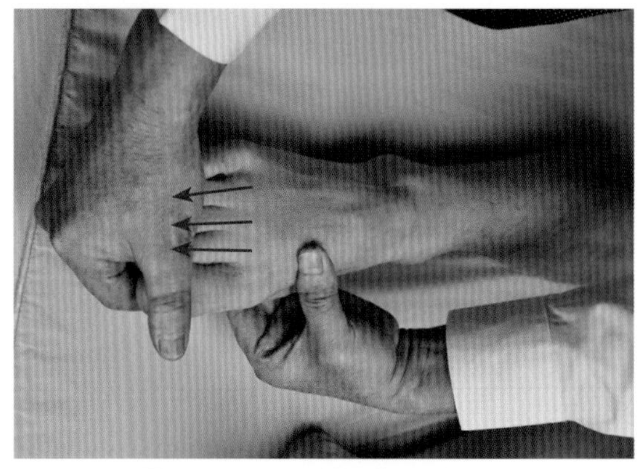

图3-2-21　慢性损伤治疗手法

一侧开始缓缓加力并向结节中央推移，当结节全部处于指腹下时停止加力，维持3～5秒，然后徐徐减力，并推移至结节的另一侧。

（4）两手协调用力，反复3～5次，力度由小到大，速度宜慢。

第八节　急性踝关节扭伤

一、概述

本病指因外伤所致踝关节过度内翻或外翻，使踝关节韧带、肌腱损伤的疾病，以内翻致病居多，是临床的常见病。据统计，骨科门诊每100个患者中就有8～10个踝关节扭伤的患者。其发病突然，以踝关节肿胀、疼痛、功能受限为主要表现，影响正常工作生活。本病可发于各个年龄段，以青壮年为主。

二、解剖

踝关节主要由踝关节韧带来稳定关节结构，包括内侧副韧带、外侧副韧带和胫腓韧带。内侧副韧带起于内踝，向下呈扇形附于足舟骨、距骨和跟骨；外侧副韧带起于外踝，分三束分别止于距骨前外侧、距骨后突及跟骨外侧面；胫腓韧带为胫、腓骨下端之间的韧带。外侧副韧带较内侧副韧带长而薄弱，且足外翻的肌群力量较足内翻的肌群弱，故当运动不慎时多发生内翻的损伤。

三、病因病机

急性踝关节扭伤的发生，多因在坎坷不平的道路上行走、跑步中遇障碍物突然跌倒、球类比赛中弹跳落地时站立不稳而摔倒、下楼或下坡时不慎踏空，使外侧韧带、距腓前韧带受伤，形成踝关节内翻或外翻，关节间隙增宽，严重者形成距骨半脱位。

本病属祖国医学中“筋伤”范畴，因用力不当、运动不慎等导致踝部经筋受损，气滞血瘀，脉络壅滞，气血运行受阻，致使局部瘀血积滞，肿胀作痛。

四、临床表现

本病主要表现为踝部的疼痛、肿胀及活动功能障碍。踝关节外侧或内侧出现疼痛，被动运动时疼痛加重。轻者局部出现肿胀，可见瘀斑；重者整个踝关节均肿胀、疼痛。踝关节活动受限，呈痛性跛行，不能用力着地行走。

五、诊断

（1）有明显的外伤史。

（2）踝关节疼痛，肿胀，功能障碍。可出现痛性跛行，皮下瘀血。

（3）内翻扭挫伤者压痛点一般在外踝尖的前下方，压痛以刺痛为主。外翻损伤内踝尖下方压痛比较明显。足底纵叩痛阴性，双踝挤压征阴性。

（4）放射检查排除骨折。

六、治疗

（一）基础治疗

急性期宜制动、冰敷，以减少损伤后的出血量。

（二）手法治疗

1. 小腿外侧肌群理伤手法（图3-2-22）

（1）患者仰卧，外踝稍内翻。

（2）术者一手固定患足，另一手拇指由外踝的前方及后方分别向上沿小腿外侧进行推按。

（3）推按中，于外踝上三横指及中下1/3处可触及结节，拇指指腹由结节的一侧开始缓缓加力并向结节中央推移，当结节全部处于指腹下时停止加力，维持3～5

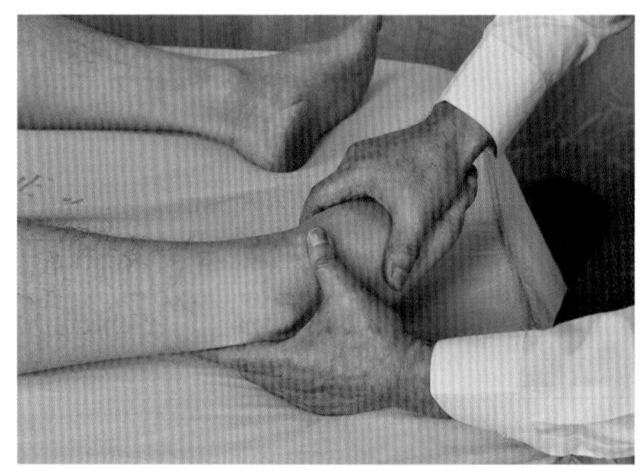

图3-2-22　小腿外侧肌群理伤手法

秒，然后徐徐减力，并推移至结节的另一侧。

（4）术者两手协调用力，反复3～5次，力度由小到大，速度宜慢。

2. 踝关节分筋手法（图3-2-23）

（1）患者侧卧或仰卧，踝关节自然背伸，术者立其患侧。

（2）术者一手拇指于外踝前下方沿外踝下缘推按，另一手握前足并不断环旋，同时缓缓加深足内翻的角度，使卡压的滑膜韧带松弛。

（3）术者双手握住踝关节，拇指交叉置于外踝前下方，将踝关节做内翻并环旋动作，然后拇指分开，沿外踝下方反方向进行分推，以患者有酸痛感为宜。

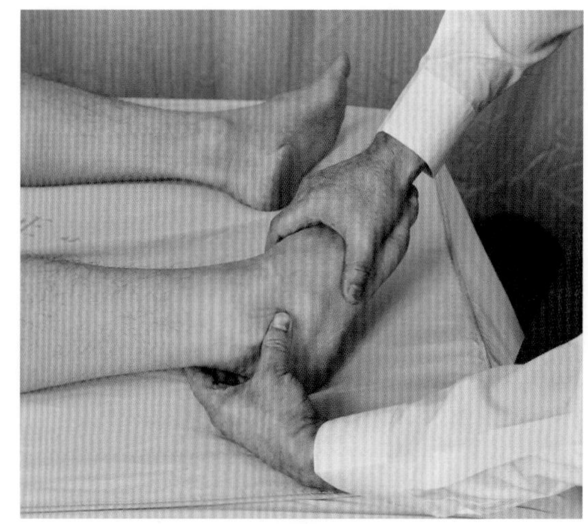

图3-2-23　踝关节分筋手法

（4）术者两手协调用力，反复3～5次，力度由小到大，速度宜慢。

3. 拔伸理筋法（图3-2-24）

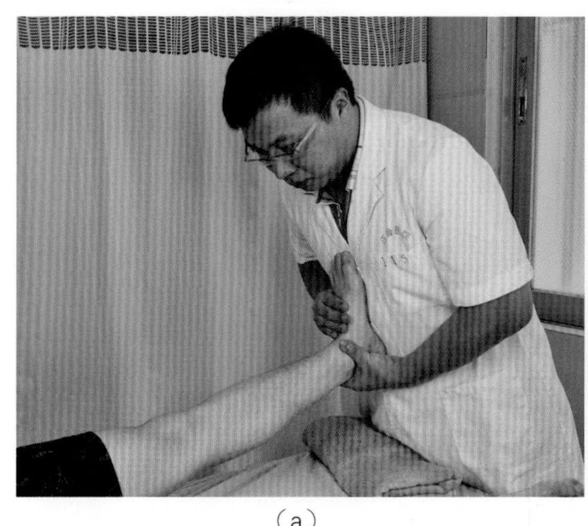

（a）

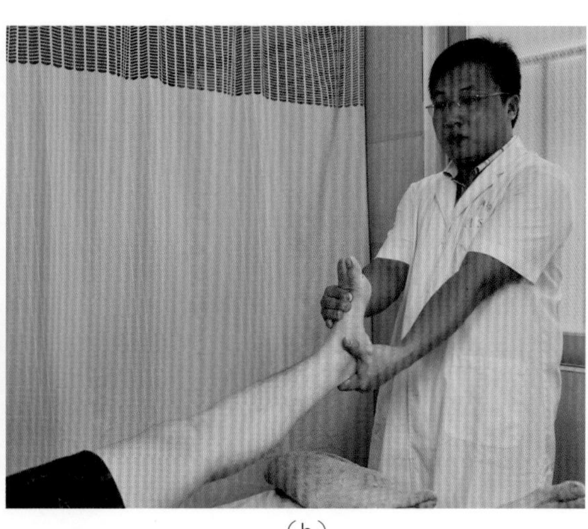

（b）

图3-2-24　拔伸理筋法

以左踝关节损伤为例。

（1）患者仰卧，踝关节自然跖屈，术者立于患者患足足底侧。

（2）术者左手虎口紧握外踝下方，右手拇指与四指相对，固定于足背与足底，将踝关节轻度内翻、背伸、跖屈，然后摆于中立位，强调轻度内翻，反复3次。最后将踝关节背伸至极限，然后顿挫纵向拔伸牵引，踝关节会发出“咯噔”的响声。

第九节 跟痛症

一、概述

跟痛症又称足跟痛、跟骨痛，可见于多种慢性疾病，是指跟骨结节周围由慢性劳损所引起的以疼痛及行走困难为主的病症，常伴有跟骨结节部骨刺形成。本病多见于中老年人及肥胖之人，部分患者足跟痛与腰骶部疼痛并发。

二、解剖

跖腱膜起于跟骨结节，沿足底面向前伸展止于趾骨骨膜，维持足纵弓和参与跖屈肌腱的活动，因此在跟骨上起点的应力较大，较易发生劳损病变。跟骨与足底皮肤之间有致密的跟下脂肪垫，同样因受力较大而较易发生劳损。

此外，足底是三点负重，足跟部负重约占50%，拇趾球部和小趾球部联合负重约50%。由于第1跖骨一般比其他跖骨长，而且还有2个籽骨垫在其下，因而拇趾球部的负重比小趾球部为多。负重较多的部位容易发生劳损及无菌性炎症。

三、病因病机

跟痛症的发病机制较为复杂，与跟骨病变、局部软组织急慢性损伤相关，老年性退行性病变、部分腰骶部和膝部疾病也可导致跟痛症。具体如下：

（1）跟骨本身病变。跟骨骨折、跟骨肿瘤、跟骨特异性炎症（如结核、类风湿性关节炎等）及跟骨先天发育畸形，均能导致跟骨疼痛。

（2）局部因素。急性损伤或慢性劳损致使足跟脂肪垫发炎或萎缩、跖腱膜炎、跟骨滑囊炎、跟骨高压症等。机体的老化，跟骨结节退变、钙化，也可以导致脂肪垫炎、滑囊炎形成足跟痛。根据足跟疼痛的部位可分为跟骨底部疼痛和跟骨后部疼痛。跟骨底部疼痛包括跟骨下脂肪垫炎、足底腱膜炎及小趾展肌、拇趾展肌、趾短屈肌跟骨附着区的无菌性炎症，跟骨后部疼痛包括跟腱炎及跟腱下滑囊炎。

（3）退行性病变。久病卧床，足跟部因不经常负重而发生退行性变，皮肤变薄、跟下脂肪垫部分萎缩、骨骼发生脱钙变化可致本病。

（4）腰骶部疼痛及髌下脂肪垫劳损。这些疾病除了本身症状外，往往并发足跟部的疼痛。

中医认为，跟痛症因运动不当，损伤足跟经筋，气滞血瘀，经筋拘急而发病；或年老体弱，久病卧床，肝肾亏虚，骨萎筋弛，形成骨赘而发病。

四、临床表现

本病以足跟部疼痛为主要临床表现，初起时仅表现为足跟部酸胀痛，后疼痛逐渐加重，严重时足跟因疼痛而不敢着地，呈踮脚跛行。足跟部压痛明显，并见足底部肿胀。

五、诊断

（1）常发病于一侧，也有双侧同时发病者。

（2）急性损伤者有明显的外伤史，足跟痛以刺痛或剧痛多见；慢性损伤者常见于骨折后期或慢性劳损，疼痛以晨起足跟触地疼痛为主要表现，病程较长，活动后可缓解，一般无夜间痛。如有夜间痛，应与肿瘤、结核等相鉴别。

（3）放射检查：首先要排除跟骨骨折，其次看是否有骨刺。但疼痛程度与骨刺长短不成正比。疼痛程度主要取决于骨刺的方向，骨刺斜向前下，疼痛就明显；若骨刺与跟骨平行，则可无疼痛症状。

六、治疗

（一）基础治疗

适当制动，急性损伤应冷敷、加压包扎，慢性损伤应热敷以活血化瘀。

（二）手法治疗

1. 跟骨下方疼痛急性损伤期治疗手法（图3-2-25）

（1）患者仰卧，踝关节极度背伸，术者立于患者患侧。

（2）术者一手固定踝关节，另一手拇指指腹由第1～5掌趾关节向跟骨底（足底腱膜

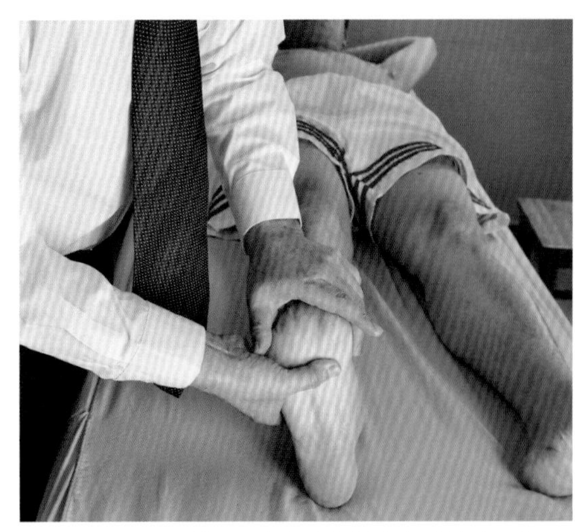
图3-2-25　跟骨下方疼痛急性损伤期治疗手法

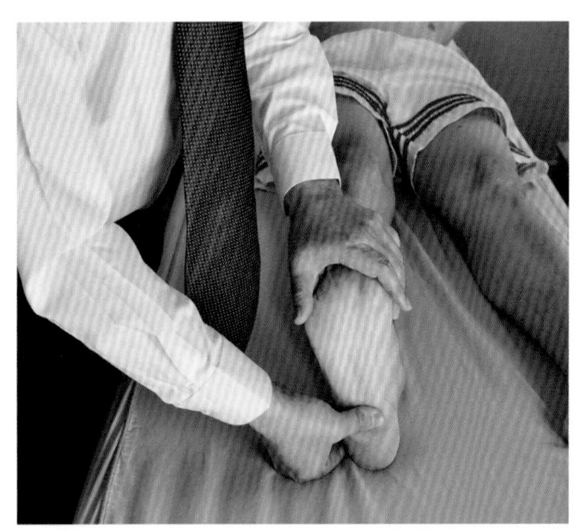
图3-2-26　跟骨下方慢性损伤期治疗手法

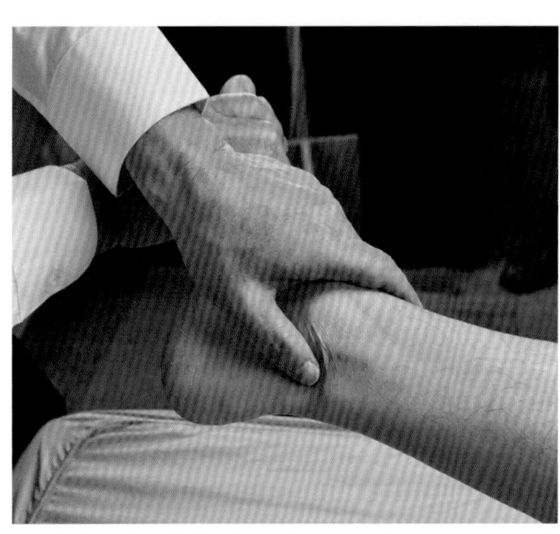
图3-2-27　跟骨后侧痛急性损伤期治疗手法

及趾短屈肌）进行推按，再依次由第1掌趾关节（拇趾展肌）至第5掌趾关节外侧（小趾展肌）向跟骨进行推按。

（3）术者两手协调用力，反复3～5次，力度由小到大，速度宜慢。

2. 跟骨下方慢性损伤期治疗手法（图3-2-26）

（1）患者仰卧，踝关节背伸，术者立于患者患侧。

（2）术者一手固定踝关节，另一手由跟骨前下缘向第1～5掌趾关节进行推按，然后再由跟骨内外侧沿赤白肉际向第1及第5掌趾关节外侧进行推按。

（3）推按中，于足底前后交界1/3处及足底内、外侧缘可触及结节，拇指指腹由结节的一侧开始缓缓加力并向结节中央推移，当结节全部处于指腹下时停止加力，维持3～5秒，然后徐徐减力，推移至结节的另一侧。

（4）术者两手协调用力，反复3～5次，力度由小到大，速度宜慢。

3. 跟骨后侧痛急性损伤期治疗手法（图3-2-27）

（1）患者仰卧，踝关节自然跖屈。

（2）术者一手固定踝关节，另一手由跟骨后上缘向上沿跟腱后方及内、外侧缘推按至腘横纹的内外两端。

（3）术者两手协调用力，反复3～5次，力度由小到大，速度宜慢。

4. 跟骨后侧痛慢性损伤期治疗手法（图3-2-28）

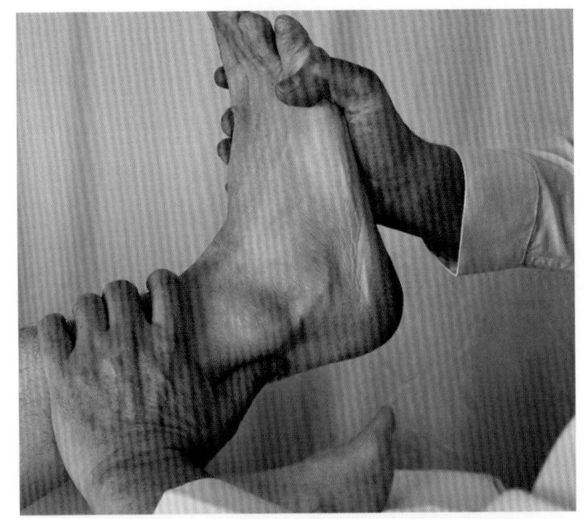
图3-2-28 跟骨后侧痛慢性损伤期治疗手法

（1）患者仰卧，踝关节尽量背伸，术者立其患侧。

（2）术者一手维持踝关节背伸角度，另一手拇指由腘横纹两端及中点分别沿跟腱后方及跟腱内、外侧缘进行推按。

（3）推按中，于内、外踝正后方处可触及结节，拇指指腹由结节的一侧开始缓缓加力并向结节中央推移，当结节全部处于指腹下时停止加力，维持3～5秒，然后徐徐减力，并推移至结节的另一侧。

（4）术者两手协调用力，反复3～5次，力度由小到大，速度宜慢。

5. 跟骨结节周围推按（图3-2-29）

（1）患者仰卧或俯卧，充分暴露跟骨，术者立于患者患侧。

（2）术者一手固定前足，另一手沿跟骨结节的前下缘及后上缘用拇指偏锋进行横向推按，然后沿跟腱内、外侧缘翻转拇指，用拇指指尖、指腹面向跟腱深层进行推按。疼痛敏感区持续按压3～5秒。

（3）术者两手协调用力，反复3～5次，力度由小到大，速度宜慢。

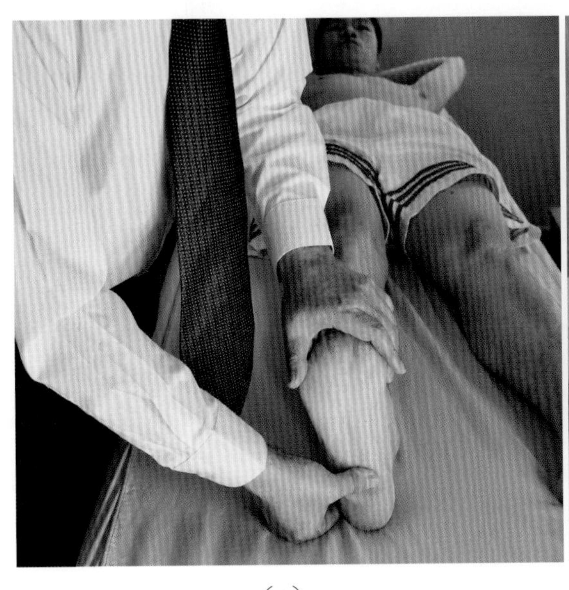
（a）

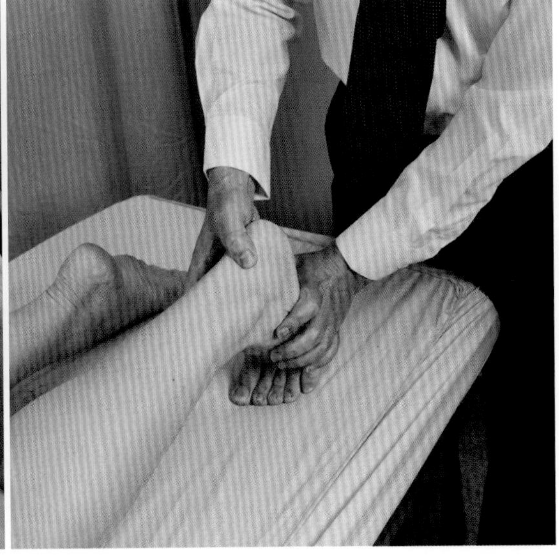
（b）

图3-2-29 跟骨结节周围推按

第三章 脊柱及躯干筋伤病变

脊柱及躯干筋伤疾病在临床上以颈、腰部相关部位病变为多见。这是由于颈部活动度较大，活动频率较高，较易造成劳损形成筋伤疾病；腰部需支撑人体上半身的重量进行活动，而起支撑作用的结构仅有腰椎和腰大肌、竖脊肌等少数几块肌肉，因此也较易造成损伤。胸部则主要由胸椎起支撑作用，但胸椎间小关节活动度较小，主要与肋骨、肋间肌等结构共同起到保护胸腔的作用，而很少参与日常的躯体活动，因此在临床上胸椎部位相关的筋伤病变较为少见。

颈、腰部各方向活动相关肌肉如下表：

	屈伸	侧屈	旋转
颈	屈：头前直肌、头长肌、颈长肌、斜角肌 伸：胸锁乳突肌、头夹肌、颈夹肌、上斜方肌、头半棘肌、颈半棘肌	左右侧屈：胸锁乳突肌、斜角肌、上斜方肌、颈长肌、头夹肌、颈夹肌、肩胛提肌	左右旋转：胸锁乳突肌、斜方肌、头夹肌、颈夹肌、头半棘肌、颈半棘肌、斜角肌、头长肌、颈长肌
腰	屈：腹直肌、腹外斜肌、腹内斜肌、腹横肌、髂腰肌 伸：竖脊肌	左右侧屈：腹外斜肌、腹内斜肌、腹横肌、腰方肌	左右旋转：腹外斜肌、腹内斜肌、腹横肌

第一节 落　　枕

一、概述

落枕又称为失枕，是颈部常见筋伤疾病之一，多见于青壮年，男多于女，多发于冬、春两季。该病常表现为晨起时颈项部疼痛、酸胀、肌肉紧张，颈部活动受限。

二、解剖

颈部的肌肉众多，主要包括背侧的斜方肌、竖脊肌、头半棘肌、头夹肌、肩胛提肌、颈夹肌，前外侧的胸锁乳突肌、斜角肌（前、中、后）、颈长肌、头长肌等。在肌群的协同作用下，可完成屈伸、侧屈、旋转等较大范围的活动，当颈部肌肉损伤时可导致颈部的疼痛及活动受限（图3-3-1）。

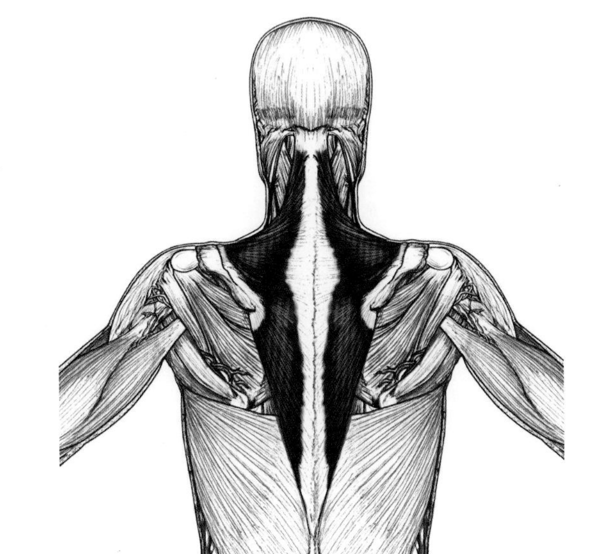

（a）斜方肌

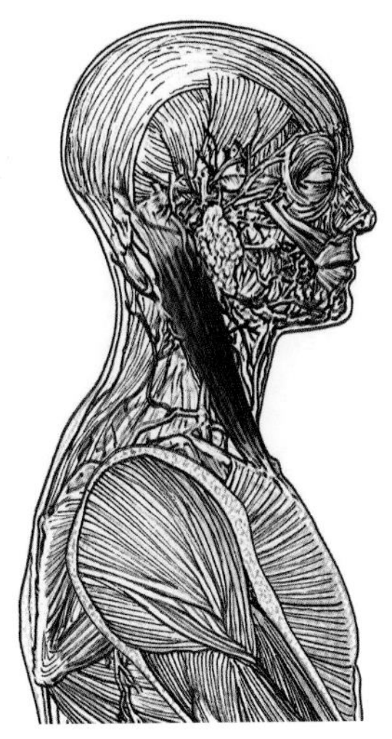

（b）胸锁乳突肌

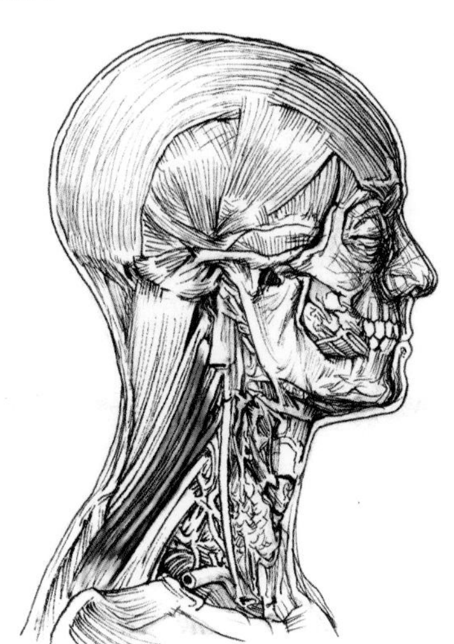

（c）肩胛提肌

图3-3-1 损伤后易致落枕的肌肉

三、病因病机

因睡眠时姿势不良或者枕头的高度、软硬度不合适，头颈部长时间过度偏转，使颈部一侧肌群长时间处于过度牵拉紧张的状态，从而造成颈部肌肉的静力性损伤以及肌群的紧张僵硬，颈椎小关节错位，导致颈部活动受限。临床上也可见部分患者在日常生活中因颈部突然扭转或劳动时肩部负荷过重，引发颈部肌肉损伤而致病。

中医认为，睡眠时感受风寒，外邪入侵，或盛夏时贪凉少衣，使颈项部外露感邪，邪客颈部经脉，导致局部气血凝滞、经筋不舒，从而使颈项部僵硬疼痛、活动不利；或素体亏虚、气血不足，脉络空虚，经脉失养，稍感外邪、客于经脉便发为落枕。

四、临床表现

一般表现为起床后颈项部疼痛，多以一侧疼痛为重，部分患者可表现为两侧均有疼痛，甚者可累及肩部及背部。颈部活动不利，严重者可表现为头项强直，固定于某一位置，不能活动。触诊检查时胸锁乳突肌、斜方肌、肩胛提肌等压痛明显，肌肉痉挛、僵硬，可触及条索状结节。

五、诊断

（1）一般无外伤史，多因睡眠姿势不良或感受风寒所致。

（2）颈背部及上背部疼痛，头向患侧倾斜或扭转，颈部活动则疼痛加剧。多见于一侧发作，也有双侧发作者。

（3）颈肌痉挛、僵硬，在斜方肌、胸锁乳突肌及肩胛提肌肌腹可触及条索状结节，尤以肩胛提肌较为严重。

（4）放射检查排除骨折骨病。

六、治疗

（一）基础治疗

制动休息，戴颈托。

（二）手法治疗

1. 斜方肌损伤治疗手法（图3-3-2）

（1）患者坐位，嘱患者头侧向健侧并缓缓低头，肩关节内收。

（2）术者一手固定头部，另一手拇指由枕后隆凸开始沿肌纤维向下推按至肩峰，同时颈椎被动前屈并侧向健侧。

（3）推按中，于颈肩交界处可触及结节，拇指指腹由结节的一侧开始缓缓加力并向结节中央推移，当结节全部处于指腹下时停止加力，维持3～5秒，然后徐徐减力，并推移至结节的另一侧。

（4）术者两手协调用力，反复3～5次，力度由小到大，速度宜慢。

2. 胸锁乳突肌损伤治疗手法（图3-3-3）

（1）患者坐位，头向健侧后上方屈曲，术者立于患者侧方并固定其头部。

（2）术者一手寻找胸锁乳突肌肌腹的激痛点并按压，另一手将患者颈椎缓缓后伸并侧向检查，同时使患者下颌转向患侧，按压手由乳突沿肌纤维方向向下推按至胸锁关节处。

（3）推按中，于第5颈椎水平当胸锁乳突肌肌腹上可触及结节，拇指指腹由结节的一侧开始缓缓加力并向结节中央推移，当结节全部处于指腹下时停止加力，维持3～5秒，然后徐徐减力，并推移至结节的另一侧。

（4）术者两手协调用力，反复3～5

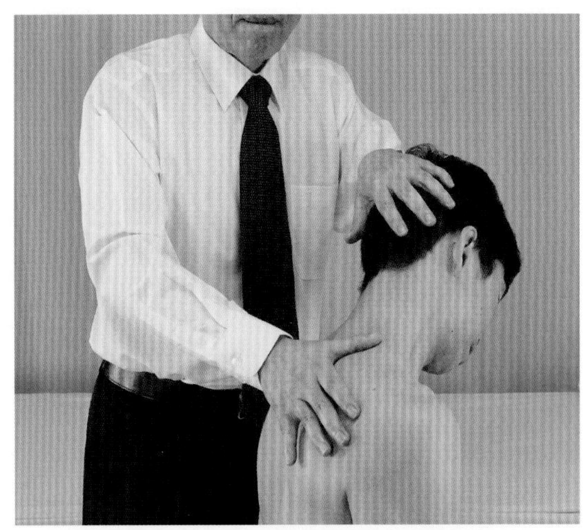

图3-3-2 斜方肌损伤治疗手法

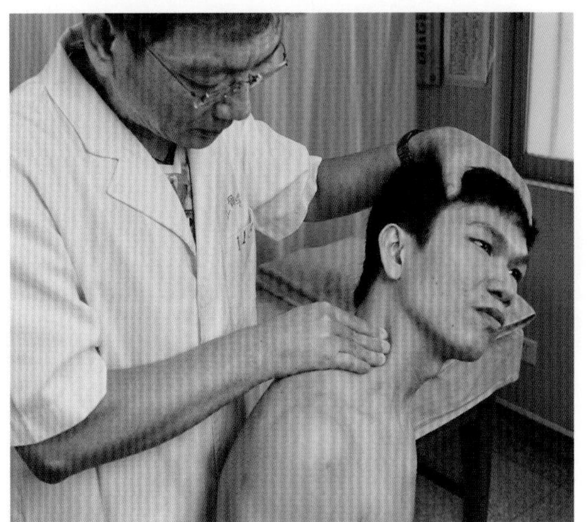

图3-3-3 胸锁乳突肌损伤治疗手法

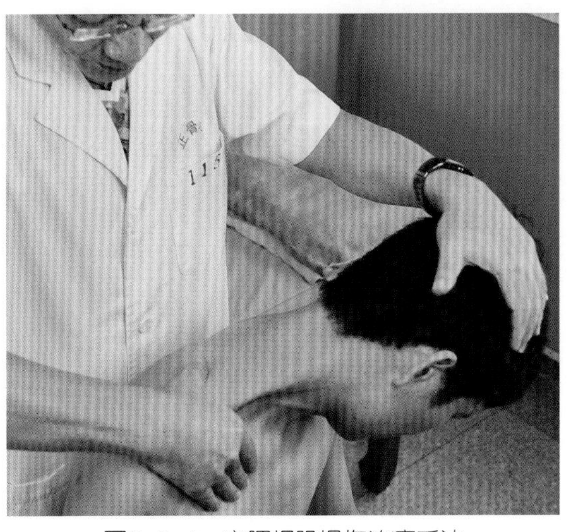

图3-3-4 肩胛提肌损伤治疗手法

次，力度由小到大，速度宜慢。

3. *肩胛提肌损伤治疗手法*（图3-3-4）

（1）患者坐位，头向前下方侧屈，术者立其身后。

（2）术者一手拇指固定于肩胛上角，并按压之，另一手将患者颈椎前屈并使下颌旋向健侧，按压之拇指由肩胛上角沿肌纤维向上推按。

（3）推按中，于肩胛上角及第2～4颈椎横突后方可触及结节，拇指指腹由结节的一侧开始缓缓加力并向结节中央推移，当结节全部处于指腹下时停止加力，维持3～5秒，然后徐徐减力，并推移至结节的另一侧。

（4）术者两手协调用力，反复3～5次，力度由小到大，速度宜慢。

第二节　颈部肌群筋伤综合征

一、概述

颈部肌群筋伤综合征是由于颈部肌肉的慢性劳损或急性损伤迁延不愈而导致的颈部肌群损伤的疾病，常表现为颈部肌肉的疼痛以及活动受限。

二、解剖

颈椎的活动主要有六个方向：前屈、后伸、左右旋转、左右侧屈，由颈项部背侧肌群和前外侧肌群协同作用来完成（图3-3-5）。其中屈伸动作由头前直肌、头长肌、颈长肌、斜角肌、胸锁乳突肌、头夹肌、颈夹肌、上斜方肌、头半棘肌、颈半棘肌来完成；侧屈由胸锁乳突肌、斜角肌、上斜方肌、颈长肌、头夹肌、颈夹肌、肩胛提肌来完成；旋转由胸锁乳突肌、斜方肌、头夹肌、颈夹肌、头半棘肌、颈半棘肌、斜角肌、头长肌、颈长肌来完成。在临床上，胸锁乳突肌、斜方肌、斜角肌、头夹肌、颈夹肌的劳损病变较为常见（图3-3-6）。

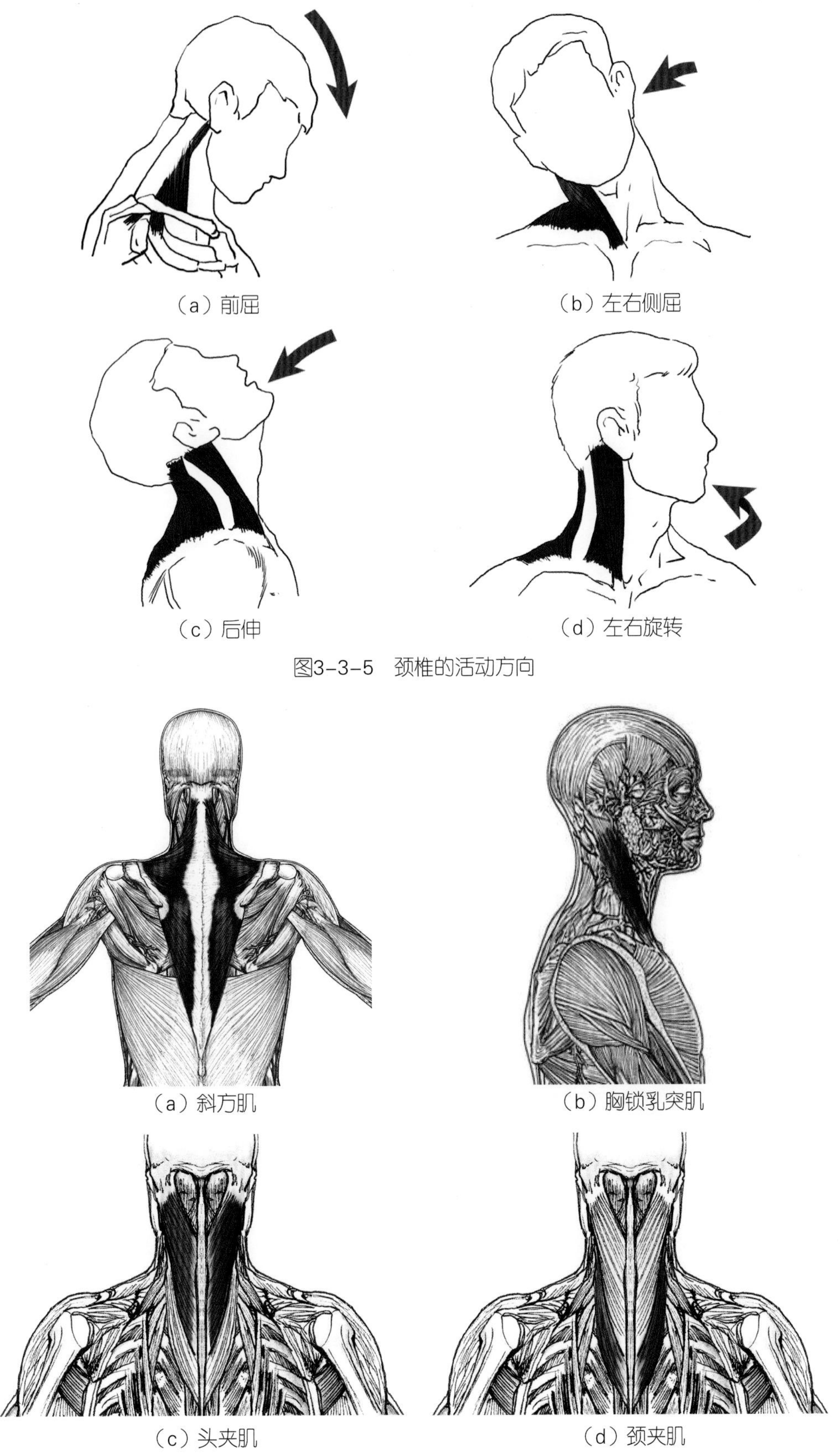

（a）前屈　（b）左右侧屈
（c）后伸　（d）左右旋转

图3-3-5　颈椎的活动方向

（a）斜方肌　（b）胸锁乳突肌
（c）头夹肌　（d）颈夹肌

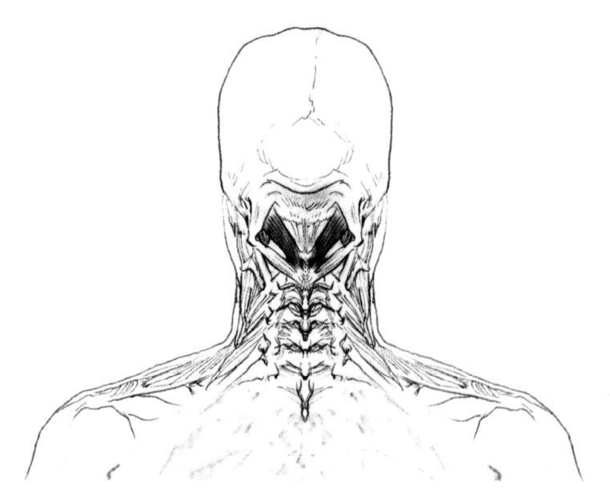

（e）头后小肌群（头后大直肌、头后小直肌、头上斜肌、头下斜肌）

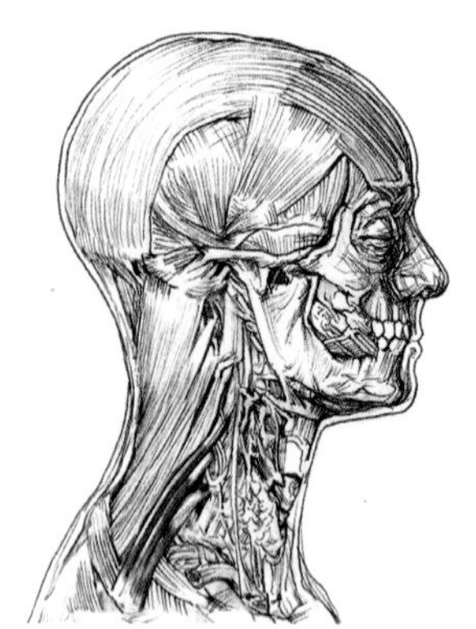

（f）斜角肌群

图3-3-6　颈部易发生筋伤的肌肉

三、病因病机

引起颈部肌群筋伤综合征的病因病机主要包括以下四个方面：

（1）慢性劳损。由于长期躺在床上看书、低头玩手机等不良习惯，或睡眠时枕头过高、过低、过软、过硬等，使头颈部长期处于同一位置，肌肉长期处于同一状态，颈椎长期受到静力性损伤，再因突然转头或跌仆等影响，导致颈部肌群受损。

（2）慢性咽炎。现代研究表明，慢性咽炎可以与颈椎病相互影响。解剖上咽喉部与颈部毗邻，咽炎发生时，炎症通过两者间的淋巴系统联系，波及颈部的肌肉、韧带，使其水肿、痉挛，发生炎症，从而导致疼痛、活动不利。

（3）损伤后期。颈部肌群在急性损伤后治疗不当，迁延不愈而造成反复发作，形成慢性肌肉筋膜损伤。

（4）环境变化。外界环境的温度、湿度等因素的改变可以降低机体对疼痛的耐受力，使肌肉痉挛、小血管收缩、淋巴回流减慢、软组织血循环障碍，继之产生无菌性炎症，从而致病。

中医认为，颈部筋伤成因有三：一是外感风寒湿邪，邪气侵犯局部经脉，致经气运行不畅，气血壅滞，经脉不通则痛，继而发为此病；二是素体亏虚，气血不足，筋肉失养，劳作时稍有不慎便致发病；三是既往损伤，治疗失当，瘀血滞留于局部经脉，气血不通，经脉失养，亦发为此病。

四、临床表现

临床主要表现为颈部的疼痛、酸胀感，晨起、劳累或天气转凉时加重，活动后可稍减轻，多累及肩背部及头部。活动受限，颈椎各方向活动度降低。局部肌肉僵硬，压痛明显，可触及条索状结节。

五、诊断

（1）头颈肩背酸胀疼痛，颈椎强硬、活动功能受限。

（2）检查颈椎各方向活动度，看是否达到正常的生理范围，双侧是否对称。如果未能达到正常的生理活动度，或者一侧活动度正常、一侧变小，则检查该功能的动力肌抗阻是否正常，拮抗肌是否过于紧张。仔细触诊每一组肌肉，如果出现压痛，或者摸到条索状、砂粒状的硬块，可能就是颈椎问题的所在。

（3）特殊检查。斜角肌群病变可致吸气转头试验及臂丛牵拉试验阳性。

斜角肌痉挛测试：头完全地转向患侧，下巴向锁骨上窝靠拢。临床意义：斜角肌在这种短缩的姿势下用力地收缩，会导致局部的疼痛或者肢体远端的传导痛。

斜角肌缓解试验：检查者手指置于前斜角肌与锁骨间的绷紧区域，抬高手臂，增加锁骨后间隙，向前摆推上肢，扩大锁骨后间隙。临床意义：锁骨对胸廓出口的压力减小，疼痛及传导痛缓解。

手指屈曲测试：正常手指闭合，指尖压向掌指关节掌侧纹。阳性：食指不能完全屈曲，说明伸指肌有激痛点，所有手指不能完全屈曲，说明同侧的斜角肌的激痛点引发并传导痛。

（4）放射检查排除骨折骨病。

六、治疗

（一）基础治疗

注意休息，调整睡姿及更换枕头等。

（二）手法治疗

1. 前屈功能受限治疗手法（图3-3-7）

前屈功能拮抗肌包括斜方肌、头半棘肌、多裂肌及胸锁乳突肌。

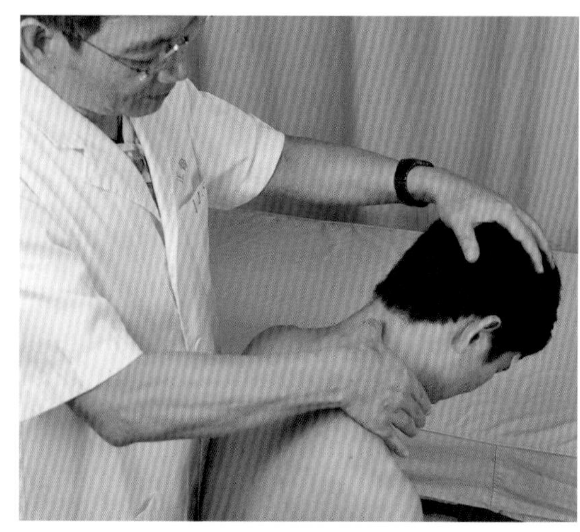
图3-3-7　前屈功能受限治疗手法

（1）患者取坐位，头微屈，术者立其身后。

（2）术者一手固定患者头部使其缓缓前屈，另一手拇指由枕后线中部向下沿棘突边缘进行推按，然后沿乳突至肩峰推按，再由乳突向胸锁关节进行推按，最后在棘突两旁深压推按。

（3）推按中，于颈后区颈椎棘突旁、横突旁可触及结节，拇指指腹由结节的一侧开始缓缓加力并向结节中央推移，当结节全部处于指腹下时停止加力，维持3～5秒，然后徐徐减力，推至结节的另一侧。

（4）术者两手协调用力，反复3～5次，力度由小到大，速度宜慢。

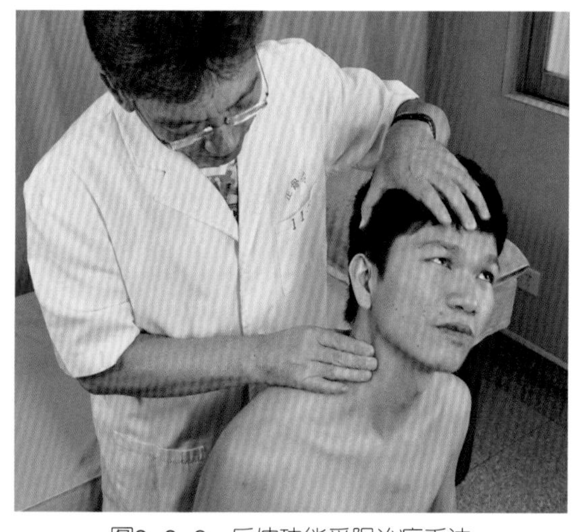
图3-3-8　后伸功能受限治疗手法

2. *后伸功能受限治疗手法*（图3-3-8）

后伸功能拮抗肌主要是斜角肌。

（1）患者坐位，颈椎微后伸，术者立于患者后方。

（2）术者一手固定患者头部并使其头部缓缓后伸，另一手拇指由第2～6颈椎横突前缘向锁骨端及其中外1/3处分三条线进行推按。

（3）推按中，于第5、6颈椎水平当斜角肌肌腹处可触及结节，拇指指腹由结节的一侧开始缓缓加力并向结节中央推移，当结节全部处于指腹下时停止加力，维持3～5秒，然后徐徐减力，并推至结节的另一侧。

（4）术者两手协调用力，反复3～5次，力度由小到大，速度宜慢。

3. *左右侧屈功能受限治疗手法*（图3-3-9）

左右侧屈拮抗肌包括胸锁乳突肌、斜方肌及斜角肌。

（1）患者坐位，颈椎微侧屈，术者立其身侧。

（2）术者一手固定患者头部使其缓缓偏向健侧，另一手拇指由枕后线中外1/3四条线分别推按至肩峰、锁骨中外1/3、锁骨中段及胸锁关节。

（3）推按中，于颈肩交界处斜方肌纤维上，第5、6颈椎当胸锁乳突肌及斜角肌肌腹上可触及结节，拇指指腹由结节的一侧开始缓缓加力并向结节中央推移，当结节全部处于指腹下时停止加力，维持3～5秒，然后徐徐减力，并推移至结节的另一侧。

（4）术者两手协调用力，反复3～5次，力度由小到大，速度宜慢。

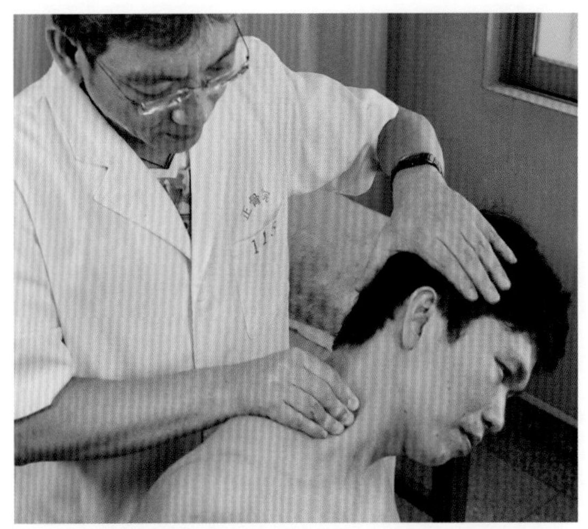

图3-3-9　左右侧屈功能受限治疗手法

4．*左右旋转功能受限治疗手法*（图3-3-10）

左右旋转拮抗肌包括头夹肌、颈夹肌和胸锁乳突肌。

（1）患者坐位，颈椎微旋转至健侧，术者立其患侧。

（2）术者一手固定患者头部并使其下颌旋转向患侧，并稍前屈，另一手拇指由乳突向胸锁关节及第7颈椎棘突方向进行推按。

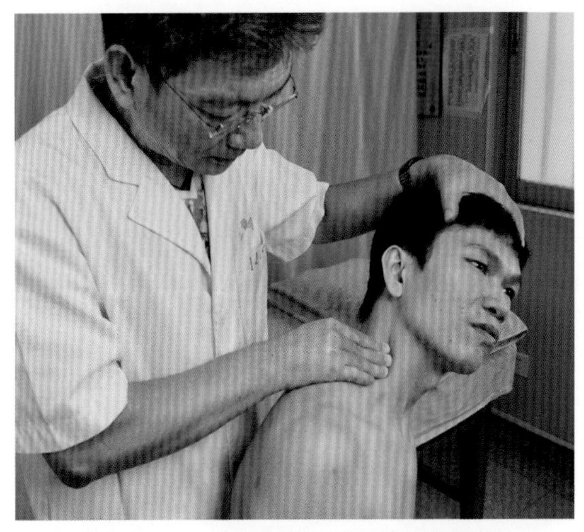

图3-3-10　左右旋转功能受限治疗手法

（3）推按中，当肌腹硬结及疼痛加剧处，拇指指腹由结节的一侧开始缓缓加力并向结节中央推移，当结节全部处于指腹下时停止加力，维持3～5秒，然后徐徐减力，并推移至结节的另一侧。

（4）两手协调用力，反复3～5次，力度由小到大，速度宜慢。

5．*枕后小肌群疼痛治疗手法*（图3-3-11）

（1）患者取坐位，颈椎向前微屈，术

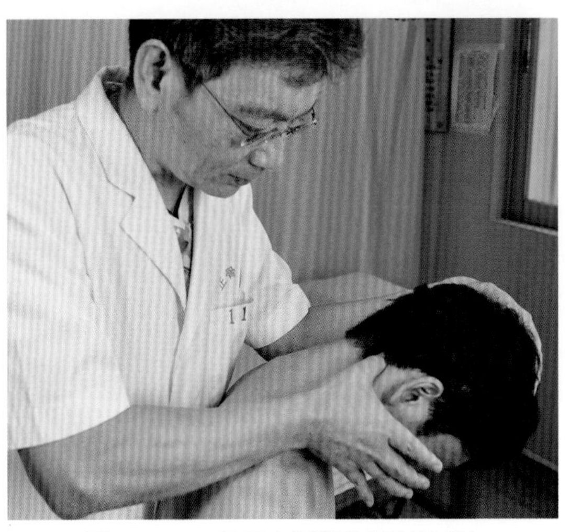

图3-3-11　枕后小肌群疼痛治疗手法

者立其身后。

（2）术者一手固定头部并缓缓加深其前屈角度，另一手拇指于乳突下分别沿后发迹水平推按，向前下方推按至下颌角后方。

（3）术者两手协调用力，反复3～5次，力度由小到大，速度宜慢。

6. 理筋手法（图3-3-12）

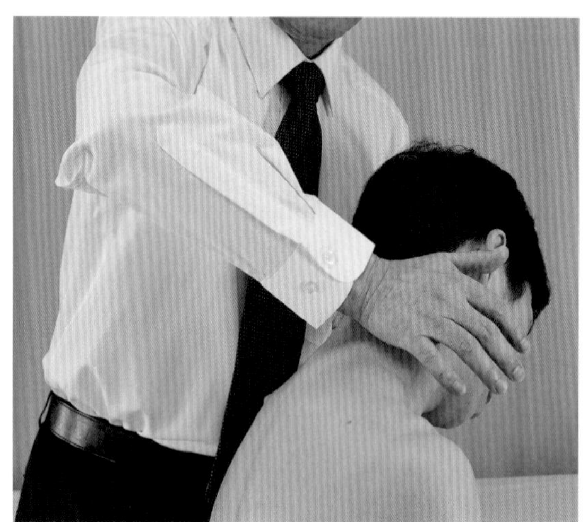

图3-3-12　理筋手法

（1）患者取坐位，术者立其身后。

（2）术者一手固定患者头部并使其向各个方向活动至极限，另一手掌根由枕下分别向各方向推按。

（3）术者两手协调用力，反复3～5次，力度由小到大，速度宜慢。

第三节　颞颌关节紊乱综合征

一、概述

颞颌关节紊乱是口腔疾病中的一种常见症状，表现为颞颌关节区疼痛及张口障碍。常见于一侧，也可发生于双侧，好发于青壮年，其病因相对较为复杂，发病机理尚未完全明了。

二、解剖

颞下颌关节由下颌骨髁状突、颞骨关节面、关节盘、关节囊和关节韧带所组成。颞下颌关节是颌面部具有转动和滑动运动功能的左右联动关节，是人体最复杂的关节之一。

下颌骨髁状突略呈椭圆形，由一横嵴把髁状突顶分为前后两个斜面，前斜面覆盖着较厚的纤维软骨，是关节的功能区，很多关节病最早破坏此区。颞骨关节面的凹部为关节窝，容纳髁状突。关节盘位于髁状突和关节窝之间，呈卵圆形而两面凹陷，在髁状突运动中起稳定作用。关节囊松而薄，内衬有滑膜层，分泌滑液，可减少关节活动时的摩擦，并可营养关节软骨。每侧颞下颌关节的外侧都有3条关节韧带：颞下颌韧带、茎突下颌韧带和蝶下颌韧带，主要功能是悬吊下颌，限制下颌运动在正常范围之内。

三、病因病机

颞颌关节紊乱综合征的发病机制包括以下四个方面：

（1）受外伤或拔牙、打哈欠后，直接损伤关节周围的肌肉，关节周围的肌肉过度兴奋或过度抑制。

（2）长期单侧咀嚼习惯，或咀嚼坚果等食物，使咬合关系紊乱、关节周围肌肉痉挛，或牙齿磨损、缺牙、牙尖过高等牙齿问题也会导致咬合关系紊乱，进而产生此病。

（3）关节发育不良，主要是关节盘发育不良或缺如。

（4）寰枕关节、寰枢关节及第2、3颈椎错位，导致颈枕部软组织病变产生机械性压迫和无菌性炎症刺激，从而影响颈上交感神经节。

祖国医学认为，肝肾亏虚，血不荣筋，筋肉失养，韧带松弛可致本病；或风寒湿邪侵袭，使气血痹阻不畅，筋骨、肌肉、筋腱失养而致本病。

四、临床表现

颞颌关节紊乱综合征主要表现为颞颌关节区局部疼痛，张口时弹响及张口、咬合运动障碍。关节弹响可为清脆声或为碎裂连响声。张口障碍主要表现为受限，但也可表现为张口动作不连贯或张口时下颌偏歪。严重者可表现为颞区疼痛，甚者偏头痛、耳鸣等。

五、诊断

（1）一般无特殊病史，部分患者或有颞颌部外伤史或口腔疾病史。

（2）颞颌关节区疼痛，张口时可有弹响声，合并张口、咬合运动障碍。

（3）关节局部轻压痛，张口受限，或张口时下颌偏歪。

（4）影像学提示关节间隙改变，并排除其他疾病引起的疼痛、活动障碍及排除骨病；MRI可见关节盘受损。

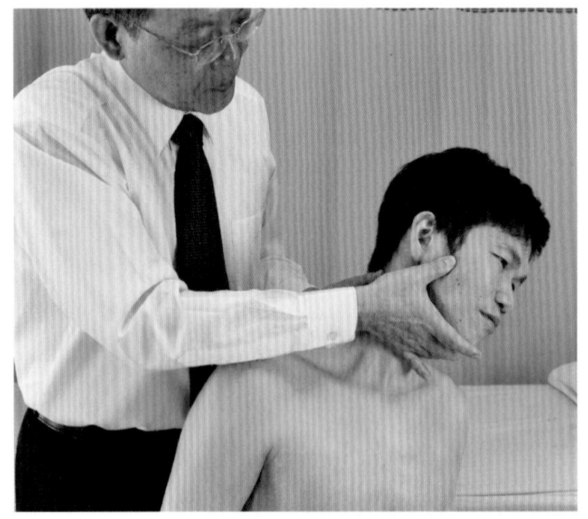
图3-3-13　颞颌关节紊乱综合征治疗手法

六、治疗与预防

1. 手法治疗（图3-3-13）

（1）患者坐位或侧卧，术者立其身后。

（2）术者一手固定患者头部，另一手拇指由前正中线沿下颌骨边缘由下向上、向后推按至下颌角，然后由下颌角向颧骨下缘推按，最后由下颌关节处向颞区进行推按，遇结节处停留3～5秒。

（3）术者两手协调用力，反复3～5次，力度由小到大，速度宜慢。

2. 预防

（1）禁食坚硬及难以咀嚼的食物。

（2）避免长期单侧咀嚼食物。

第四节　胸椎小关节紊乱

一、概述

胸椎小关节紊乱是指胸椎小关节受到外力作用或劳损，其解剖位置发生了轻微的改变，从而引起一系列症状的综合征。此病多发于中青年，部位多发于第3～5胸椎。

二、解剖

胸椎小关节（图3-3-14）包括胸椎关节突关节、肋头关节和肋横突关节。关节突关节由相邻胸椎的上、下关节突构成，肋头关节由肋头的关节面与相邻胸椎的椎体肋凹构

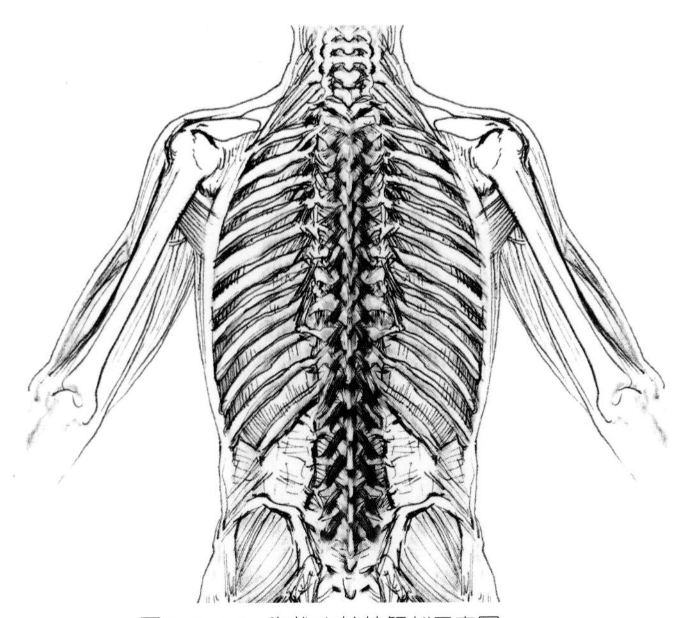

图3-3-14　胸椎小关节解剖示意图

成，肋横突关节由肋结节的关节面与相应胸椎的横突肋凹构成。胸椎小关节由韧带及多裂肌、回旋肌来起支持、稳定作用。

多裂肌、回旋肌是位于椎骨间深层的小块肌肉，存在于脊椎全长，仅跨越相邻2～4个椎关节，运动时只旋转一个或两个关节。其主要作用是在较大肌肉运动使脊椎弯曲时，防止个别的椎体过度弯曲或旋转而脱位。

三、病因病机

长期从事体力劳动可引起胸椎间盘及胸椎间韧带、关节囊等软组织的退行性改变，使胸椎内平衡失调，承受外力作用的力量减弱。在此状况下，如胸椎受到某一外力作用，可造成胸椎小关节的错位而产生疼痛，如身体负重时做大活动量的运动，使胸部椎间关节发生过度旋转而不能回复，同时关节周围的软组织受到挫伤，产生疼痛，疼痛又反射性地引起周围肌肉痉挛，影响周围的神经使疼痛更加严重。

《医宗金鉴·正骨心法要旨》曰："若脊筋陇起，骨缝必错，则成伛偻之状。"本病属于胸骨错缝范畴。由于长期劳损或用力不当，引起筋肉损伤、胸骨错缝，而筋伤、骨错则使局部经络受损，气血不通，壅滞经脉，发为疼痛，形成此病。

四、临床表现

胸背部疼痛，深呼吸及咳嗽时加重，休息后无明显缓解，可并发肋间神经痛或肝区疼痛，严重者可伴有胸痛、胸闷、心悸、气促等症状。

五、诊断

（1）有明显的外伤史或长期不良姿势病史。

（2）胸背痛、肋间神经痛，变换体位或咳嗽时疼痛加剧。

（3）触诊时可触及棘突偏歪，有压痛及叩击痛，椎旁有痛性的结节及条索状改变。棘上韧带有急性或慢性损伤的表现。

（4）放射检查排除骨折及骨病。

六、治疗

（一）基础治疗

制动及充分休息。

（二）手法治疗

1. 拇指推按（图3-3-15）

（1）患者取坐位或俯卧位，术者立其身旁。

（2）术者一手拇指偏锋着力于棘突旁，向深处向下向棘突发力，由第1胸椎起推至第12胸椎。

（3）推按中，于棘突旁疼痛加剧处及棘突旁可触及结节，拇指指腹由结节的一侧开始缓缓加力并向结节中央推移，当结节全部处于指腹下时停止加力，维持3～5秒，然后徐徐减力，并推移至结节的另一侧。

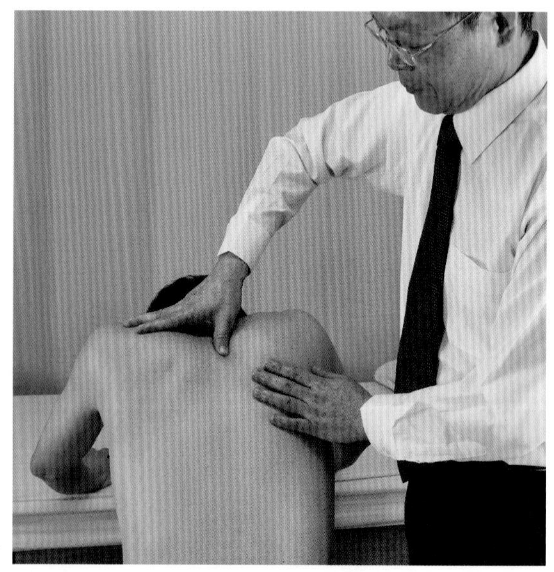

图3-3-15　拇指推按

（4）术者两手协调用力，速度宜慢，力度分浅、中、深三层，每层各3次。

2. 掌根推按（图3-3-16）

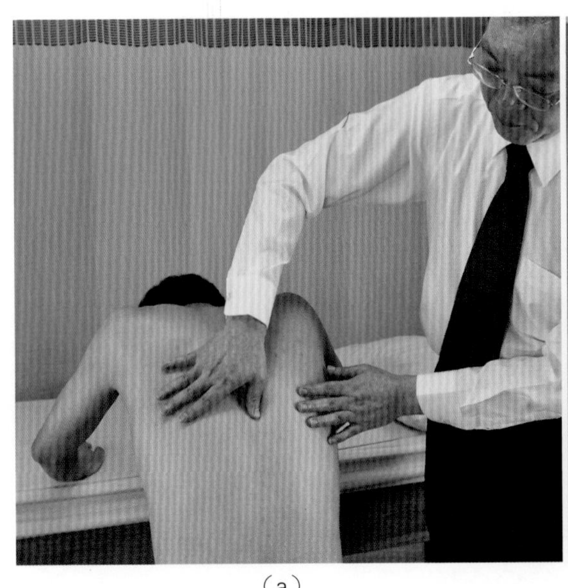

（a）

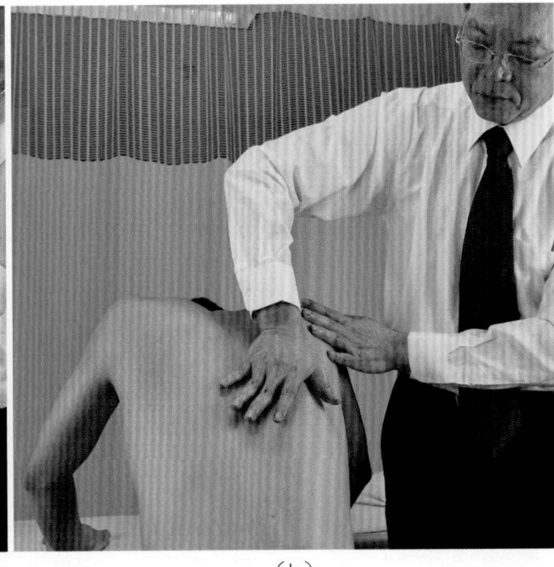

（b）

图3-3-16　掌根推按

（1）患者取坐位，上背部前屈，术者立其身侧。

（2）术者一手固定患者上背部并缓缓加深其屈曲角度，另一手掌根由颈胸交界处向下推按至腰骶部。

（3）术者两手协调用力，反复3～5次，力度由小到大，速度宜慢。

3. 推按肋间隙（图3-3-17）

（1）患者仰卧位，术者立其身侧。

（2）术者一手固定患者胸廓，另一手五指自然分开，分别置于受伤之肋间隙，并沿肋间隙方向推按。

（3）推按中，于肋间肌激痛点或疼痛加剧点可触及结节，拇指指腹由结节的一侧开始缓缓加力并向结节中央推移，当结节全部处于指腹下时停止加力，维持3～5秒，然后徐徐减力，并推移至结节的另一侧。

（4）术者两手协调用力，反复3～5次，力度由小到大，速度宜慢。

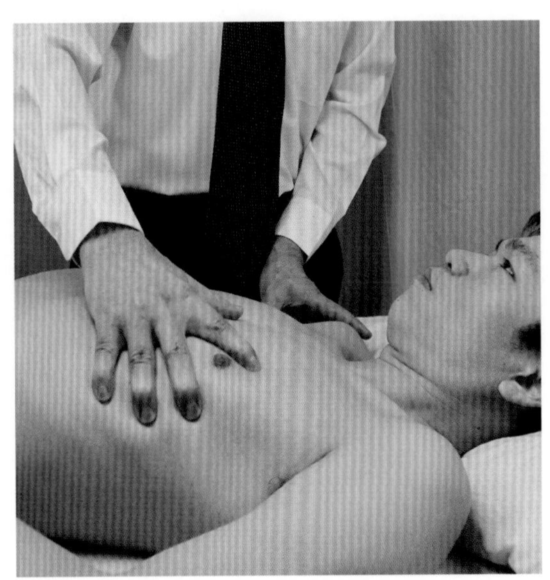

图3-3-17　推按肋间隙

第五节　腰椎间盘突出症

一、概述

在腰椎间盘退变后，纤维环破裂，髓核突出于纤维环之外，形成椎间盘突出，刺激和压迫脊神经或脊髓而引起腰腿部麻痛、酸胀等症状，或因腰椎间盘突出压迫马尾神经而引起双下肢或鞍区麻痹，称为腰椎间盘突出症。腰椎间盘突出症中以第4、5腰椎和第5腰椎、第1骶椎间隙发病率最高，约占90%。多个椎间隙同时发病的仅占5%～20%。该病是临床上腰腿痛的常见病因之一。

二、解剖

腰椎间盘由上下方的软骨板、外周的纤维环及中央的髓核共同组成，构成腰椎负重载荷的主要承受部分。成人的椎间盘较大，其厚度为椎体的1/3。纤维环位于椎间盘的外周，由纤维软骨构成，前后分别附于前、后纵韧带上，其后部较为薄弱，且与后纵韧带的附着较为疏松，纤维环后方两侧的一部分则无韧带附着加强。髓核位于纤维环内，为富有弹性的胶状物，人年幼时呈半液体状态，随着年龄增长，水分减少，其弹性逐渐减小、退变。随着椎间盘的退变，椎间隙变窄，髓核容易从纤维环较为薄弱的后方和无韧带加强的后侧方突出，压迫神经丛或神经根。

三、病因病机

腰椎间盘突出症的基本因素是椎间盘退变，髓核含水量减少，弹性降低，导致椎间隙变窄，周围韧带松弛，使椎间盘变得不稳定。某些诱发因素可致使椎间隙压力增高，纤维环发生破裂，引起髓核的膨出或突出，压迫神经根或硬脊膜，产生神经压迫的症状。此种诱发因素常与以下因素有关：

（1）年龄因素。腰椎间盘突出症的好发年龄在30～50岁，平均手术年龄在40岁，因此退变可能是重要因素。

（2）身高与性别。身材过高易发该病，而男性发病率是女性的5倍。

（3）妊娠因素。怀孕是导致腰椎间盘突出的常见原因之一，且多发于多次妊娠的女性。怀孕时候的腰部负荷增大、生物力学改变是主要原因。

（4）腹压增加。临床上约有1/3的病人在发病前有明确的增加腹压的因素，如剧烈的咳嗽、打喷嚏、屏气、用力排便等使腹压增加，破坏了椎节与椎管之间的平衡状态。

（5）不良体位。人在完成各种工作时，需要不断更换各种体位以缓解腰部应力。如长期处于某一体位不变，即可导致局部的累积性损伤。长期处于不良姿势容易诱发本病。

（6）职业因素。本病发病率在重体力劳动者中最高，在白领劳动者中最低。汽车驾驶员由于长期处于颠簸和振动状态，椎间盘承受的压力大且反复变化，也易诱发椎间盘突出。

（7）受寒受湿。寒冷或潮湿可引起小血管收缩、肌肉痉挛，导致椎间盘的压力增加，可能造成退变的椎间盘破裂。

形成腰椎间盘突出后，髓核对受压的结构通过某种机制的作用，产生相应的刺激征象，并表现出一定的症状，形成腰椎间盘突出症。目前学术界对这种机制的解释可分为三种学说：机械压迫，炎症浸润，自身免疫。

机械压迫学说。椎间盘损伤后，髓核向正后方及侧后方突出，压迫了血管，从而影响了局部的血运而产生水肿，或长期受压使神经营养不良，或椎间盘突出物直接压迫神经根及马尾神经而产生腰腿部的疼痛、麻木。但是，腰腿部的症状通常与腰椎间盘突出物的大小、疼痛时间长短不成正比。

炎症浸润学说。当腰椎间盘突出症发作的时候，腰腿部症状明显，但当症状消除以后，椎间盘突出物的大小并没有改变。究其原因，腰腿部症状是由于本病发作时，硬膜外及神经根鞘膜外脂肪组织处形成原发性无菌性炎症，产生化学性刺激，作用于鞘膜外神经末梢而引起的。

自身免疫学说。腰椎间盘突出时，髓核溃出纤维环及后纵韧带，髓核基质中的糖蛋白及β-蛋白质与机体接触，形成抗原，使机体产生自身免疫性疾病，同时还会造成其他节段椎间盘的病变及疼痛。

腰椎间盘突出症属祖国医学“痹病”范畴，其病因病机可分为外邪入侵、瘀血痹阻、肝肾不足三类。风寒湿热等外邪侵犯腰部经脉，邪客经脉致气血运行不畅，脉络壅滞，不通则痛，发为痹症，天气变化时证候更甚；或起居不慎、劳逸失调、跌打损伤等使腰部肌肉筋脉受损，瘀结在内，动则痛甚，是为血瘀在内之证；或素体亏虚，过度劳累，伤精耗气，致使内在空虚，肝肾不足，气血化生无源，脉络空虚，筋肉失养，不荣则痛，亦发为痹症。

四、临床表现

临床上腰椎间盘突出症通常表现为腰痛合并下肢放射痛，部分患者髓核经终板软骨突向椎体内，可仅表现为腰痛，若马尾神经受压可表现为双下肢麻木及鞍区感觉异常。患者常因疼痛致腰部活动受限，以及代偿性的腰椎侧凸。严重者可出现受压迫的神经所支配部分皮肤感觉异常以及所支配的肌肉萎缩、肌力下降等。

五、诊断

（1）腰部疼痛，腰痛向臀部及下肢放射，腹压增加（如咳嗽、打喷嚏）时疼痛加重。腰部板滞及活动受限。椎间盘突出物向椎管内突出、椎管狭窄者可有间歇性跛行症状。

（2）病变部位椎体旁可有压痛，并向下肢放射。腰部活动受限。下肢受累神经支配区有感觉过敏或迟钝，病程长者可出现肌肉萎缩。

（3）特殊检查。

神经检查：坐位屈颈试验阳性，健侧直腿抬高试验阳性。膝、跟腱反射减弱或消失，拇趾背伸力减弱。

骨神经检查：骨神经牵拉试验阳性。

（4）影像学检查。

X线摄片检查：病变椎间隙可能变窄，腰生理曲度消失，可有脊柱侧弯，相邻边缘有骨赘增生。CT、MR检查可显示椎间盘突出的部位及程度。

六、治疗

（一）基础治疗

卧床休息，戴护具。一般卧床时间为2～3周。

（二）手法治疗

1. 拇指推按棘上韧带及棘突间隙（图3-3-18）

（1）患者取坐位，腰椎微向前屈曲，术者立其身后。

（2）术者一手固定患者背部并使其缓缓加深前屈的角度，另一手拇指由胸腰交界处沿后正中线向下推按棘上韧带及棘突间隙。

（3）推按棘突间隙时或推按中疼痛加重时可触及结节，此时拇指指腹由结节的一侧开始缓缓加力并向结节中央推移，当结节全部处于指腹下时停止加力，维持3～5秒，然后徐徐减力，并推移至结节的另一侧。

（4）术者两手协调用力，反复3～5次，力度由小到大，速度宜慢。

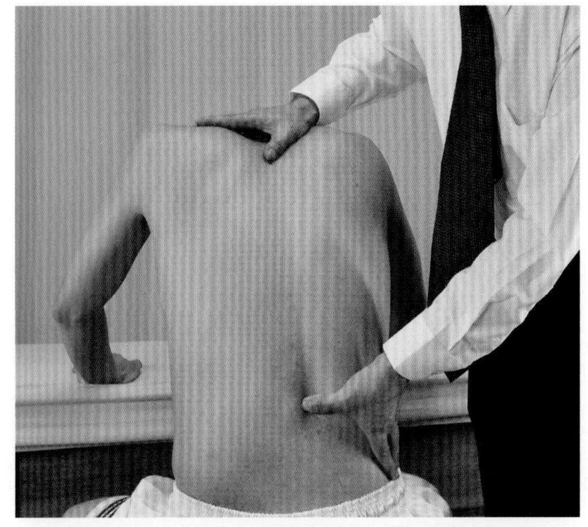
图3-3-18 拇指推按棘上韧带及棘突间隙

2. 拇指棘突旁推按（图3-3-19）

（1）患者俯卧位，腰下垫枕，术者立其身侧。

（2）术者一手或双手拇指于棘突旁由下段胸椎起向下推按至髂后上棘处，推按力的方向向下向内。

（3）推按中，于棘突旁疼痛加剧处可触及结节，此时拇指指腹由结节的一侧开始缓缓加力并向结节中央推移，当结节全部处于指腹下时停止加力，维持3～5秒，然后徐徐减力，并推移至结节的另一侧。

（4）术者两手协调用力，反复3～5次，力度由小到大，速度宜慢。

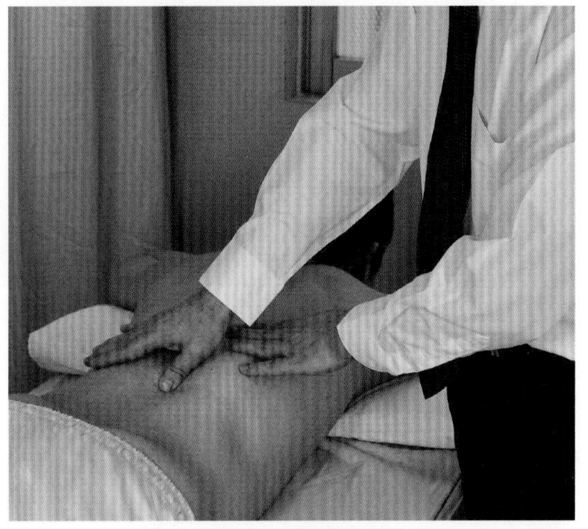
图3-3-19 拇指棘突旁推按

3. 双手拇指推按腰椎横突及髂嵴（图3-3-20）

（1）患者俯卧位，腰下垫枕，术者立其身侧。

（2）双手拇指分别置于腰椎横突的连

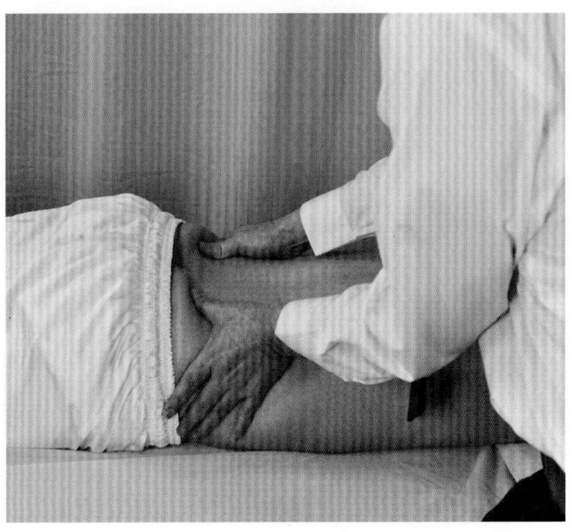
图3-3-20 双手拇指推按腰椎横突及髂嵴

线上，由胸腰椎交接节段向下推按至髂后上棘，然后沿双侧髂嵴向两侧推按。

（3）推按中，术者分别于腰椎横突的连线上及髂嵴上可触及结节，拇指指腹由结节的一侧开始缓缓加力并向结节中央推移，当结节全部处于指腹下时停止加力，维持3～5秒，然后徐徐减力，并推移至结节的另一侧。

（4）术者两手协调用力，反复3～5次，力度由小到大，速度宜慢。

4. 掌根推按（图3-3-21）

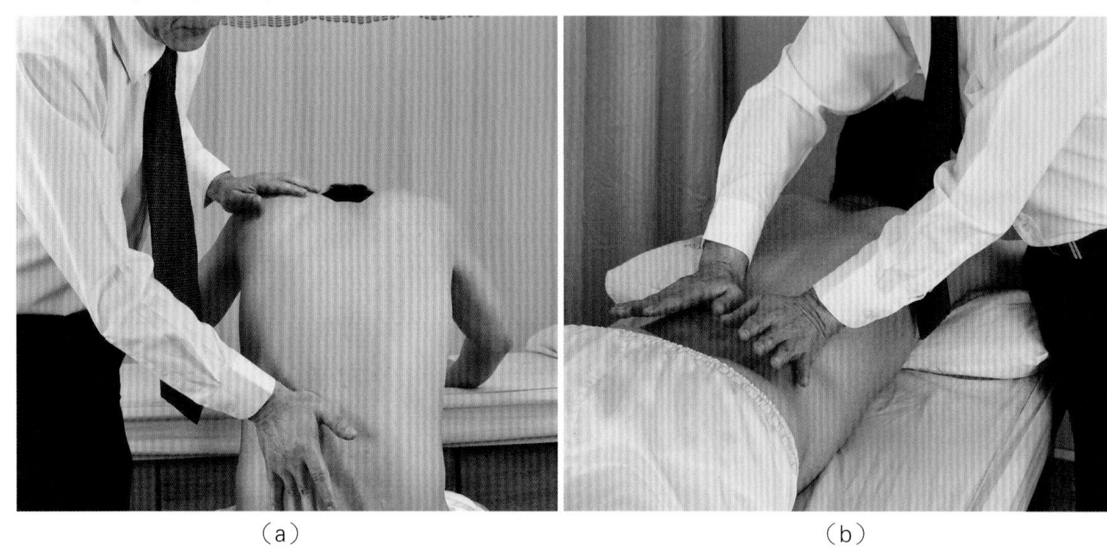

（a）　　（b）

图3-3-21　掌根推按

（1）患者取坐位或俯卧位，腰下垫枕，术者立于患者身侧。

（2）术者两手掌根（患者坐位时单手操作）分别置于胸腰椎交界处，同时用力，推按至髂后上棘及两侧髂翼，可以推至双侧股骨大结节。

（3）术者两手协调用力，反复3～5次，力度由小到大，速度宜慢。

第六节　第三腰椎横突综合征

一、概述

第三腰椎横突综合征是腰部慢性劳损疾病中的常见病及多发病。第三腰椎可以说是人体活动的中心，其横突比其他椎体横突要长，且有肌肉附着，所以当受到急性损伤或长期慢性劳损时，会出现腰痛、腰部活动障碍及下肢疼痛等症状。

二、解剖

第三腰椎位于腰椎中部，横突较其他椎体横突长，且水平位伸出，与其他横突连线形成以第三腰椎横突尖为顶点的纵长菱形，为承受力学传递的重要部位。此外，第一、二腰椎横突外侧有下部肋骨覆盖，第四、五腰椎横突位于髂骨内侧，只有第三腰椎横突缺乏保护，因此易受外力作用的影响。第三腰椎横突上附有腹横肌、腰方肌及腰背筋膜，同时背阔肌的髂腰部分纤维、腰大肌的部分肌纤维和骶棘肌的一部分肌纤维亦附于其上。第三腰椎横突在腰椎屈、伸、侧弯及旋转等活动时均为受力点，受到较多的牵拉作用，容易受损，损伤后会引起局部纤维组织炎症。第三腰椎横突的后方紧贴着第二腰神经根的后支，前方有腰丛神经的股外侧皮神经干通过，因此当第三腰椎横突劳损病变、发生炎症时，可出现臀部及下肢的牵涉痛。

三、病因病机

长期从事弯腰或腰部负重的工作，或长期腰部姿势不良，引起腰部筋肉的劳损和慢性的撕裂伤，或因活动不慎引起急性扭挫伤，导致局部产生无菌性炎症，刺激脊神经后支均可产生腰臀腿痛的症状。

中医认为，此病属“痹病”范畴，其病因病机包括血瘀、外邪、体虚三个方面。活动不慎，引起腰部的急性扭挫伤，筋伤交错，经脉受损，气滞血瘀，发为腰痛；起居失调，或久居寒湿，风寒湿邪侵犯人体，凝滞经脉，气血运行受阻，不通则痛；肝肾亏虚，气血化生无源，筋肉失养，经脉空虚，不荣则痛，亦可产生此病。

四、临床表现

本病主要表现为腰部两侧的疼痛，根据其病情的长短可表现为慢性的反复酸痛或突然急骤的剧烈疼痛，以及某一方向的活动障碍甚至不能活动。通常本病伴有一侧的臀部、大腿后外侧、小腿后外侧的牵涉痛。第三腰椎横突处可有明显压痛，并可放射至同侧下肢。

五、诊断

（1）一般见于腰部长期慢性劳损或突然扭伤者，无明显重大外伤史。

（2）腰部疼痛，以胀痛、酸痛为主，少见刺痛、灼痛。劳累时疼痛加重，充分休息或适当活动后可缓解。

（3）腰部有压痛点，多在第三腰椎横突处、骶棘肌处、骶骨后骶棘肌止点处或腰椎横突处等。

（4）放射诊断排除骨折骨病。

六、治疗

（一）原则

制动，卧床休息。

（二）手法治疗（图3-3-22）

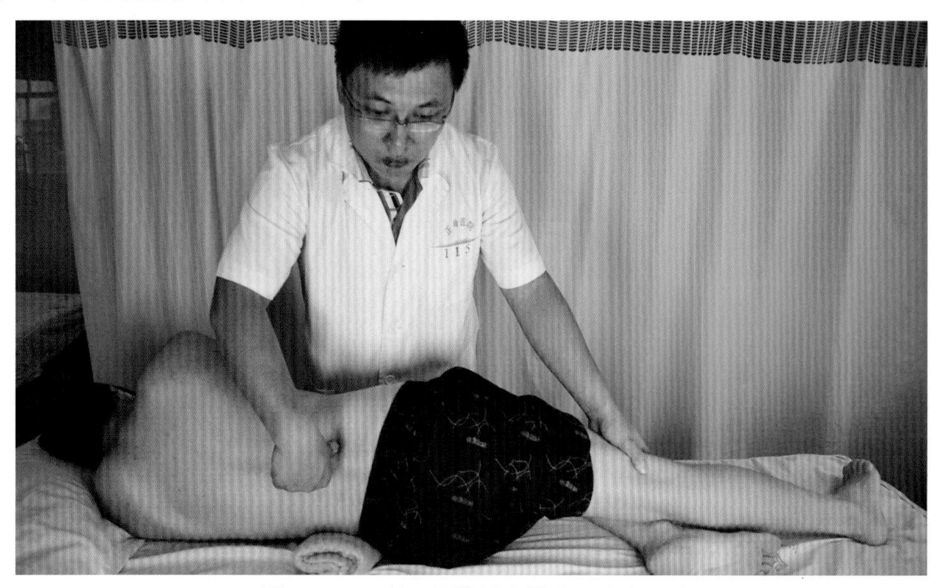

图3-3-22 第三腰椎横突综合征治疗手法

（1）患者侧卧，腰下垫枕，术者立于患者身前。

（2）术者一手固定患者下肢，另一手拇指由肋弓向下沿棘突旁开3厘米推按至髂嵴，在第3腰椎横突处停留6秒，然后由第2、3棘突间隙向外水平推按，拇指重叠，在第3腰椎横突正外方按压6秒，分浅、中、深三层，反复3次。

（3）术者两手协调用力，反复3～5次，力度由小到大，速度宜慢。

参 考 文 献

[1] 顾德明，缪世昌编著，丁誉声绘图. 运动解剖学图谱[M]. 北京：人民体育出版社，1992.

[2] 严振国. 实用骨伤外科解剖学[M]. 上海：上海科学技术文献出版社，1993.

[3] 宣蛰人. 软组织外科理论与实践[M]. 北京：人民军医出版社，1994.

[4] 陶惠宁，曾一林，赖镭成. 骨伤科文献研究[M]. 北京：北京科学技术出版社，2005.

[5] 魏征. 脊椎病因治疗学[M]. 香港：商务印书馆，1995.

[6] 薛立功，张海荣. 经筋理论与临床疼痛治疗学[M]. 北京：中国中医药出版社，2002.

[7] 颜质灿. 慢性疼痛症的颜氏治疗法[M]. 北京：学苑出版社，2002.

[8] 宋一同. 当代各家手法治疗软组织损伤荟萃[M]. 北京：人民卫生出版社，1996.

[9] 潘之清. 实用脊柱神经病学[M]. 北京：中国科学技术出版社，2009.

[10] 黄国松. 经筋病因治疗学[M]. 台中：葆椿堂医疗教育机构，2010.

[11] 符仲华. 浮针疗法治疗疼痛手册[M]. 北京：人民卫生出版社，2011.

[12] 李义凯. 脊柱推拿的基础与临床[M]. 北京：军事医学科学出版社，2001.

[13] 孙国杰. 针灸学[M]. 上海：上海科学技术出版社，2000.

[14] 苟亚博，黄国松. 脊椎手疗法大全（图解）[M]. 北京：中国科学技术出版社，1998.

[15] 黄敬伟. 经筋疗法[M]. 北京：中国中医药出版社，1996.

[16] 李义凯，叶淦湖. 中国脊柱推拿手法全书[M]. 北京：军事医学科学出版社，2005.

[17] 包寒毅. 推拿流派中的一朵奇葩：宣氏压痛点强刺激推拿法[J]. 按摩与导引，2009，25（8）：1-3.

[18] Simons D G，Travellt J G. 肌筋膜疼痛与机能障碍激痛点手册[M]. 官大绅，总编译. 台北：合记书局，2004.

[19] 孙树椿，孙之镐．中医筋伤学[M]．2版．北京：人民卫生出版社，2011.
[20] 李定忠，李秀章．中医经络探秘（上）[M]．北京：解放军出版社，2003.
[21] 董福慧，郭振芳，张春美．皮神经卡压综合征[M]．北京：北京科学技术出版社，2002.
[22] 李义凯．软组织痛的基础与临床[M]．香港：世界医药出版社，2011.
[23] 赵毅，孙鹏，郑娟娟，等．推拿掌振法对局部皮肤温度场红外热像的影响[J]．辽宁中医杂志，2007，34（11）：1624-1626.
[24] 刁吉亭．《灵枢·经筋》篇经义初探[J]．北京中医药，2010，29（9）：675.
[25] 郭世绂．临床骨科解剖学[M]．天津：天津科技出版社，1988.
[26] Williams P L．格氏解剖学[M]．杨琳，高英茂，译．沈阳：辽宁教育出版社，1999.
[27] 韦以宗．中国骨伤科学辞典[M]．北京：中国中医药出版社，2001.
[28] 韦以宗．现代中医骨科学[M]．北京：中国中医药出版社，2004.
[29] 冯天有．中西医结合治疗软组织损伤的临床研究[M]．北京：中国科学技术出版社，2002.
[30] 王之虹，严隽陶，韩永和．中国推拿[M]．长春：长春出版社，2002.
[31] 贾宁阳，肖湘生，王晨光，等．无症状或正常颈椎MRI影像表现特征及临床意义[J]．颈腰痛杂志，1998，19（2）：84.
[32] 王秀光．脊柱疾病的误诊原因与鉴别诊断[J]．世界中医骨科杂志，2003，5（1）：57-64.
[33] Harry N H，Jiri D，Gordon B，et al．The lumbar Spine[M]．影印英文版．济南：山东科学技术出版社，2004.
[34] James H B．现代骨科学[M]．戴克戎，译．北京：科学技术文献出版社，2003.
[35] 蒋位庄．脊源性腰腿痛[M]．北京：人民卫生出版社，2002.
[36] 张长江，董福慧．脊柱相关疾病[M]．北京：人民卫生出版社，1998.
[37] Donald W S，Kalyani P．按摩相关的解剖学与生理学[M]．徐健，李德淳，赵华，译．天津：天津科技翻译出版公司，2006.
[38] Philipp R，Eric H．肌肉链与扳机点：手法镇痛的新理念及其应用[M]．赵学军，傅志俭，宋文阁，译．济南：山东科学技术出版社，2011.
[39] 李万瑶．经筋病针灸临床治疗方法探讨[J]．针灸临床杂志，2004，20（12）：2-4.

[40] 钟士元. 脊柱相关疾病治疗学[M]. 3版. 广州：广东科技出版社，2012.

[41] 詹姆斯 H，戴维 M. 基础临床按摩疗法：解剖学与治疗学的结合[M]. 李德淳，赵晔，王雪华，译. 天津：天津科技翻译出版公司，2004.

[42] 彭亦良，张彦，李永锋，等. 电针、推拿及中频理疗治疗腰背肌筋膜炎的前瞻、随机、对照性研究[J]. 现代中西医结合杂志，2013（1）：13-15.

[43] 黄强民，张雄文，赵永明，等. 颈肌筋膜触发点疼痛和头部牵涉痛的诊断与治疗[J]. 中国康复医学杂志，2004，19（5）：363-365.

[44] 杨延砚，周谋望，李玳，等. 节段性神经肌肉疗法阻滞治疗肌筋膜痛综合征的疗效分析[J]. 中国康复医学杂志，2011，26（12）：1131-1135.

[45] 强民. 肌筋膜触发点及肌筋膜疼痛综合征[J]. 颈腰痛杂志，2004，25（5）：360-362.

[46] 黄强民，敖丽娟，刘燕. 肌筋膜触发点疼痛特征的要点分析[J]. 中国临床康复，2004，8（23）：4822-4824.

[47] 柳围堤，杨卫新. 肌筋膜激痛点形成机制的研究进展[J]. 航空航天医药，2010（1）：95-97.

[48] 黄丹婧，吕娇娇，黄强民，等. 肌筋膜疼痛触发点的发病与治疗[J]. 医学研究杂志，2011，40（7）：157-160.

[49] 王丹，李殿宁，丁月东. 肌筋膜疼痛触发点的诊断与治疗[J]. 长春中医药大学学报，2011，27（5）：761-762.

[50] Peter T D. 激痛点与腧穴的解剖与临床关系[J]. 彭增福，译. 国际中医中药杂志，2008，30（1）：3-5.

[51] 俞杰，张秀芬. 针刀松解颈枕部肌筋膜对颈性眩晕的疗效观察[J]. 中国中医骨伤科杂志，2008，16（2）：8-12.

[52] 唐毅，金学模，王荞，等. 超声影像检查臀肌筋膜挛缩症的临床意义[J]. 中国实用儿科杂志，2004，19（6）：356-357.

[53] 王永慧，张杨，丁欣利，等. 缺血压迫减轻肌筋膜激痛点痛觉增敏与自发性肌电活动的机制研究[J]. 中国康复医学杂志，2011，26（6）：507-512.

[54] 黄宇琦，徐海涛，高彦平，等. 胸锁乳突肌扳机点与老化的相关性研究[J]. 中国康复医学杂志，2005，20（2）：100-102.

[55] 卢芳. 袁长津教授治疗肌筋膜炎经验[J]. 湖南中医杂志，2005，21（6）：32-33.

[56] Thoms W M. Myofascial Meridians for Manual and Movement Therapists. Edinburgh London[M]. New York: Oxford, Philadelphia, St. Louis, Sydney, Toronto. Churchill Livingstone, 2009.

[57] Kapandji A I. The Physiology of the Joints: Volume Three– The Spinal Column, Pelvic Girdle and Head[M]. Churchill Livingstone, 2008.